现代药物学与医学检验

孙巽华　董进郎　龙　进　主　编

云南出版集团公司
云南科技出版社
·昆明·

图书在版编目（CIP）数据

现代药物学与医学检验 / 孙巽华, 董进郎, 龙进主

编.-- 昆明：云南科技出版社, 2017.12

ISBN 978-7-5587-1222-7

Ⅰ. ①现⋯ Ⅱ. ①孙⋯ ②董⋯ ③龙⋯ Ⅲ. ①药物学

②医学检验 Ⅳ. ①R9②R446

中国版本图书馆 CIP 数据核字(2017)第 320110 号

现代药物学与医学检验

孙巽华　董进郎　龙进　主编

责任编辑：王建明　蒋朋美
责任校对：张舒园
责任印制：蒋丽芬
封面设计：张明亮

书　　号：978-7-5587-1222-7
印　　刷：长春市墨尊文化传媒有限公司
开　　本：787mm×1092mm　　1 / 16
印　　张：21.75
字　　数：330千字
版　　次：2020年9月第1版　2020年9月第1次印刷
定　　价：82.00元

出版发行：云南出版集团公司云南科技出版社
地址：昆明市环城西路609号
网址：http://www.ynkjph.com/
电话：0871-64190889

前　言

　　药物是预防和治疗疾病的重要工具。药物学是系统介绍药物防治疾病的基础理论及临床应用知识的一门综合学科，对医与药的沟通起桥梁作用，对临床医疗用药有重要的指导意义。随着科学技术的高速发展，医药基础及相关学科特别是分子生物学的深入发展和相互渗透，人们对疾病发生发展规律及药物防病治病机制的认识不断深化，新的结构类型、作用机制及治疗作用的药物和制剂不断出现，药物作用机制的阐明深入到受体、分子水平，药物体内生物利用度及药物动力学的研究成为临床设计合理用药方案的科学依据，药物不良反应及相互作用的新发现，老药的新用途、新用法等等，不断地充实和更新药物学的内容。

　　医学检验学科介于临床医学与基础医学之间，运用基础医学的理论为临床医学服务，在两者之间起着纽带作用。随着基础医学和临床医学的不断发展，医学检验与临床的联系日益密切，生物化学、血液学、免疫学和微生物学的任何新理论、新技术及重大科研成果，凡是能直接用来诊断疾病的，或早或迟都会发展成为一项检验方法，进入临床实验室，参与临床疾病的诊疗等。医学检验人员只有不断地学习本学科前沿知识，才能与时俱进，不断创新，跟上医学发展潮流，从而提高实验诊断技能，更好地为患者解除病痛。

　　本书共十六章，合计 33 万字。由来自山东省泰安市宁阳县伏山镇卫生院的孙巽华担任第一主编，负责第一章至第三章、第五章、第六章、第十三章、第十四章的内容，合计 10 万字以上。由来自烟台市莱阳中心医院的董进郎担任第二主编，负责第八章至第十二章的内容，合计 10 万字以上。由来自广西医科大学肿瘤学院的龙进担任第三主编，负责第四章和第七章的内容，合计 4 万字以上。由来自烟台市莱阳中心医院的谭炜炜担任第四主编，负责第十五章和第十六章的内容，合计 3 万字以上。

　　在本书的编写过程中，我们参阅了大量国内外教材和论著等文献资料，由于篇幅有限，恕不一一列出，在此处对这些文献的作者一并表示诚挚的谢意。同时，由于编者水平和能力所限，书中难免存在错误与遗漏，我们诚恳地希望各位专家、学者和广大读者批评指正，特别是请任课教师和使用本教材的同学们能够提出宝贵意见，以便今后进一步完善。

目　录

第一章 药学基础

第一节 药物对机体的作用

（一）药物的基本作用

药物的基本作用是指药物对机体原有功能活动的影响。药物种类繁多，但其作用均是在机体原有生理生化基础上产生的。

1.兴奋作用

兴奋作用是指凡能使机体生理生化功能活动增强的作用，如肌肉收缩、腺体分泌增加、酶活性增强等。可引起兴奋的药物称为兴奋药。

2.抑制作用

抑制作用是指凡能引起机体生理生化功能活动减弱的作用，如肌肉松弛、腺体分泌减少、酶活性降低等。可引起抑制的药物称为抑制药，如地西泮可降低中枢神经系统的兴奋性，产生镇静催眠的效果。

药物的兴奋作用和抑制作用是药物作用的基本表现。在一定条件下，药物兴奋和抑制作用互相转化。如中枢神经系统过度兴奋出现惊厥，长时间的惊厥引起呼吸衰竭，甚至死亡。而且有的药物兴奋和抑制作用，在体内对不同组织器官表现不同。如吗啡对中枢神经系统有抑制作用，呈现镇静、镇痛、呼吸抑制效应；但对消化道平滑肌有兴奋作用，呈现止泻、便秘现象。

药物对病原体的作用，则主要是通过干扰病原体的代谢而抑制其生长繁殖。

一般来说，生产被理解为物品的制造或加工。在企业管理学中，生产是企业多种职能中的一种。在生产企业管理学中，生产这个术语有狭义和广义的解释，狭义的生产是指材料的加工和处理，有产生、开发的意思，也可以使用制造或加工这些概念。广义的生产可以这样解释：生产是为了形成其他的物品和服务而有控制地投入物品和服务。这里除了工业产品和手工业产品加工外，还包括各种服务，比如银行、保险企业、审计提供的服务等。用生产理论的语言来描述就是：生产要家的投入及其组合形成产出（有形的、无形的物品及服务）。广义的概念常常与创造成果相提并论，既指物质的创造，又指价值的创造。与其相对的概念是消费。概括起来，生产可以理解为材料的工业化加工和处理，以及服务的施行。

（二）药物作用的一般规律

1.药物作用的选择性

一种药物对于器官组织的作用并不是一样的，往往对某一个或几个器官组织的某些功能影响特别明显，而对其他器官组织则不明显，这种药物在治疗剂量时对机体器官组织在作用性质和作用强度的差异为药物作用的选择性。大多数药物都具有各自的选择作用，所以它们各有不同的适应证和毒性。如强心苷加强心肌收缩力的作用，表现出药物作用的选择性。

药物作用的选择性是药物分类的基础和临床选药的依据。药物作用选择性高是由于药物与组织的亲和力大，且组织细胞对药物的反应性高。选择性高的药物大多数药理活性较高使用时针对性较强，不良反应少，作用范围窄；选择性低的药物，应用时针对性差，不良反应常较多，但作用范围广。药物的选择性是相对的，不是绝对的。临床上产生单一作用的药物几乎没有。

2.药物作用的两重性

药物除具有防治作用外还存在不良反应，因此称为药物作用的两重性。发挥药物的防治作用，尽量减少药物的不良反应的发生。

预治作用是指提前用药以防止疾病或症状发生的作用维生素 D 预防佝偻病等。

治疗作用是指药物针对治疗疾病的需要所呈现的作用。治疗作用又分为对因治疗和对症治疗。对因治疗是针对病因的治疗，目的是消除原发致病因子，彻底治愈疾病，也称治本如抗生素杀灭体内病原微生物。对症治疗是用药物改善疾病的症状，而不能根除病因，也称为治标，如用镇痛药止痛，用解热镇痛药使发热患者体温降至正常，失眠患者服用催眠药，高血压患者服用降压药等。

一般，对因治疗比对症治疗重要。但对一些严重危及患者生命的症状，对症治疗的重要性并不亚于对因治疗。如骨折引起的剧痛可能导致休克，及时应用镇痛药，虽不能消除病因，但可通过缓解疼痛而避免休克的发生。用药基本原则是急则治其标，缓则治其本，必要时应标本兼顾。

不良反应是指用药后产生与用药目的不相符或给患者带来不适与危害的反应统称为不良反应，是药物固有效应的延伸。主要包括以下几种。

（1）副作用　是指药物在治疗剂量时出现的与治疗目的无关的反应。药物的副作用可以预知，但常难以避免。当药物的某一作用为治疗目的时，其他效应就成为副作用。

（2）毒性反应　是指用药剂量过大或用药时间过久，药物在体内蓄积过多对机体的损害。

（3）变态反应　是指机体受药物刺激后所发生的异常免疫反应，可引起生理功能障碍或组织损伤。这种反应的发生与用药剂量无关，与毒性反应不同，不易预知。变态反应仅见少数过敏体质的患者，不同药物有时可出现类似的反应，轻者表现为药物热、皮疹、血管神经性水肿等，重者可引起皮炎、红斑或过敏性休克等。对于易致变态反应的药物或过敏体质者，用药前应询问患者有无用药过敏史；并需做皮肤过敏试验，凡有过敏史或过敏试验阳性反应者，禁用有关药物。

除此之外不良反应还有继发反应、致突变作用、致畸作用和致癌作用等

3.药物的构效关系与量效关系

（1）药物的构效关系　许多药物的药理作用特异性取决于特异的化学结构，这种结构与效应的关系称为构效关系。一般结构类似的化合物能与同一酶或受体结合，产生相似或相反作用。有时，药物的结构式相同，但其光学

异构体不同，药理作用可能完全不同。如奎宁丁为左旋体，有抗疟作用；而奎尼丁为其右旋体，有抗心律失常作用，氯霉素仅左旋体有抗菌作用等。

（2）药物的量效关系　在一定范围内，药物剂量大小与其血药浓度高低成正比，亦与药效的强弱有关，这种剂量与效应的关系称为量效关系。用药剂量太小往往无效，剂量太大会出现中毒症状。通过量效关系研究，定量地分析阐明药物的剂量与效应之间的规律，这样有助于了解药物作用的性质，也为临床用药提供参考。

（三）药物的作用机理

药物的作用机理是药效学研究的重要内容。它不但有助于阐明药物治疗作用和不良反应的本质，为临床合理用药提供理论基础；而且为探索药物的构效关系，开发新药提供线索；同时也为深入了解机体内在的生理、生化过程提供新依据及新理论。

药物的化学结构和理化性质各异、机体的生理生化过程又极为复杂理的多样性。

1.非特异性药物作用机理

有的药物其某种理化性质（如解离度、溶解度、表面张力等）是需借助渗透压作用、溶作用或络合作用等改变细胞周围理化条件而发挥药效的，与药物化学结构关系不大。

2.特异性药物作用机理

大多数药物通过参与或干扰细胞代谢、影响酶的活性、影响生物膜及离子通道、改变体内活性物质的释放、对受体的作用等的功能，诱发生理、生化效应而发挥药效，其作用与药物化学结构有关，为结构特异性药物。

3.受体理论

受体是存在于细胞膜上、脑浆内或细胞核内的大分子蛋白质，可特异地与配体结合，并能识别、传递信息，产生特定的生物效应。配体是指某些体内生物活性物质或药物，包括神经递质、激素、自体活性物质（如组胺等）和化学结构与之类似的药物。受体上能准确识别并特异在与某些立体特异性配体结合的特定部位称为受点。该部位的立体构像具有严格的立体专一性，因而选择性强。

受体的特性包括以下几点。

①敏感性　受体只需要与极低浓度的配体结合就能产生显著的效应。

②特异性　特定的受体只能与它的特定配体结合，产生特定的生理效应。

③饱和性　受体的数目有限，它决定了药物可出现最大效应和竞争性拮抗作用

④可逆性　配体与受体结合是可逆的，配体可从配体-受体结合物中解离出来，其他特异性配体置换。

受体的类型目前已知的种类较多，依据其存在部位可归纳为：细胞膜受体，如乙酰胆碱、肾上腺素、多巴胺、组胺等物质的受体和细脑浆受体，如肾上腺皮质激素、性激素等物质的受体。各种受体在体内有其特定的分布部位和功能。有些细胞可同时存在几种受体，如心肌细胞上存在胆碱受体、肾上腺素受体、组胺受体等。

药物与受体结合多数是通过氢键、离子键或分子间引力（范德华力），结合不甚牢固，容易解离，系可逆性结合，作用时间较短；少数药物以共价键结合，比较牢固，不易解离，故作用持久。

亲和力是指药物与受体结合的能力，亲和力大则结合的受体多，亲和力小则结合的受体少；内在活性是指药物与受体结合时能激动受体的能力，药物具有内在活性才能激动受体产生效应。

第二节 机体对药物的作用

机体对药物的作用是研究机体对药物的处置过程及规律即药物在体内的吸收、分布、代谢及排泄过程的动态变化。在上述过程中，药物的吸收、分布及排泄属于药物的转运过程，它们都存在着通过生物膜的过程，即跨膜转运。

（一）药物的跨膜转运

药物的跨膜转运的方式主要有被动转运、主动转运和膜动转运，它们各具特点物代谢动力学的特点有密切关系。在药物转运方面，被动转运最为重要。

1.被动转运

被动转还是指药物根据膜两侧的浓度差从浓度高的一侧向浓度低的对侧进行的扩散性转运，又称顺梯度转运。由于生物膜脂质双分子层的内部是疏水的，带电荷的物质（离子）极难通过。药物转运的速度不仅与膜两侧药物的浓度差（浓度梯度）成正比，还与药物的性质有关：分子量小的（200 以下），脂溶性大的（油水分布系数大的），极性小的药物较易通过。被动转运既不消耗能量，又无饱和性。以这种方式（除易化扩散外）转运的各药物之间元竞争性抑制现象，当膜的两侧药物浓度达到平衡状态时，转运即停止。被动转运包括简单扩散、易化扩散和滤过。

弱酸性药物随环境 PH 的增加，解离度增加；弱碱性药物则相反，在酸性环境中大部分解离，而在碱性环境中解离少。

在生理 PH 变化范围内，强酸、强碱以及极性强的季铵盐可全部解离，不易透过生物膜，难于吸收。弱酸性或弱碱性药物大多是非解离型，被动扩散较快。一般说，pK_a 为 3～7.5 的弱酸药及 pK_a 为 7～10 的弱碱药受 pH 的影响较大。

2.主动转运

主动转运是指药物靠细胞膜中特异性蛋白载体，由低浓度或低电位差的一侧向较高侧转运的过程，又称逆流转运。主动转运需要消耗能量，并借助一种特异性载体蛋白，转运能力有一定的限度，即转运过程可有饱和现象；由同一个载体转运的两个药物可出现竞争性抑制作用，主动转运还有选择性，即载体对药物有特异特性。另外，缺氧或抑制能量产生的药物，均可抑制主动转运的进行。

3.膜动转运

膜动转运是指大分子物质的转运都伴有膜的运动，膜动转运又分为胞饮和胞吐两种。

（二）药物的体内过程

药物在体内的吸收、分布及排泄过程称为药物转运，代谢变化的过程称为生物转化，代谢和排泄合称为消除。

1.吸收

吸收是指药物从用药部位进入血液循环的过程。除直接静脉注射外，一般的给药途径都 存在吸收过程。药物吸收的快慢和多少与药物的给药途径、理化性质、吸收环境等有关。影响药物吸收的因素主要有药物的理化性质、首关效应和吸收环境。

首关效应又称第一关卡效应。口服药物在胃肠道吸收后，经门静脉到肝脏，有些药物在通过肠粘膜及肝脏时极易代谢灭活，在第一次通过肝脏时，即有一部分被破坏，使进入血液循环的有效量减少，药效降低，这种现象称为首关效应。硝酸甘油通过首关效应可灭活约 90%，故口服疗效差，需要舌下给药。有明显首关效应的药物还有氯丙嗪、乙酰水杨酸等。改变给药途径时，药物的吸收、分部和排泄也将会改变，应注意不同的给药途径时给药剂量的差别。

2.分布

分布是指药物从血液转运到各组织器官的过程。大多数药物在体内的分布是不均匀的，这主要取决于药物与血浆蛋白的结合率、各器官的血流量、药物与组织的亲和力、体液 pH 和药物的理化性质以及血脑屏障等因素。药物的体内分布不仅影响药物的储存及消除速率，也影响药效和毒性。一个理想的药物应该能够选择性地分布到需要发挥疗效的作用部位（靶器官），并在必要的时间内维持一定的浓度，尽量少向其他无关的部位分布，以保证药效的高度发挥和安全。而实际上，影响药物在体内分布的因素很多，包括药物与血浆蛋白的结合率、各器官的血流量、药物与组织的亲和力、血脑屏障以及体液 pH 和药物的理化性质等。

3.生物转化

生物转化也称药物代谢，是指药物在体内发生的化学变化。大多数药物主要在肝脏经药物代谢酶（简称药酶）催化，部分药物亦可在其他组织被有关酶催化，发生化学变化，多数药物经生物转化后失去药理活性，称为灭活；少数由无活性药物转化为有活性药物或者由活性弱的药物变为活性强的药物，称为活化。某些水溶性药物可在体内不转化，以原形从肾排出。但大多数脂溶性药物在体内转化成为水溶性高的或解离型代谢物，以致肾小管对它们的重吸收降低，便迅速从肾脏排出。转化的最终目的是有利于药物排出体外。

药物的生物转化有赖于酶的催化，药物代谢酶可分为微粒体酶和非微粒体面两类。许多药物或其他化合物可改变肝药汤的活性。能提高肝药酶活性的药物称为药酶诱导剂，现已发现 200 多种，常见的有苯巴比妥、苯妥英钠、利福平等，尤其是巴比妥类、甲丙氨酯、氯氮平等一些镇静催眠药，连续用药还具有自身酶促作用，可加速自身的代谢，降低催眠效果。这是连续用药产生耐受性的原因。能抑制肝药酶活性的药物称为药酶抑制剂，如氯毒素、异烟肼、保泰松、乙酰水杨酸等。药酶诱导剂或抑制剂与其他药物同用时，可使同用的药物代谢速度改变，引起药效减弱或增强，应引起临床关注。

（三）药物不良反应监测

随着药品品种和数量增多，药品安全性问题日益突出。有研究证明用药致病与致命已成为威胁健康的大问题，并逐渐被医药卫生人员和公众所认识。20世纪60年代，发生轰动全球的"反应停"事件，受到社会舆论的谴责，引起各界的广泛关注，各国政府纷纷修订药品管理法，加强新药注册管理、药品上市后监测和药品再评价。1963年联合国建议成立各国的药品不良反应监测系统，1968年WHO建立了药品不良反应国际联合监测中心。

据报道，美国估计ADR占死亡主要原因的第4位至第6位，每年造成数千病人死亡和更多的人受伤害。在一些西方国家因ADR导致入院的占入院总人数的比例较大，例如英国为16%，法国为13%，挪威为11.5%；另外，因为治疗ADR而增加了医疗费用。在发展中的国家ADR问题更为严重。

1.新药研究获得的信息是不完整、不够的

（1）动物实验结果不足以用于人类用药的安全性。

（2）临床试验的病人人数有限，用药条件不同于临床实际，试验疗程也有限。

（3）获得新药证书上市时，用药者不足 5 千人，只能发现更为常见的ADR。一种药要用3万个受试者才能确定有无一例发病率为万分之一的ASR（95%的可信区间）。

（4）罕见的、严重的ADR、慢性中毒、特殊人群（儿童、老人、孕妇）用药，药品相互作用信息往往缺乏和不全。

2.各国、各地区ADR与药品相关问题的情况不同

（1）遗传、饮食、生活习惯的不同。

（2）疾病与处方实践的差异。

（3）药品生产工艺对药品质量及成份的影响的差异。

（4）传统药及补充药的差异。

因此，本国、本地区ADR监测所获取的资料更具有相关性和教育意义。

3.建立ADR监测报告制度可预防药源性疾病和药源性死亡　以前人们用了几十年时间才认识到：阿司匹林对胃肠道不良反应，长期滥用非那西丁易致肾小管乳头坏死，氨基比林能引起粒细胞缺乏症，β-奈胺的致癌作用。查明海豹胎与"反应停"，的关系也花了几年时间。自从建立 ADR 监测报告

制度以来，一些新上市药品较快被发现严重的 ADR 就可以撤除市场，例如，溴芬那 1997 年上市，1998 年撤除市场，替马沙星 1992 年上市，1992 年就撤除，弗西奎南 1992 年上市，1993 年撤除。

4.有利于医师合理用药 建立 ADR 监测报告制度可不断修改药品标签、说明书，及时传递新的药品信息，提高医师合理用药水平。例如左氧氟沙星于 1997 年在美国上市，2000 年的标签上增加了尖端扭转型室性心动过速。环磷酰胺在 2001 年的标签上添加了新的不良反应：中毒性表皮坏死溶解症。

（四）药品的不良反应

（1）药品的不良反应合格药品在正常用法用量下出现的用药目的无关的或意外的有害反应。

该定义将药品不良反应限定为质量合格的药品，排除了错误用药、超剂量用药、病人不遵守医嘱以及滥用药导致的药品不良反应或不良事件。

（2）药品不良反应报告和监测：药物不良反应的发现、报告、评价和控制的过程。该定义说明 ADR 监测与报告的目的是为了尽早发现各种类型的不良反应，研究药物不良反应的因果关系和诱发因素，使药品监督管理部门及时了解有关不良反应的情况，并采取必要的预防措施，以保证人民用药安全，维护人民身体健康。

（3）新的药品不良反应：药品说明书中未载明的不良反应。

（4）药品严重不良反应：因服用药品引起以下损害情形之一的反应：①引起死亡；②致畸、致出生缺陷；③对生命有危险并能够导致人体永久的或显著的伤残；④对器官功能产生永久损伤；⑤导致住院或住院时间延长。

2.WHO 的 ADR 定义 世界卫生组织国际药物监测合作中心对药品不良反应下的定义为：人们为了预防、治疗、诊断疾病，或为了调节生理功能，正常地使用药物而发生的一种有害的、非预期的反应。

药品不良反应主要包括副作用、毒性作用、后遗效应、变态反应、继发反应、特异质反应、过敏反应、首剂效应、停药综合征、药物依赖性、致癌、致突变、致畸作用等。

3.其他用语的含义

（1）药品不良事件：药物治疗期间所发生的任何不利的医学事件，但该事件并非一定与用药有因果关系。从该定义看，药品不良事件的范围包含了药品不良反应，本着可疑的原则，对有重要意义的 ADR 也要进行监测。

（2）群体不良反应／事件：在同一地区，同一时间段内，使用同一种药品对健康人群或特定人群进行预防、诊断、治疗过程中出现的多人药品不良反应的事件。

（3）信号：一种来源于报告的药品和不良事件可能存在因果关系的信息，这种关系是未知的或者以前文献中未完全提及的。通常形成信号需要 1 个以上的报告，并要依赖于事件的严重程度和信息的质量。

（4）药源性疾病：在预防、诊断、治疗或调节生理功能过程中，与用药有关的人体功能异常或组织损伤所引起的临床症状。与 ADR 不同的是，引起药源性疾病并不限于正常用法和用量，还包括过量、误用药物等用药差错所造成损害。

按照世界卫生组织的分类，一般将药品不良反应分为以下几类：

1.A 型药品不良反应（剂量性异常）　这类药品不良反应是由于药品本身的药理作用增强而发生的，常与剂量或合并用药有关。其特点是可以预测，停药或减量后症状减轻或消失，一般发生率高、死亡率低。临床表现包括副作用、毒性反应、过敏反应、首剂效应等。

2.B 型药品不良反应（质变性异常）　这类药品不良反应是与药品的正常药理作用完全无关的异常反应，与剂量无关。其特点是常规药理学筛选难以发现，一般很难预测，发生率低，但死亡率高。临床表现包括变态反应、特异质反应等。

3.C 型药品不良反应　一般用药后很长一段时间后出现，潜伏期较长，药品和药品不良反应之间没有明确的关系，又称为迟现性不良反应。其特点是发生率高，用药史复杂，难以预测。有些与癌症、致畸有关，发生的机制大多不清，有待进一步研究。

4.药品相互作用引起的不良反应。

第三节 影响药物作用的因素

药物作用主要受到药物、机体等方面影响。本单元介绍药物方面包括化学结构、剂型、剂量、给药方法、反复用药、药物相互作用；机体方面包括年龄和体重、性别、个体差异、病理状态、环境、精神因素等。

（一）药物方面的因秦

1.药物的化学结构

药物的特异性化学结构与药理作用关系极为密切。一般化学结构相似的药物，其作用相似。但有时药物的化学结构式虽相同，其不同的光学异构体药理作用或作用强度却往往不同，如左旋体奎宁有抗疟作用，其有旋体奎尼丁则有抗心律失常作用。多数药物左旋体比右旋体药理活性强。

2.药物的剂型

药物的剂型或所用赋形剂不同可影响药物吸收及消除。

同一药物剂型不同，可适用于不同的给药途径，其作用的快慢、强弱、时间及不良反应均有所不同。如氨茶碱临床常用的几种剂型有注射剂、片剂、栓剂及缓释片等，它们的药理作用相同，但氨茶碱注射剂作用迅速，适用于哮喘的急性发作及持续状态；而缓释片可使药物缓慢释放作用维持达 24h；栓剂通过直肠给药，可减少药物对胃肠道的刺激。

同一药物的剂型相同，但所用赋形剂不同，亦可影响药物的疗效。如肾上腺素注射液的水溶液较于溶液显效快、作用强、持续时间短。

3.药物的剂量

剂量是指用药的份量。剂量的大小可决定药物在体内的浓度，因而在一定范围内，剂量越大，血药浓度越高，作用也越强。但超过一定范围，剂量不断增加，血药浓度继续升高，则会引起毒性反应，出现中毒甚至死亡。因此，临床用药应严格掌握剂量。

4.给药方法

（1）给药途径　给药途径不同可直接影响药物的作用的快慢和强弱，有时甚至可改变药物作用的性质。如口服硫酸镁具有导泻作用，而肌内注射则有降压及抗惊厥作用。因此，应熟悉各种常用给药途径的特点，以便根据药物性质和病情需要，选择适当的给药途径。

不同的给药途径导致药物不同的吸收速度。按吸收作用从快到慢，给药方式的顺序依次为静脉注射＞吸入＞舌下给药＞肌内注射＞皮下注射＞口服＞直肠＞皮肤给药。

（2）给药的时间和次数　给药的时间有时影响药物疗效。何时用药应参考以下两点。

①根据病情需要和药物特点而定　在一般情况下，饭前服药吸收较好.且发挥作用较快；饭后服药吸收较慢，显效也较慢。有刺激性的药物宜饭后服用，可减少对胃肠道的刺激作用，驱肠虫药宜在空胺服用，以便迅速入肠，并保持较高浓度；催眠药宜在睡前服用。

②根据药物在体内的消除速率而定　药物半衰期是给药间隔的参考依据。半衰期长的药物给药次数少，反之则给药次数多，如氨氮地平（络活喜）每日1次，尼群地平每日2次，而可乐定、卡托普利每日3～4次。对毒性大或消除慢的药物常规定每日用量和疗程。在肝、肾功能低下时为防止蓄积中毒，应减少用药剂量或减少给药次数。

5.反复用药

在连续用药一段时间后，药效逐渐减弱，需加大药物剂量才能出现疗效，称为耐受性，这种耐受性在停药一段时间后，机体又可恢复原有的敏感性。少数药物连续应用一段时间后，患者会对药物产生病态的依赖性，可分为习惯性和成瘾性。习惯性是指精神上对药物产生信赖性，中断给药会出现主观不适感觉，如饮酒和吸烟可产生习惯性。成隐性则与习惯性不同，中断给药会出现成断症状，如吗啡成瘾后突然停药会出现烦躁不安、流泪、流涎、出汗、腹痛、腹泻、呕吐等。对有成瘾性的药物，药政管理上有《麻醉药品管理条例》，对其生产、供应和使用均有严格规定，严禁滥用，以保障人民健康。

在化学治疗中，存在着病原体对药物的抗药性问题，主要是由于病原体通过基因变异而产生抗药性。此时需加大剂量才能有效。医生用药时要注意防止抗药性的发生和传播。

6.药物相互作用

临床常联合应用两种或两种以上药物，除达到多种治疗目的外，都是利用药物间的协同作用以增加疗效或利用拮抗作用以减少不良反应。不恰当的联合用药往往由于药物问的相互作用而使疗效降低或出现毒性反应，故应加以注意。

（二）机体方面的因素

1.年龄和体重

通常所说的药物剂量是指 18～60 岁的成年人的常用量特点与成年人不同，对药物的反应性也不同。

老年人由于肝、肾等重要器官的功能逐渐减退，对药物的代谢和排泄能力亦减迟，使各种药物的血浆半衰期有不同程度的延长，用药剂量一般为成年人剂量的 3／4。

儿童用药除考虑体重外，还应考虑儿童处于生长时期，尤其是婴幼儿的肝脏代谢功能和肾脏排泄功能尚未发育完全，消除药物能力较弱。儿童对某些药物特别敏感，易引起药物的蓄积性中毒，用药剂量应小于成人剂量。

2.性别

不同性别对药物的反应性差别并不明显。在生理功能方面，妇女在月经、妊娠、分娩、哺乳等期间应适当考虑用药。在月经期或妊娠期应禁用作用强烈的泻药或抗凝血药，以免引起月经过多、流产、早产或出血不止；妊娠早期应禁用抗代谢药、激素等可引起胎儿畸形的药物；哺乳期用药应注意药物对乳汁分泌及胎儿的影响。

3.个体差异

一般在年龄、体重、性别等都相同的情况下，大多数人对药物的反应基本相同。但也有个别人对药物的反应与众不同，有些甚至有质的差异，称为个体差异。有少数人对某些药物特别敏感，使用较小剂量可产生较强的药理作用，称为高敏性。与此相反，有少数人对药物特别不敏感，必须使用较大剂量才能产生应有的药理作用，称为耐受性。还有少数过敏体质的人，对某些具有抗原性的药物产生变态反应，甚至可诱发过敏性休克。此外有少数人由于遗传性缺陷、体内缺乏某种酶，导致对药物的生物转化异常，用药后产生特殊反应，称特异质反应。如缺乏 6-磷酸葡萄糖脱氢酶者，对伯胺喹、磺胺药等易出现溶血反应，引起溶血性贫血或出现黄疸。

个体差异的产生，除遗传因素外，还与药物在患者体内吸收、分布、生物转化差异有关。因此，临床用药必须根据患者的具体情况，选择药物和调整剂量。

4.病理状态

病理状态能改变药物在体内的药动学，从而影响药物的作用。如解热镇痛药可使发热的患者体温下降，但对正常体温无影响；强心苷只对心性水肿患者产生利尿作用。在肝、肾功能不全时，药物在肝、肾内的生物转化和排泄速率减慢，因而作用加强，持续时间延长，甚至引起蓄积中毒，用药时应加以注意。

5.环境、精神因素

患者的居住环境、精神状态、医务人员的语言及态度均可影响药物的作用。实验证明，即使服用安慰剂，对某些慢性疾病，如神经官能症也可产生一定疗效。这说明患者的精神因素（心理作用）和对医务人员的信任都对药物的治疗有一定影响。因此，医务人员在治疗、护理期间，应引导患者正确对待疾病，增强战胜疾病的信心，以利于身体早日康复。

第二章 药物经济学研究

第一节 药物经济学的概念

人们从事任何经济活动成其他活动，客观上都存在着两个基本问题：一是活动的目的和效果；二是从事活动所付出的代价。通常人们在活动之前和活动之中都应该全面考虑这两个问题，但在实际活动中，往往由于各种原因而偏重一面、忽视另一面，特别是忽视付出代价的现象常常发生，医药领域尤为如此。

人类在与疾病做斗争的漫长过程中，无数次的失败与教训使人们对药物的安全性和有效性有了深刻的认识。因此，长期以来。在全球范围内药物的安全性、有效性受到普遍的重视和深入广泛的研究，而关注和研究药物的经济性（包括使用经济性及其自身经济性）则是近二三十年以来的事情。

随着科学技术的发展、社会的进步和人们生活水平的不断提高，人们对健康状况的预期在不断提高，对药物的需求迅猛增长。然而，相对于人们对生命质量从健康水平需求的无限性而言，用于满足这种需求的药物资源却是有限的。因此，如何合理地配置药物资源、提高药物资源的使用效率，使有限的药物资源最大限度地提高生命质量，产出最大化的健康效果，成为世界各国所面临的日益突出而重要的共同问题。

药物经济学正是研究人们对健康水平需求的无限性与药物资源的有限性这种矛盾现象与问题，为药物资源的合理配置和有效利用提供科学依据的一门新兴学科。

药物经济学一经兴起，就受到了普遍的关注并得到了广泛的应用。特别是近些年来，一些发达国家的有关政府部门已经在新药审批法令中增加了对药物进行经济性评价的要求。澳大利亚、加拿大、英国等国家已制订和颁布了有关准则，对如何在药物研究开发阶段就进行药物经济学研究与评价进行指导和规范。在药物研究开发阶段就进行药物经济学研究与评价的重要作用与意义已得到日益广泛和普遍的认同。药物的研究开发不仅要满足安全性、有效性方面的要求，同时还要满足经济性方面的要求，这已经成为当今世界日益广泛的共识，也就是说，评价新药的标准已经由安全性、有效性这两大方面的要求扩展为安全、有效、经济这三个方面的要求。药物经济学的产生和发展对新药的研究开发提出了更全面和严格的要求。

药物经济学是研究如何以有限的药物资源实现最大限度地改善健康效果的科学。截至目前，国内外许多专家、学者对药物经济学定义进行了不尽相同的描述，下面是一些常见的定义。

药物经济学研究是对卫生保健系统中的药物治疗的成本（资源消耗）以及药物产品和服务的效果（临床的、经济的、人道主义的）进行识别、测量和比较。

药物经济学泛指西方经济学在药物治疗评价上的应用，包括一切有关药物临床应用的经济学研究。具体地说，药物经济学应用现代经济学的研究手段，结合流行病学、决策学、生物统计学等多学科研究成果，全方位地分析药物治疗备选方案（包括非药物治疗方案）的成本、效益或效果，评价其经济学价值的差别。

药物经济学是应用经济学的原理和方法来提高药物资源的配置效率，促进临床合理用药，控制药品费用的增长，为药品的市场营销提供科学依据，为政府制订药品政策提供决策依据。

尽管对药物经济学定义的描述不尽相间，但不同的定义描述对药物经济学的研究目的却存在一致的观点：用有限的药物资源实现健康水平的最大限度改善和提高。因此，从公认的药物经济学研究目的的角度来进一步定义药物经济学不失为一个好办法。那么，如何从研究目的出发来定义药物经济学呢？

　　所谓药物经济学，是应用经济学等相关学科的知识，研究医药领域有关药物资源利用的经济问题和经济规律，研究如何提高药物资源的配置和利用效率、以有限的药物资源实现健康状况的最大限度改善的科学。它是一门为医药及其相关决策提供经济学参考依据的应用性学科。

第二节 药物经济学研究的设计与分析

搞好实验设计要遵循以下几条原则；对照原则、随机原则、齐同原则。

所谓对照原则，是指实验因素作用的辨认和测量只有在不同的对照中才能实现，没有对照，就没有比较，也没有鉴别。

所谓随机原则，就是确保总体中的每一个单位被抽取的机会均等。在试验设计中表现在受试对象分入各试验组或对照组的机会均等。

所谓齐同原则，是指在实验中所相互比较的各组之间，除实验因素做有计划变化外，其他因素要尽可能的相对固定，只有这样才能显示实验因素的作用。

对照原则、齐同原则和随机原则三者之间存在密切关系，对照原则是实验设计的根本，齐同原则和随机原则是对照实验的前提条件。

一、对照原则

让我们先看一个实例。1962 年美国的医学杂志刊登上一份关于胃溃疡治疗技术的报告。一项新技术发明者对 24 位患者成功地试用了冷冻法治疗胃溃疡的尝试，患者先吞下一只气球，内装冷冻液，打气使胃冷冻，使胃的消化暂时停止，使溃疡愈合。有人认为这种疗法有效，但有人持不同意见，他们坚持说如果不接受这种治疗，这些患者也可以康复。争论的焦点在于：如果胃溃疡不进行治疗是否能够痊愈。试想如果事先安排一些"未接受这种治疗的患者"作对照，结论则更可信。

临床实验中的对象往往是健康受试者或者患者，个体差异较大、且受自然环境和实验条件的影响，生物变异性等不确定因素的存在使实验过程难以控制和把握。例如，有些疾病是自愈性疾病，如感冒、扭挫伤等；有些疾病受人的心理和情绪影响很大；有些疾病受生活条件的制约，如营养、休息，甚至受天气的影响。对照是消除这些非控制因素影响产生的效果差异的重要措施。对照的形式主要有：空白对照、安慰剂对照、标准值对照、自身对照和比较对照等。

二、随机原则

在实验设计中，必然遇到这样的问题，"受试者如何在各组（实验组和对照组）中进行分配，如何分配是合理的、符合统计学意义的"。有人可能说，就由给药医生决定吧，但是医生有可能挑选那些身体素质好的年轻患者到"治疗组"，那么，"治疗组"的治疗效果好能否说明治疗本身效果好呢？显然，这种结论是不充分的，怎样才能消除这种外部影响呢？答案是要保证对照组和治疗组中患者的身体状况是相同或近似的。最好的办法就是通过随机化来实现。

三、临床实验盲法原则

盲法实验是与非盲法实验相对而言的。普通的非盲法实验，也称开放性实验，即临床实验中的实验者和受试者均知道治疗方案和试药的分组情况。非盲法实验中，心理因素对临床实验的影响不容忽视。

为了保证测量参数评价的客观性，临床实验中常采用盲法实验。盲法实验分为单盲和双盲。但是有些实验只能开放进行，例如外科手术，试验药与对照药有明显的外观、味道等可识别差别时，只能开放进行。

非盲法实验操作简单易行，在实验进行中，如果发现由于空白对照延误病情或实验药发生严重不良反应可对实验者及时作出相应处理。但本法的缺点是显而易见的，受试者和实验者均容易产生主观偏向或心理暗示，实验者可能出于希望或相信的原因，对治疗效果的评价趋于正向提高，而受试者可能因为自己服用药物而暗示自己症状减轻，最终导致实验结果不准确。

第三节 药物经济学研究的意义

一、从根本上提高药物的经济性

新药研究开发的高投入、高科技、高风险特点客观上需要高回报，以支撑新药研究开发工作得以继续进行。新药之所以受到人们的渴求、得到人们的使用，其原因在于新药在安全性、有效性或经济性方面中的一个或多个方面优于已有药物，而一种新药能否获得高回报，客观上取决于该药物与已有药物相比在安全性、有效性、经济性方面所具有的的优势程度，且所获得回报的多少通常与药物所具有的优势程度的大小呈正比关系。

药物的经济性是关系到药物资源有效利用程度的最根本的决定性因素。药物经济学的优劣取决于药物研究开发、生产、流通、使用多个环节，其中对药物的经济性起最为关键的根本性决定作用的是药物研究开发环节。这是因为药物的制备工艺（中药制剂包括原药材的来源、加工及炮制）、纯度、剂型、质量标准等决定药物成本的根本性因素都是在药物所究开发阶段确定的。因此，药物研究开发阶段的工作不仅决定着药物在该环节的成本大小，还关系到药品在生产、流通、使用各环节的成本大小。在药物研究开发领域应用药物经济学能够从根本上提高药物的经济性，所获的收效将比其他环节显著。统计分析资料表明：一般产品成本的 70％以上是由设计决定的，因此，在一定意义上说，产品成本是"设计"出来的。药物研究开发阶段从根本上决定着药品的成本、疗效，进而决定着药物的经济性。

二、为药物研究开发工作指明方向

药物研究开发的高投入、高风险、长周期特点，使得新药研究开发决策的正确与否关系重大。决策正确，可以使企业获得可观的利润，进而更好地发展；决策失误，其结果就很可能是最终开发出来的药因经济性差而得不到广泛的使用，从而使企业蒙受巨大的经济损失，进而影响企业发展，甚至无法继续生存。从经济学观点来看，对某种特定的疾病而言，具有治愈效能的药物最为经济，其收益成本通常明显优于缓解症状的药物；对所有种类的疾病而言，不同疾病的发病率和疾病自身成本不同，因此，研究开发用于治疗高发病率和高疾病自身成本病种的药物通常具有较高的经济性。

从已有药物的利用情况来看，往往在安全性、有效性和经济性方面还有进一步改进和提高的余地。对现有药物进行改进，除需考虑提高其安全性和有效性以外，还应在提高经济性方面给予足够的考虑。例如，可以通过药代动力学研究或改革剂型来提高药物的生物利用度，相应减少医护人员的用药监护，从而达到减少给药剂量、减少或减轻药物不良反应的发作，以及有效降低治疗成本的目的。

药物经济学研究可以为药物研究开发工作指明方向，指导药物研究开发工作在实现药品的安全性、有效性的同时考虑其经济性，使药物研究开发决策更加科学、药物研究开发活动更加经济、合理。

三、为制订科学、合理的药品价格及相关政策提供依据

药品价格是备受全球关注的敏感因素之一。传统的药品定价的依据主要是药品在研究开发、生产、流通环节的成本，随着定价方法的不断改进和完善，药品的创新程度也被越来越多的国家或地区作为药品定价的依据，而引入药物经济学评价作为药物定价及其相关报销、补偿等价格政策的依据或参考是近些年的事情。

第三章 药典概况和药品管理

第一节 药典内容

药典是国家监督管理药品质量的法定技术标准。药品质量标准是药品现代化生产和质量管理的重要组成部分，是药品生产、经营、使用和行政、技术监督管理各部门应共同遵循的法定技术依据，也是药品生产和临床用药水平的重要标志。对保证药品质量，保障人民用药的安全、有效和维护人民健康起着极其重要的作用。

一、中国药典沿革及国外药典

（一）中国药典沿革

《中华人民共和国药典》简称《中国药典》，其英文名称是 Chinese Pharmacopeia（缩写为 Ch.P）。其括号内注明是哪一年版，如《中国药典》（2005 年版）。《中国药典》由国家药典委员会编制。

1949 年 10 月 1 日中华人民共和国成立后，中国政府于 1950 年成立了第一届中国药典编纂委员会。第一部《中国药典》（1953 年版）由卫生部编印发行。1953 年版药典共收载药品 531 种，其中化学药 215 种，植物药与油脂类 65 种，动物药 13 种，抗生素 2 种，生物制品 25 种，各类制剂 211 种。药典出版后，于 1957 年出版了《中国药典》（1953 年版）第一增补本。

1955 年，中国药典编纂委员会改名为中国药典委员会。1965 年 1 月 26 日，经国务院批准，卫生部公布了《中国药典》（1963 年版）。1963 年版药典共收载药品 1310 种，分一、二两部，各有凡例和有关的附录。一部记载中医常用的中药材 46 种和中药成方制剂 197 种；二部收载化学药品 667 种。此外，一部记载药品的"功能与主治"，二部增加了药品的"作用与用途"。

1966 年后，由于"文革动乱"影响，中国药典委员会工作陷于停顿，1972 年药典委员会恢复。1979 年 10 月 4 日，卫生部颁布《中国药典》（1977 年版），并自 1980 年 1 月 1 日起执行。1977 年版药典分一、二两部，共收载药品 1925 种。一部收载中草药材（包括少数民族药材）、中草药提取物、植物油脂以及一些单味药材制剂等 882 种，成方制剂（包括少数民族药成方）270 种，共 1152 种；二部收载化学药品、生物制品等 773 种。

《中国药典》（1985 年版）于 1985 年 9 月出版，于 1986 年 4 月 1 日起执行。这版药典分一、二两部，共收载药品 1489 种。一部收载中药材、植物油脂以及单味制剂 506 种，中药成方 207 种，共 713 种；二部收载化学药品、生物制品等 776 种。1985 年 7 月 1 日《中华人民共和国药品管理法》正式执行，其中规定"药品必须符合国家药品标准或者省、自治区、直辖市药品标准"。并明确规定"国务院卫生行政部门颁布的《中华人民共和国药典》和药品标准为国家药品标准"。"国务院卫生行政部门的药典委员会，负责组织国家药品标准的制定和修订"。进一步确定了药品标准的法定性质和药典委员会的任务。1987 年 11 月出版了《中国药典》（1985 年版）增补本，新增品种 23 种，修订品种 172 种，附录 21 项。1988 年 10 月正式出版了第一部《中国药典》（1985 年版）英文版，同年还出版了药典二部注释选编。

1990 年 12 月 3 日，卫生部颁布了《中国药典》（1990 年版），并自 1991 年 7 月 1 日起执行。这版药典分一、二两部，共收藏品种 1751 种，一部收载 784 种，其中中药材、植物油脂等 509 种，中药成方及单味制剂 275 种；二部收载化学药品、生物制品等 967 种。与 1985 年版相比，一部新增 80 种，二部新增 213 种；1985 年版收载而本版删去的品种共 25 种；对药品名称，根据实际情况作了适当的修订。药典二部品种项下规定的"作用与用途"和"用法与用量"，分别改为"类别"和"剂量"。另外编著了《临床用药须知》一书，以指导临床用药。有关品种的红外光吸收图谱收入《药品红外光谱集》

另行出版，该版药典附录内不再刊印。

1994 年卫生部批准颁布《中国药典》（1995 年版），并自 1996 年 4 月 1 日起执行。这版药典仍分一、二两部，收载药品共计 2375 种。一部收载 920 种，其中中药材、植物油脂等 522 种，中药成方及单味制剂 398 种；二部收载化学药、抗生素、生化药、放射性药品、生物制品及辅料等 1455 种。与 1990 年版相比，一部新增品种 142 种，二部新增品种 499 种。二部药品外文名称改用英文名，取消拉丁名；中文名称只收载药品法定通用名称，不再列副名。编制出版了《药品红外光谱集》第一卷（1995 年版）。《临床用药须知》一书经修订，随《中国药典》（1995 年版）同时出版，经卫生部批准，其中的"适应症"和"剂量"部分作为药政和生产部门宣传使用和管理药品的依据。还于 1992 年、1993 年先后编制出版了《中国药典》（1990 年版）第一、第二增补本，二部注释和一部注释选编，《中药彩色图集》和《中药薄层色谱彩色图集》以及《中国药品通用名称》等标准方面的配套丛书。《中国药典》（1990年版）英文版也于 1993 年 7 月出版发行。

《中国药典》（2005 年版）于 2005 年 1 月出版发行，2005 年 7 月 1 日正式执行。2005 年版药典分一、二、三部，一共收载药品 3214 种，其中一部收载 116 种，二部收载 1967 种，三部收载 101 种。一、二、三部共新增品种 525 种，修订品种 1032 种。本版药典的附录作了较大幅度的改进和提高，一部所增附录 12 个，修订附录 48 个；二部所增附录 13 个，修订附录 65 个，三部所增附录 62 个，修订附录 78 个。新增附录中，制剂通则增加的有植入剂、冲洗剂、灌肠剂、涂剂、涂膜剂等，二部片剂通则项下增加了可溶片、阴道泡腾片；通用检测方法增加了制药用水中总有机碳测定法、可见异物检查法、质谱法、贴剂黏附力测定法、过敏反应检查法、降钙素生物测定法和生长激素生物测定法等。此外，结合现代技术和现实情况，对一些附录进行了较大的修订，如农药残留测定法中增订了对 12 种有机磷和 3 种拟除虫菊酯类农药的测定方法；不溶性微粒检查法中增订了小容量注射剂的检查；薄层色谱法中增加了系统使用性试验；无菌检查法由培养 7 天修订为培养 14 天。指导原则中，修订了原料药与药物制剂稳定性指导原则，缓释、控释和迟释制剂指导原则等，使之与实际的研究和生产情况更趋一致；并增加药物引湿性试验指导原则和近红外分光光度法指导原则等，这些指导原则虽不作为法定要求，但对考察药品质量、规范质量要求和统一药品标准将起到指导作用。现代分析技术在本版药典中得到进一步广泛应用。一部采用薄层色语法作鉴别的品种已达 1523 种，收载含量测定的品种 45 种；二部采用高效液相色谱法有 848 种（次），较 2000 年版增加 566 种（次），用细菌内毒素方法取代热源方法的品种有 73 种；增订溶出度和含量均匀度检查的品种分别为 93 种和 37 种。

至此，我国已经先后出版了八版药典（1953、1963、1977、1985、1990、1995、2000 和 2005 年版药典）和若干种药品的颁布标准。

（二）国外药典

随着我国与世界各国药品贸易逐渐增多，了解其他国家的药典是很必要的。目前世界上有 38 个国家编制了药典，其中在药物分析工作中参考较多的、有代表性的为《美国药典》、《英国药典》和《日本药局方》。下面就以这几国药典的内容作简要介绍。

1.美国药典　《美国药典》简称 USP。由美国政府所属的美国药典委员会编辑出版，USP 于 1820 年出第一版，1950 年以后每 5 年出一次修订版。其最新版本是第 28 版（2005 年版），第 23 版合并出版。《美国药典》版与版之间也出版增补本，以不断补充、更新 USP-NF 内容。

新版《美国药典》自 2005 年 1 月 1 日执行。该药典由凡例（Notices）、正文（Monographs）、附录（General Chapter，Reagents，Tables）、索引（Index）等内容组成。该药典凡例是为解释和使用美国药典的标准、检查、检定和其他规格提供简要的基本指导，避免在全书中重复说明。当"凡例"与正文各论规定不一致时，使用了"除另有规定外"，则应优先考虑该各论的规定。否则，"凡例"与药典的正文各论或附录一样具有法定约束力。正文部分共收载了三千多个药物品种（制剂），各品种按英文字母的顺序先后排列。根据品种和剂型的不同，每一品种项下分别列有：品名（英文名）、有机药物的结构式、分子式与分子量、来源或有机药物的化学名称、化学文摘（CA）登录号、含量或效价规定、包装和贮藏、参比物质要求、鉴别、物理常数、检查、含量或效价测定等。附录包括制剂通则和一般检验测定方法、试药和试液等。最后为索引。

自 2002 起，USP-NF 将原来的每五年一版改为每年出一个新版本，每两版之间的增补本也由原来 10 本减少为 2 本。考虑到亚洲地区药物工业迅速增长的特点，《美国药典》于 2002 年 1 月 1 日首次同步发行了《美国药典》亚洲版。

2.英国药典　《英国药典》，简称 BP。由英国药典委员会编辑出版，该委员会也是欧洲药典委员会的主要成员。《英国药典》出版周期不定，最新版本是 2005 年版，于 2005 年 8 月 26 日出版发行。《英国药典》版与版之间的增补用 Addendum 表示，如 British Pharmacopeia 1998 Addendum 1999。

3.日本药局方　《日本药局方》的英文缩写为 JP，最新版本为第十四改正版[JP（14）]《日本药局方》由一部和二部组成，共一册。第一部收载有凡例、制剂总则、一般试验方法和医药品各论。制剂共 27 种，包括有气雾剂、液体制剂和溶液剂、浸膏、配剂、胶囊剂、颗粒剂和丸剂等，一般试验法项下列出了各类测定方法。第二部收载有通则、生药总则、制剂总则、一般试验方法和医药品各论、药品红外光谱集，一般信息，最后有索引。《日本药局方》的索引包括药物的日本名索引、英文名索引和拉丁名索引三种。其中拉丁名索引用于生药品种。第一部和第二部中均有红外光谱附图。

《日本药局方》"医药品各论"中药品的质量标准，原料药正文项下依次列出了日文名、英文名、结构式、分子式和分子量、性状、鉴别、检查、含量测定和贮法（保存条件和容器），少量品种列出了有效期限；制剂正文项下为日文名、英文名、含量限度、制法、性状、鉴别、检查、含量测定。

二、中国药典的结构和各部分的主要内容

《中国药典》（2005 年版）于 2005 年 1 月出版发行，2005 年 7 月 1 日起正式执行。本版药典分一、二、三部，一部收载药材及饮片、植物油脂和提取物、成方制剂和单方制剂等。二部收载化学药品、抗生素、生化药品、放射性药品以及药用辅料等；三部收载生物制品，首次将《中国生物制品规程》

并入药典。《中国药典》（2005 年版）由凡例、正文、附录和索引等四部分组成。本章重点介绍 ChP（2005）二部的主要内容。

（一）凡例

"凡例"是解释和使用《中国药典》正确进行质量检定的基本原则，并把与本文品种、附录及质量检定有关的共性问题加以规定，避免在全书中重复说明。"凡例"中的有关规定具有法定的约束力。并规定：凡例中采用"除另有规定外"这一修饰语，表示存在与凡例有关规定不一致时，在正文品种中另作规定。

"凡例"是药典的重要组成部分。现版药典对"凡例"的编排是按内容归类整理的，并冠以标题，便于查阅和使用。标题包括：名称及编排、标准规定、生物制品、检验方法和限度、残留溶剂、标准品、对照品、计量、精确度、试药、试液、指示剂、动物试验及包装、标签共十一类，二十八项。

（二）正文

《中国药典》正文为所收载的药品或制制剂的质量标准。正文品种按中文药品名称笔画顺序排列，同笔画数的字按起笔笔形的顺序排列；原料药在前，单方制剂在后；生物制品集中编排。药品质量标准的内涵包括三个方面：真伪、纯度、品质优良度，每一品种项下根据品种和剂型的不同，药品的质量标准的内容一般应包括以下诸项：（1）品名（包括中文名、汉语拼音名与英文名）；（2）有机药物的结构式；（3）分子式与分子量；（4）来源或有机药物的化学名称；（5）含量或效价规定；（6）处方；（7）制法；（8）性状；（9）鉴别；（10）检查；（11）含量或效价测定；（12）类别；（13）规格；（14）贮藏；（15）制剂等。同一原料药由于其制剂、给药用途不同，需有不同的质量要求时，应在有关项目中予以注明。

（三）附录

1.附录组成　《中国药典》附录记载了制剂通则、生物制品通则、通用检测方法、放射性药品检定法、生物检定统计法、试药和试纸、溶液的配制、制药用水、灭菌法、原子量表、药品质量标准分析方法验证、药物制剂人体生物利用度和生物等效性试验指导原则、药物稳定性试验指导原则、缓释、控释制剂指导原则、微囊、微球与脂质体制剂指导原则和细菌内毒素检查法应用指导原则。《中国药典》附录中收载的指导原则，是为执行药典、考察药品质量所制定的指导性规定，不作法定标准。

制剂通则中收载有片剂、注射剂、栓剂、胶囊剂、软膏剂、眼膏剂等二十一种制剂。在每一种剂型项下，有对该剂型的基本要求和常规的检查项目。除另有规定外各类制剂均应符合制剂通则项下有关的各项规定。

通用检测方法包括一般鉴别试验、分光光度法、色语法、物理常数测定法、特殊物质和基团的测定方法，一般杂质检查法以及制剂的一些常规检查方法等。附录中采用"除另有规定外"这一修饰语、表示存在与附录有关规定不一致的情况时，在正文品种中另作规定。

2.附录内容举例　以《中国药典》二部附录为例。如附录 XV A 为"试药"。试药是指在本版药典（二部）中供各项试验用的试剂，但不包括各种色谱用的吸附剂、载体与填充剂。除生化试剂与指示剂外，一般常用化学试剂分为基准试剂、优级纯、分析纯与化学纯 4 个等级，选用时可参考下列原则：

（1）标定滴定液用基准试剂；

（2）制备滴定液可采用分析纯或化学纯试剂，但不经标定直接称重计算浓度者，则应采用基准试剂；

（3）制备杂质限度检查用的标准溶液，采用优级纯或分析纯试剂

（4）制备试液与缓冲液等可采用分析纯或化学纯试剂。

（四）索引

《中国药典》（2005 年版）中除了中文品名目次是按汉语笔画顺序排列外，书末分列有中文名索引（按汉语拼音顺序排列）和英文名索引（按英文字母顺序排列）者检索。

第二节 药品质量标准的主要内容

一、药品的定义名称

20 世纪以来，各国政府为加强药品的监督管理，均在该国的药品法、药事法中，规定了药品的定义，以明确管理对象。我国《药品管理法》中关于药品的定义是："药品：指用于预防、治疗、诊断人的疾病，有目的地调节人的生理功能并规定有适应症或者功能与主治、用法和用量的物质，包括中药材、中药饮片、中成药、化学原料药及其制剂、抗生素、生化药品、放射性药品、血清、疫苗、血液制品和诊断药品等。"上述定义包含以下要点。

第一，使用目的和使用方法是区别药品与食品、毒品等其他物质的基本点。没有任何物质其本质就是药品，只有当人们为了防治疾病，遵照医嘱或说明书，按照一定方法和数量使用该物质，达到治疗或预防或诊断人的某种疾病时，或能有目的的调节某些生理功能时，才称它为药品。而食品或毒品的使用目的显然与药品不同，使用方法也不同。

第二，我国法律上明确规定传统药（中药材、中药饮片、中成药）和现代药（化学药品等）均是药品，这和一些西方国家不完全相同。这一规定有利于继承、整理、提高和发扬中医药文化，更有效地开发利用医药资源为现代医疗保健服务。这一定义反映了对 21 世纪药品研究开发方向的高瞻远瞩。

第三，明确了《药品管理法》管理的是人用药品。这一点和日本、美国、英国等许多国家的药事法、药品法对药品的定义不同，他们的药品定义包括了人用药和兽用药。

二、名称

《中国药典》（2005 年版）二部正文品种收载的中文药品名称是按照《中

国药品通用名称》推荐的名称及其命名原则命名，药典收载的中文药品名称均为法定名称；英文名除另有规定外，均采用国际非专利药名（INN）；有机药物化学名称应根据中国化学会编撰的《有机化学命名原则》命名，母体的选定应与美国《化学文摘》系统一致。

新药名称的制订，可按世界卫生组织（WHO）编订的国际非专利药品名称命名，命名确定后，再译成中文正式品名。外文名根据需要也可制订一个新的词干。新药名称制定的原则，具体如下：

1.药品名称应科学、明确、简短（一般以 2～4 个字为宜）；同类药物应尽量用已确定的词干命名，使之体现系统性。药品名称经国家药品监督管理部门批准，即为法定药品名称（通用名称）。

2.避免采用可能给患者以暗示的有关药理学、治疗学或病理学的药品名称。

3.外文名（拉丁名或英文名）应尽量采用世界卫生组织编订的国际非专利名，以便国际交流。INN 是世界卫生组织出版的不定期刊物，主要是推荐和介绍非专利药品名（包括英、拉、法、俄和西班牙等五国文字的名称），也介绍几个发达国家药典或有关资料的名称，并介绍命名的词干、词根等名称，制订新药的名称时可以参考。该书仅介绍主要有效部位结构的名称，对盐类应加上成盐的基团名称，按中国药典写法命名。例如去氧麻黄碱，INN 的拉丁名 Metamfetaminum，如该品为盐酸盐时，则应命名为 Metamfetamini Hydrochloridum。

4.中文名尽量与外文名相对应，既音对应、意对应或音意对应，一般以音对应为主。中文正式品名，应先查阅卫生部药典委员会编订的《药名词汇》中列出的一些药物基团的通用词干，如已收载，应采用，如未收载，则再按要求制定。

5.化学名应根据科学出版社 1984 年出版的中国化学会编的《化学命名原则》，并参考国际理论和应用化学联合会 1979 年公布的有机化学命名原则命名，以上如有新版，应按新版命名。

6.无机化学药品，如化学名常用且较简单，应采用化学名；如化学名不常用，用通俗名，如：盐酸、硼砂；酸式盐以"氢"标示，如：碳酸氢钠，不用"重"字；碱式盐避免用"次"字，如：碱式硝酸铋，不用"次硝酸铋"。

7.有机化学药品，其化学名较简短者，可采用化学名，如：苯甲酸；已习用的通俗名，如符合药用情况，可尽量采用，如：糖精钠、甘油等；化学名较冗长者，可根据实际情况，采用下列方法命名，一般以音译法为主。

8.天然药物提取物，其外文名根据其植物来源命名者，中文名可结合其植物属种名命名。

9.盐类药品，酸名列前，盐基列后。

10.酯类药品，可直接命名为 XX 酯，拉丁文词尾用-atum，英文词尾用-ate。

11.季铵类药品，一般将氯、溴置于铵前。

12.放射性药品在药品名称中的核素后，加直角方括号注明核素符号及其质量数。

13.对于沿用已久的药名，一般不得轻易变动；如必须改动，应将原用名作为副名过渡，以免造成混乱。

14.药品可用专用的商品名。药品商品名，无论是外文名或中文译名，均不得作为药品通用名。

15.药名中的基团关系，尽可能采用通用的词干加以体现。

三、性状

药品的性状是药品质量的重要表征之一。《中国药典》（2005 年版）在性状项下记载药品的外观、臭味、溶解度以及理化常数等。现分别讨论如下。

（一）外观与臭味

外观性状是对药品的色泽和外表的感官规定。由于药典对本项目没有严格的检测方法和判断标准，因此仅用文字对正常的外观性状作一般性的描述。如水杨酸的外观性状被描述为：白色细微的针状结晶或白色结晶性粉末；无臭或几乎无臭，味微甜，后转不适；水溶液显酸性反应。有的药品外观性状可因生产条件的不同而有差异。只要这些差异不影响质量和疗效，一般是允许的。遇有对药品的晶型、细度或溶液的颜色需作严格控制时，应在检查项下另作具体规定。另外，凡药品有引湿、风化、遇光变质等贮藏条件有关的性质，也应择要记述，并与"贮藏"项相呼应。如盐酸金霉素的外观性状被描述为：金黄色或黄色结晶；无臭，味苦；遇光色渐变暗。

臭应是指药品本身所固有的，如二巯基丁二钠有类似蒜的特臭，但不包括因混有不应有的残留有机溶剂而带入的异臭。药品如出现不应有的异臭时就说明其质量有问题。具有特殊味觉的药品，必须加以记述，如盐酸金霉素"味苦"，硫酸亚铁"味咸、涩"。但毒、剧、麻药则不作"味"的记述，如盐酸吗啡为"白色针状结晶或结晶性粉末，无臭"，此处对"味"不作记述。

（二）理化常数

理化常数系指溶解度、熔点、凝点、比旋度、晶型、吸收系数、馏程、折光率、黏度、相对密度、酸值、碘值、羟值、皂化值等。理化常数是指该化合物固有的理化常数，故应用精制品测出，而不是用临床用药品来测定。精制品应说明精制方法和纯度，并列出实验数据。但在质量标准中规定的理化常数，则是用临床用药品测得订出。理化常数的测定结果对药品具有鉴别意义，同时也反映药品的纯度，是评价药品质量的主要指标之一。

理化常数测定时要严格按照现行版中国药典或国外药典的凡例或附录中有关规定的方法和要求进行实验。不同药品的质量标准中采用不同的理化常数控制质量，主要根据不同药品的具体情况而定。有关主要理化常数测定时通常选用的方法及对方法的要求、注意事项等，现概述如下。

1.溶解度　溶解度是药品的一种物理性质。《中国药典》（2005 年版）正文品种项下选用的部分溶剂及其在溶剂中的溶解性能，可供精制或制备溶液时参考；对在特定溶剂中的溶解性能需做质量控制时，应在该药品检查项下另做具体规定。

药品的溶解度在出现明显异常时，应作进一步研究和说明。例如，有机碱的盐，若在成盐工艺中加入的酸量不足，则会影响其在水中的溶解度。药品的晶型不同及所含结晶水不同时也会影响其溶解度。

溶解度测定法　准确称取（或量取）供试品一定量，加入一定量的溶剂在 252℃，每隔 5min 振摇 30s，30min 内观察溶解情况。一般看不到溶质颗粒或液滴时，即认为已完全溶解。易于溶解的样品，取样可在 1～3g 之间；贵重药品及剧药可适当减量，可用逐渐加入溶剂的方法，溶剂品种也应适当减少，但至少要作水、酸、碱、乙醇等溶剂。一般常用的溶剂有水、乙醇、乙醚、三氯甲烷、无机酸和碱等。

2.熔点　熔点是多数固体有机药物的重要物理常数。《中国药典》测定熔点的方法有三种。第一法：用于测定易粉碎的固体药品；第二法：用于测定不易粉碎的固体药品（如脂肪、脂肪酸、石蜡、羊毛脂等）；第三法：用于测定凡士林或其他类似物质。并规定：各品种项下未注明时，均系指第一法。测定熔点的鉴别手段简单而可靠，可反映其纯度情况。

3.凝点　凝点是指一种物质照《中国药典》方法测定，由液体凝结为固体时，在短时间内停留不变的最高温度。某些药品具有一定的凝点；纯度变更，凝点也随之改变。测定凝点可以区别或检查药品的纯杂程度。注意：有的药品在一般冷却条件下不易凝固，需另用少量供试品在较低温度使凝固后，取少量作为母晶加到供试品中，方能测定其凝点。例如，尼可刹米的凝点为 22～24℃。但需在约-10℃时才能够较快凝固，一般冷却条件下不易凝固，故本品的凝点测定，宜用在供试品中加入少量母晶的方法。测定时，也可将规定的凝点视作近似凝点，先使内管中供试品的温度较近似凝点约低5℃，依法装妥，再置于较近似凝点约低 5℃的冷却液中，加入少量母晶，搅拌至供试品开始凝结。

4.比旋度　比旋度是手性物质特有的物理常数，取决于手性物质的分子结构特征。测定比旋度可以区别或检查某些药品的纯杂程度，也可用于测定含量。

测定旋光度时，用读数至 0.01°并经过检定的旋光计。《中国药典》采用钠光谱的 D 线（589.3nm）测定旋光度，除另有规定外，测定管长度为 1dn（如使用其他管长，应进行换算），测定温度为 20℃。测得供试品的旋光度后，通过计算，即得供试品的比旋度。

5.晶型　晶型为药物的重要特性，收载于正文各品种的质量标准的性状项下。1965 年后一些国家药典对无味氯霉素混悬液中的原料晶型定为无效晶型

A 不得超过 10％，《中国药典》（2005 年版）亦用红外光谱法进行检查。同一种药物，由于其晶胞的大小和形状的不同，结晶结构不同，而出现多晶现象，它对药品质量与临床药效的影响，20 世纪 50 年代末即被人们注意。不同晶型的药物其生物利用度有时有很大差异。例如无味氯霉素有 A 型、B 型、C 型和无定型 4 种晶型，其中 A 型属于稳定型，它在肠道内很难被酯酶水解，所以很难被吸收，溶出速度缓慢，为非活性型o。B 型属于亚稳定型，易被酯酶水解，溶出速度比 A 型快，易被体内吸收，血浓度几乎为 A 型的 7 倍，为活性型。C 型为不稳定型，它可以转化为 A 型，溶出速度介于 A、B 型之间，一般也称为非活性型。但生产时 B 型产物中或多或少地存在着 A 型，因此必须要测定产品中 A 型的限量。值得注意的是：我国 1975 年以前，国内生产的无味氯霉素原料均为无效晶型 A，这是值得吸取的教训。为此，研制的新药如系固体化合物，除水溶性高者外，一般均应作 X-射线衍射图。国家规定创新药必须每批作 X-射线衍射图，其余类新药尽量每批作 X-射线衍射图，以确定所报新药的晶型归属。对已知不同晶型的药品生物利用度不同者，应规定晶型并列入质量标准中，以保证药品质量。

四、鉴别

药物的鉴别试验通常是指采用正文质量标准中鉴别项下规定的试验方法证明已知药物的真伪，而不是对未知物进行定性分析；对于原料药，还应结合性状项下的外观和物理常数进行确认。《中国药典》中药物的鉴别方法、特点及选择的基本原则如下：

1.化学法　常用的化学方法有：呈色法、沉淀法、呈现荧光法、生成气体法物制备法、特殊焰色法等。《中国药典》（2005 年版）采用化学法鉴别举例如下：

（1）硫酸阿托品的显色法鉴别　取供试品约 10mg，加发烟硝酸 5 滴，置水浴上蒸干，得黄色的残渣，放冷，加乙醇 2～3 滴湿润，加固体氢氧化钾 1 小粒，即显深紫色。

（2）苯甲酸钠的沉淀法鉴别 取本品约 0.5g，加水 10ml 溶解后，作为供试品溶液。取供试品的中性溶液，加三氯化铁试液，即生成赭色沉淀；再加稀盐醋，变为白色沉淀。

2.理化常数测定法 常用的理化常数测定法有：溶解度、熔点、比旋度、收系数、馏程、凝点、折光率、黏度及相对密度等常数的测定。《中国药典》（2005 年版）收载的采用理化常数测定法鉴别那可丁原料药举例如下：

（1）晶型 本品为白色结晶性粉末或有光泽的棱柱状结晶。

（2）溶解度 本品在三氯甲烷中易溶，在苯中略溶，在乙醇或乙醚中微溶.在水中几乎不溶。

（3）熔点 本品的熔点为 174～177℃。

3.仪器分析法 常用的仪器分析法有：紫外光谱法、红外光谱法、气相色谱法、薄层色谱法等。《中国药典》（2005 年版）中采用的仪器分析法鉴别的示例如下：

（1）烟酰胺的紫外光谱法鉴别 取本品，加水制成每 1ml 中含 20g 的溶液，照分光光度法测定，在 262nm 的波长处有最大吸收，在 245nm 的波长处有最小吸收，在 245nm 波长处的吸光度与 262nm 波长处的吸光度的比值应为 0.63～0.67。

（2）琥乙红霉素的红外光谱法鉴别 本品的红外光吸收图谱应与琥乙红霉素标准品的图谱一致。如发现在 1260cm 处的吸收峰与标准品的图谱不一致时，可取本品适量，溶于无水乙醇中，在水浴上蒸干，置五氧化二磷干燥器中减压干燥后测定。

五、检查

《中国药典》（2005 年版）规定检查项下包括有效性、均一性、纯度要求与安全性四个方面；对于规定中的各种杂质检查项目，系指该药品在按既定工艺进行生产和正常贮藏过程中可能含有或产生并需要控制的杂质；改变生产工艺时需考虑增修订有关项目。并规定：各类制剂，除另有规定外，均应符合各制剂通则项下有关的各项规定。其装量除附录已作规定外，按最低装量检查法检查，应符合规定。药品的有效性，是以动物试验为基础，以临床疗效来评价的。药品的均一性，主要指制剂含量的均匀性，溶出度或释放度的均一性，装量差异及生物利用度的均一性。安全性包括：热原检查、毒性试验、刺激性试验、过敏试验、升压或降压物质检查等。药品的纯度要求主要是指对各类杂质的检查及主药的含量测定。

六、含量测定

《中国药典》中含量测定项下规定的试验方法，用于测定原料及制剂中有效成分的含量，一般可采取化学、仪器或生物测定方法。药品的含量是评价药品质量、保证药品疗效的重要手段。含量测定必须在鉴别无误、杂质检查合格的基础上进行。可用于药品含量测定的方法有许多种。如何选用合适的方法，对方法的可靠性如何评价及对药品含量的限度如何确定等问题都是我们应考虑的。现讨论如下。

（一）药品含量测定常用的法定方法及其特点

1.容量分析法　《中国药典》（2005 年版）中采用的容量分析法有非水溶液滴定法（含电位滴定法）、酸碱滴定法、银量法、碘量法、亚硝酸钠法、络合滴定法、氮测定法、双相滴定法、高锰酸钾法、溴酸钾法、碘酸钾法及高碘酸钾法。这类方法的专属性不高，但具有准确度较高、精密度好、仪器设备简单、操作简便、快速等优点，故广泛用于原料药的含量测定。如在《中国药典》（2005 年版）中氯氮草原料药和地西泮原料药都是采用非水滴定法测定含量，阿司匹林原料药采用酸碱滴定法测定含量。

2.重量分析法　本法属经典的分析方法。本法的优点是准确度高、精密度好。但缺点是操作较繁，需时较长，样品用量较多，故在药典中应用较少。但有些药品，如磺溴酞钠及其注射液中硫的含量测定，《中国药典》（2005 年版）仍选用重量法。

3.分光光度法

（1）紫外分光光度法　本法具有准确度较高、精密度较好、操作简便、快速等优点。主要用于原料药、单方制剂的含量测定，以及含量均匀度与溶出度的检查。在《中国药典》（2005年版）中，地西洋片、醋酸地塞米松片及氯氮　片等均是采用紫外分光光度法测定含量。

（2）荧光分析法　本法不如紫外分光光度法应用广泛，但方法的专属性比UV法强，灵敏度高，故在《中国药典》（2005年版）中有些药品如：利血平片的含量测定仍选用荧光分析法。

（3）原子吸收分光光度法　本法的专属性较强、灵敏度较高。当含有金属元素的药物没有更为简便、可靠的定量方法时，可选用本法。《中国药典》（2005年版）采用本法测定含量的有：复方乳酸钠葡萄糖注射液及乳酸钠林格注射液等。

（二）选择含量测定法的基本原则

1.原料药（西药）的含量测定应首选容量分析法。滴定终点的确定，应用适宜的电化学方法确定等当点的变色域。如果无合适的容量分析法可选用时，可考虑采用重量法。如果两类方法均不适合时，可考虑用紫外分光光度法、色谱法或其他方法。

2.制剂的含量测定应首选色谱法。　《中国药典》在色谱法中使用率最高的是删法，而GC法、TLC法则应用较少。如果辅料不干扰测定，也可选用UV法或比色法。对于复方制剂常用HPLC或GC法。

3.对于酶类药品应首选酶分析法，抗生素类药品应首选GPLC法及微生物检定法，放射性药品应首选放射性药品检定法等等。

4.在其他方法均不适时，可考虑使用计算分光光度法。例如《中国药典》（2005年版）中维生素A及其制剂的含量测定均采用了三点校正法。使用该法时，对样品的预处理及允许使用该法的条件都作了详细规定。

5.对于有些药品，如疫苗类、血液制品类等，因为没有合适的含量测定方法，故对于这类药品，应参照《中国生物制品规程》的有关规定进行检定及试验。

七、类别

《中国药典》（2005 年版）中药品类别系按药的主要作用与主要用途或学科的归属划分，不排除在临床实践的基础上作其他类别药物使用。如阿司匹林的类别属于解热、消炎镇痛药，青霉素钠的类别属于抗生素类药，肾上腺素的类别属于肾上腺素受体激动药。

八、贮藏

《中国药典》（2005 年版）中有关贮藏项下的规定，系对药品贮存与保管的基本要求，在中国药典凡例中收载。

药品的贮藏条件，包括：是否需要避光，是否需要低温贮藏，是否需要密封或严封等，以及药品在一定条件下贮藏时间的长短，即有效期的长短都是通过药品稳定性试验来确定的。稳定性试验的目的是考察原料药或药物制剂在温度、湿度、光线的影响下随时间变化的规律，为药品的生产、包装、贮存、运输条件提供科学依据，同时通过试验确定药品的有效期。

第三节 药品质量控制的法令性文件

一、药品非临床研究质量管理规范

《药品非临床研究质量管理规定》，是药品非临床研究质量管理的基本准则。

非临床研究系指为了评价药品安全性，在实验室条件下，用实验系统进行的各种毒性试验、包括单次给药的毒性试验、生殖毒性试验、致突变试验、致癌试验、各种刺激性试验、依赖性试验及与评价药品安全性有关的其他毒性试验；实验系统指用于毒性试验的动物、植物、微生物和细胞等。我国现行的《药品非临床研究质量管理规范》（1999 年版）正是为提高药品非临床研究的质量，确保实验资料的真实性、完整性和可靠性，保障人民用药安全，根据《中华人民共和国药品管理法》而制订的，主要适用于为申请药品注册而进行的非临床研究。

二、药品生产质量管理规范

《药品生产质量管理规范》是药品生产和质量管理的基本准则。

为了进一步规范药品生产领域的生产行为，用科学、合理、规范化的条件和方法保证所生产的药品质量，尽量减少人为因素对产品质量的影响，GMP 应运而生。它在国际上已被大多数政府、制药企业及专家一致认为是制药企业进行质量管理优良的、必备的制度。我国医药行业在 20 世纪 80 年代制定了符合我国国情的 GMP。我国现行的《药品生产质量管理规范》（1998 年版）适用于药品制剂生产的全过程及原料药生产中影响成品质量的关键工序。包括总则、机构和人员、厂房与设施、设备、物料、卫生、验证、文件、生产管理、质量管理、产品销售与回收、投诉与不良反应报告、自检及附则，共计 14 章 88 条。其中质量管理一章明确规定药品生产企业的质量管理部门应负责药品生产过程的质量管理和检验。主要职责为制定和修订物料、中间产品和成品的内控标准和检验操作规程，制定取样和留样制度；制定检验用设备、仪器、试剂、试液、标准品（或对照品）、滴定液、培养基、实验动物管理办法；对物料、中间产品和成品进行取样、检验、留样，并出具检验报告；评价原料、中间产品及成品的质量稳定性，为确定物料贮存期、药品有效期提供数据等等，规定十分具体和明确。

三、药品经营质量管理规范

《药品经营质量管理规范》是药品经营企业质量管理的基本准则。

药品经营过程的质量管理，是药品生产管理的延伸，也是药品使用质量管理的前提和保证。GSP 是为了确保药品在经营过程中的合格品质，保证用户、消费者合法权益和人民用药安全有效而制定的。我国现行的《药品经营质量管理规范》（2000 年版）适用于中华人民共和国境内经营药品的专营或兼营企业，主要对药品批发企业、药品零售企业的质量要求分别做了详细阐述和解释，对药品的购进、储运、销售等环节实行质量管理做出了具体规定。

四、药品临床试验管理规范

《药品临床试验管理规范》是药品临床试验管理的基本准则。

我国现行的《药品临床试验管理规范》（GCP）已于 1999 年 9 月 1 日由国家药品监督管理局颁布。药品临床试验是药品在人体进行的安全性与疗效的评价。药品临床试验管理规范是临床试验全过程（包括方案设计、组织、实施、监查、稽查、记录、分析总结和报告）的标准规定。为保证药品临床试验结果科学可靠，保护受试者合法权益并保障其安全，药品临床试验应遵循 GCP 的原则，这是药品临床试验过程规范的重要保证。凡药品进行各期临床试验，包括人体生物利用度或生物等效性试验均须按此规范执行。

GLP，GMP，GSP，GCP 四个科学管理规范的执行，适应了新形势要求，加强了药品全面质量控制，有利于加速我国医药产业的发展，提高我国药业国际竞争力，提高效益，使药品研制、生产、经营、使用和管理等活动在法律的保护和制约下健康地发展。

除了药品研究、生产、供应和临床各环节的科学管理外，有关药品检验工作本身质量管理更应重视；《分析质望管理》即用于检验分析结果的质量。

第四章 药品分析概况

第一节 药品分析的性质、任务与发展

一、药物分析的性质

药物分析是研究药品及其制剂的组成、理化性质、真伪鉴别、质量检查及成分测定的原理和方法的一门应用学科，是药学科学领域的重要组成部分之一。药物分析研究的对象是药物，它包括化学结构已经明确的天然药物和合成药物及其制剂，也包括合成药物的原料、中间体和副产物，还包括各种制剂的赋形剂和附加剂，以及药物的降解产物、体内代谢产物、中药及生化药物的指标性成分等等。药物分析的主要研究内容是检测药物的性状、鉴定药物的真伪、检查药物的质量和测定药物的含量。药物分析的方法主要是化学分析法、仪器分析法和生物化学法，也涉及物理常数测定法等。

二、药物分析的任务

药物分析的主要任务是根据药品生产质量管理规范、药品经营质量管理规范以及药品临床试验管理规范的有关规定，在药品的研制、生产、供应、贮藏、调配以及临床使用过程中都必须经过严格的分析检验，全面控制药品质量，保证用药的安全、合理、有效。

药物从研制开始，药物分析工作就与生产单位紧密配合，开展药物及其

制剂从原料到生产过程中的各个环节的质量控制。包括：严格控制原料药及中间体的质量；发现影响药品质量的主要工艺，从而优化生产工艺条件，促进生产和提高质量；严格考察药品稳定性、确定药品的有效期等。在药品的经营管理方面，注意药物在贮藏过程中的质量与稳定性考察，以便完善科学合理的贮藏条件和管理办法，保证药品质量。更应重视的是，药品质量的优劣和临床用药是否合理直接影响临床征象和临床疗效，所以开展临床药物监测工作至关重要，监测体内药物的吸收、分布、代谢和排泄过程，可用于研究药物的作用特性和作用机理、制订个体化给药方案，以及病人对药物治疗依从性等方面的评估，更好地指导临床用药，减少药物的毒副作用，提高药品使用质量。从方法学的角度来看，不断改进和提高药物分析技术，创立新的药物分析方法，也是药物分析的任务。

因此，药品质量的全面控制不是某一个单位或部门的工作，所涉及的整个内容也不是一门课程可以独立完成的，药品质量的全面控制是一项涉及多方面、多学科的综合性工作。

三、药物分析的发展

面对我国已加入世界贸易组织的新形势，药品标准的国际化要求我国现行的国家药品标准必须不断提高；天然产物或中药活性成分化学结构的确定，必须采用多种结构分析方法，进行综合的波谱解析；要研制能参与国际市场竞争的中草药新药和新制剂，以及生产高质量和稳定可靠的原料，要求对原料和成品有科学可控的质量标准，运用指纹图谱技术能够提高中成药饮片、中药材以及中成药质量标准的可控性；对于中成药质量的评价更应运用现代分离分析技术和计算机技术；另外，现代生物技术所研制的生化药物和基因工程药物可能含有与化学合成药物产品中杂质不同的有害物质，在检测方法上，大都采用适合于肽、蛋白质、多糖等大分子化合物的现代色谱、光谱综合方法。

因此，摆在药物分析学科和药物分析工作者面前的迫切任务，不再仅仅是静态的常规检验，而要运用现代的分析方法和技术，深入到工艺流程、反应历程、生物体内代谢过程和综合评价的动态分析监控中，尤其是仪器分析和计算机技术的迅猛发展，推进了将一种分离手段和一种鉴定方法结合组成的多种联用分析技术的诞生，集分离与鉴定于一体，提高了方法的灵敏度、准确度以及对复杂未知物的分辨能力，从而要求药物分析工作者应及时掌握新方法和新技术，不断学习，不断探索，适时选用各种分析方法与技术，促使药物质量研究达到新的水平。

第二节 药品分析的效能指标

药品质量标准分析方法验证的目的是证明采用的方法适合于相应的检测要求，在起草药品质量标准时，分析方法需经验证；在药物生产方法变更、制剂的组分变更、原分析方法进行修订时，质量标准分析方法也需进行验证。方法验证过程和结果均应记载在药品标准起草或修订说明中。

需验证的分析项目有：鉴别试验、杂质定量或限度检查、原料药或制剂中有效成分含量测定，以及制剂中其他成分（如降解产物、防腐剂等）的测定。药品溶出度、释放度等功能检查中，其溶出量等测试方法也应作必要的验证。

验证的内容有：准确度、精密度（包括重复性、中间精密度和重现性）、专属性、定量限、线性、范围和耐用性。

一、定量限（测定限）

定量限是指样品中被测物能被定量测定的最低量，其测定结果应具一定准确度和精密度。杂质和降解产物的定量方法研究时应确定定量限。

常用信噪比法确定定量限。一般以 S/N=10 的相应浓度或注入仪器的量进行确定。

二、专属性（选择性）

专属性系指在其他成分（如杂质、降解产物、辅料等）可能存在的情况下，该方法能准确测定出被测物的特性；反映该方法对混合试样中的被测组分准确而专属的测定能力。鉴别反应、杂质检查及含量测定方法均应考察其专属性。如方法不够专属，应采用多个方法予以补充。

（一）鉴别反应的专属性

应能与可能共存的物质或结构相似的化合物区分；不含被测成分的样品，以及结构相似或组分中的有关化合物，均应呈负反应。

（二）含量测定和杂质测定的专属性

当采用的是色谱法或其他分离方法时，应附代表性图谱，以说明专属性。图中应标明诸成分的位置，色谱法中的分离度应符合要求。在杂质可以获得的情况下，对于含量测定，试样中可加入杂质或辅料，考察测定结果是否受干扰，并可与未加杂质或辅料的试样比较测定结果；对于杂质测定，也可向试样中加入一定量的杂质，考察杂质能否得到分离。在杂质或降解产物不能获得的情况下，可将含有杂质或降解产物的试样进行测定，与另一个经验证的或药典方法比较结果。

三、线性

线性是指在设计范围内，测试结果与试样中被测组分浓度直接呈正比关系的程度。在药物分析中，不少检测结果和样品中被测组分的浓度有线性关系，理论上有线性关系的两个量，由于受实验条件以及其他因素的影响，是否有线性关系以及线性方程中的两个参数（斜率和截距）还需要通过实验来确定。

四、范围

范围系指用能达到一定精密度、准确度和线性的测试方法适用的高低限浓度或量的区间。

范围应根据分析方法的具体应用以及线性、准确度、精密度结果和要求确定。原料药和制剂含量测定，范围应为测试浓度的 80%～120%；制剂含量均匀度检查，范围应为测试浓度的 70%～130%；根据剂型特点，如气雾剂、喷雾剂，范围可适当放宽，溶出度或释放度中的溶出量测定，范围应为限度的 20%；杂质测定应为被测杂质限度的 50%～120%。

五、耐用性

耐用性系指在测定条件有小的变动时，测定结果不受影响的承受程度境因素的变化对分析方法的影响程度，为常规检验提供依据。

典型的变动因素有被测溶液的稳定性、样品提取次数和时间、流动相的组成和哪、不同厂牌或不同批号的同类型的色谱柱或固定相或担体、柱温、流动相的流速、进样口和检测器温度等。经试验，应说明小的变动能否通过设计的系统适用性试验，以确保方法有效。如果测试条件要求苛刻，应在方法中写明。

第三节 药品分析的统计学知识

药品检验中测定的数据，由于受分析方法、测量仪器、所用试剂以及分析工作者的主观因素等方面的影响，使得测量结果不可能与真实值完全一致。客观上存在的不可避免的误差使得任何测定都不可能绝对准确。在一定条件下，测量结果只能接近真实值，而不能达到真实值。因此，在实际工作中必须对实验结果的可靠性作出合理的判断并予以正确表达。

误差是测量值对真实值的偏离。误差越小，测量的准确性越高。

误差按计算方法的不同可分为绝对误差和相对误差，按来源的不同可分偶然误差和系统误差。

1. 绝对误差和相对误差

（1）绝对误差　绝对误差是测量值与真实值之差。若以 x 代表测量值，μ 代表真实值，则绝对误差 δ 为：$\delta = x - \mu$。

绝对误差可以是正值，也可以是负值。且以测量值的单位为单位。测量值越接近真实值，绝对误差越小；反之，越大。

真实值是一个可以接近而不可达到的理论值。工作中常把纯化学试剂的理论含量作为真实值，或把有经验的人用最可靠的方法对试样进行多次测定所得的平均结果作为真实值（这种试样称为标准试样），实际上这些真实值也都带有一定的误差。

（2）相对误差　相对误差是以真实值的大小为基础表示的误差值，没有单位。相对误差反映误差在测量结果中所占的比例，因此，分析工作者更常使用。以下式表示：

$$相对误差 = \frac{绝对误差}{真实值} \times 100\% \approx \frac{\delta}{\mu} \times 100\% = \frac{x - \mu}{\mu} \times 100\%$$

2. 系统误差和偶然误差

（1）系统误差　系统误差也叫可定误差，是由某种确定的原因引起的误差。一般有固定的方向（正或负）和大小，重复测定时重复出现。

根据误差来源，又可把系统误差分为方法误差、仪器误差、试剂误差以及操作误差。

①方法误差　由于分析方法本身不完善或选用不当所造成的误差称为方法误差。如重量分析中的沉淀溶解、共沉淀、沉淀分解、挥发等因素造成的误差；容量分析中的滴定反应不完全、干扰离子的影响、指示剂不合适、其他副反应的发生以及标准溶液本身的误差等原因造成的误差。可用对照品或标准品作对照试验，以求得方法误差的大小。对误差较大的分析方法必须寻找新的方法加以改正。

②试剂误差　由于试剂不纯或不符合要求而造成的误差称为试剂误差。可以更换试剂来克服，也可用空白试验的方法测知误差的大小并加以校正。

③仪器误差　由于仪器未经校准而造成的误差称为仪器误差。所用仪器应预先校准，如天平的灵敏度、砝码的准确度、容量仪器的刻度、分光光度计的波长等。另一简便有效的办法是测定中始终使用同一仪器，来抵消仪器误差。例如，称取供试品或沉淀的重量（通常是两次重量之差），只改变小砝码而不改变大砝码，则大砝码的误差可以相抵消；在分光光度法测定中使用同一比色杯测定标准溶液及供试品溶液的吸光度，可以抵消比色杯的误差。

④操作误差　由于分析者操作不符合要求造成的误差叫做操作误差。如分析者对滴定终点颜色改变的判断能力不够高，总是偏深或偏浅；或读取滴定管刻度的习惯不当，总是偏高或者偏低等。操作误差可以通过对照试验或者经过有经验的分析人员校正而减免。在操作误差中有一部分属于偶然误差。

（2）偶然误差　偶然误差也称为不可定误差或随机误差，是由偶然的原因所引起。例如，实验室的温度、湿度以及仪器电压等的偶然变化所造成的误差。偶然误差的大小和正负都不固定，但是，多次测定就会发现绝对值大的误差出现的概率小，绝对值小的误差出现的概率大，正负偶然误差出现的概率大致相等。因此，通过增加平行测定的次数，便可减免偶然误差。也可通过统计方法估计出偶然误差值，并在测定结果中予以正确表达。

第五章 药物的鉴别

第一节 概述

进行药物分析时，首先要对供试品进行鉴别，必须在鉴别无误的情况下，方可再进行检查、含量测定等分析检验工作，否则是没有意义的。它们是顺序关系，均居同样重要的地位。选用鉴别方法的原则，必须准确、灵敏、简便、快速。鉴别主要根据该药物的化学结构以及它的理化性质来进行试验。药物的鉴别试验主要用来证实鉴别对象是否为标签所示的药物，但不能用来鉴别未知物。对于原料药，还应结合性状项下的外观和物理常数进行确认，作为鉴别试验的补充。

一、药物鉴别的主要项目

1.性状鉴别

药物的性状反映了药物所特有的物理性质，一般包括外观、嗅、味、溶解度以及其他一些物理常数等。

2.一般性鉴别

药物的一般性鉴别以药物的化学结构、物理化学性质为依据，通过特殊的化学反应来鉴别药物的真伪。对于无机药物，通常根据其组成的阴离子和阳离子的特殊反应来进行；而对有机药物则大部采用典型的官能团反应。

一般鉴别试验只能用来确认单一的化学药物，如为数种化学药物的混合物或有干扰物质存在时，除另有规定外，应不适用。一般鉴别试验囊括的范围广泛，内容丰富，主要有：有机酸盐类（水杨酸盐、枸橼酸盐、乳酸盐、苯甲酸盐、酒石酸盐）；无机金属盐类（钠盐、钾盐、锂盐、钙盐、钡盐、铵盐、镁盐、铁盐、铝盐、锌盐、铜盐、银盐、汞盐、镇盐、铋盐、亚锡盐）；丙二酰脲类；托烷生物碱类；芳香第一胺类；有机氟化物类；无机酸盐类（亚硫酸盐或亚硫酸氢盐、硫酸盐、硝酸盐、硼酸盐、碳酸盐与碳酸氢盐、醋酸盐、磷酸盐、氯化物、溴化物、碘化物）。

还需指出的是，经过一般鉴别试验只能证实是某一类药物，而不能证实具体是哪一种药物。例如，经一般鉴别反应的钾盐试验，只能证实某一药物为钾盐，但不能确认到底是氯化钾、苯甲酸钾，还是其他某一种钾盐药物。要想最后证实被鉴别的物质到底是哪一种药物，必须在一般鉴别试验的基础上，再进行专属鉴别试验。

3.专属性鉴别

上面提到，要具体证实某一种药物，除了一般性鉴别外，还必须进行药物的专属性鉴别试验。专属鉴别根据药物间化学结构的差异及其所引起的物理化学性质的不同，选用某些特有的灵敏定性反应，来鉴别药物的真伪，是具体证实某一种药物的依据。

综上所述，一般鉴别试验是以某些类别药物的共同化学结构为依据。根据其相同的物理化学性质来进行药物真伪的鉴别，以区别不同类别的药物。而专属鉴别试验，则是在一般鉴别试验的基础上，利用各种药物的化学结构差异，来鉴别药物，以区别同类药物或具有相同化学结构部分的各个药物单体，达到最终确认药物真伪的目的。

二、鉴别反应的选择性

一种试剂只与几种物质起反应，我们把该反应称为选择性反应，该试剂称为选择性试剂。如果一种试剂只与一种物质起反应，则这一反应的选择性最好，称为专属反应或特效反应，该试剂为专属试剂或特效试剂。一种试剂能和多种物质起反应，这种反应的选择性就不好。

到目前为止，特效反应并不多，而且所谓的特效反应也并非绝对专一，而是相对于一定条件而言的。比如鉴定 NH_4^+ 的反应如果在热的NaOH介质中，CN^- 也可以与其反应放出氨气。当 Ba^{2+}、Sr^{2+} 同时存在时，以 CrO_4^{2-} 检验 Ba^{2+}，如果反应在 HAc-NaAc 缓冲溶液中进行，由于溶液的酸度足以使 CrO_4^{2-} 的平衡浓度降低，进而使 $SrCrO_4$ 沉淀不能析出，而 $BaCrO_4$ 的溶解度比 $SrCrO_4$ 小，这时仍能析出沉淀，从而提高了反应的选择性。

分析工作者一方面要努力寻求特效试剂，另一方面还要创造条件，使干扰物质的反应不能发生，这样就有可能使原来选择性比较差的反应的选择性有所改善，甚至变为特效反应。

目前，提高鉴别反应选择性的主要途径有：控制溶液的酸度，加入掩蔽剂，分离干扰物质和附加补充试验等。后者是通过附加一些补充试验的办法，将鉴别物质与干扰物质加以区分。必须指出，在选择鉴别反应时，需要同时考虑反应的灵敏度和选择性，应该在灵敏度能满足要求的条件下，尽量采用选择性高的反应。

三、空白试验和对照试验

在鉴别反应中，选用的鉴别反应的灵敏度都很高，但有时并不能完全保证鉴别的可靠性这是因为：

①溶剂、辅助试剂或器皿等可能引进外来离子，从而被当作试液中存在的离子而鉴定出来。

②试剂失效或反应条件控制不当，而使鉴别反应的现象不明显或得出否定的结果。

对于第一种情况可以通过空白试验来解决。

所谓空白试验就是在鉴别反应的同时，另取一份配制试样溶液用的蒸馏水代替试液，然后以同样的方法进行试验。

空白试验用来检查试剂或蒸馏水中是否含有被鉴别的物质。例如在 HCl 溶液中用 NH_4SCN 鉴别 Fe^{3+} 时得到浅红色溶液，表示有微量铁存在。为了进一步弄清 Fe^{3+} 是否为原试样所有，可另取配制试液的蒸馏水和 HCl 溶液以同样的方法进行实验，如果得到同样的浅红色，说明此微量 Fe^{3+} 并非原试样所有，若得到更浅的红色或者无色，说明试样中确有微量 Fe^{3+}。

对于第二种情况，即当鉴别反应不够明显或现象异常时，往往要作对照试验。

对照试验是用已知溶液代替试液，用同样方法进行的试验，用来检查试剂是否失效或反应条件是否控制准确。例如用 $SnCl_2$ 溶液鉴别 Hg^{2+} 时，未出现黑色沉淀，可认为无 Hg^{2+} 存在。但是考虑到 $SnCl_2$ 溶液容易在空气中被氧化而失效，故取少量已知 Hg^{2+} 溶液，加入 $SnCl_2$ 溶液，如未出现黑色沉淀，说明 $SnCl_2$ 溶液失效，此时应该重新配制溶液。

需要指出的是，在定量分析（如药物含量测定）中也用到空白试验和对照试验。它们用来检验和消除系统误差。与上述相比，其含义不尽相同。

四、鉴别试验的条件

鉴别试验除了要具有能觉察到明显的化学变化或物理特性外，同时还要控制适当的反应条件，以达到鉴别的准确、灵敏、快速、简便等要求。也就是说，鉴别试验应该是在规定的条件下完成，否则鉴别试验的结果是不可信的。

1.溶液的浓度

溶液的浓度主要是指被鉴别药物的浓度，但是在鉴别试验中也不能忽视所用各种试剂的浓度。鉴别试验多采用观测沉淀、颜色或各种光学参数的变化，来判定结果，因此药物和有关试剂的浓度都会直接影响上述的各种变化。比如对离子反应的颜色来说，若被检离子的浓度太低，而与试剂作用所产生的颜色太强，则不易鉴别；对沉淀的生成来说，只有溶液中的反应离子浓度的乘积（离子积）超过该沉淀的溶度积时才能发生。因此，只有供试品溶液的浓度达到足够要求时，才能达到预期的效果，故在有些工作中为了提高供试品溶液的浓度常采用将供试品溶液浓缩、蒸干等措施。

2.溶液的酸碱度

许多鉴别反应都需要在一定酸碱度（一定 Ph）下才能进行。如沉淀反应，从酸性溶液中，不可能析出可溶于酸的沉淀；同样在碱性溶液中，不可能析出溶于碱的沉淀；若生成的沉淀产物既可溶于酸又可溶于碱，则只能在中性环境进行沉淀。因此，在鉴别试验时应根据反应物和产物的性质，调节至需要的酸碱度，创造有利于正反应发生的条件，使生成物处于稳定和易于观测的状态。

3.干扰组分的存在

在鉴别试验中，药物结构中的其他部分或药物制剂中的其他组分也可参加鉴别反应，对鉴别试验结果产生干扰，就会混淆试验结果。这时必须选择专属性更高的鉴别反应来消除干扰或采取分离手段将干扰组分分离。

4.试验时间

一般来说，有机化合物所产生的化学反应与无机化合物不同，许多无机反应进度很快，其反应为离子反应，它是依靠离子间的静电引力，故结合较迅速。而有机化合物的反应，一般来说都是分子之间的反应，化学反应能否顺利进行，依赖于原有共价键断裂和新价键形成的难易，这些价键的更替需要一定的反应时间和条件，同时有机反应比较复杂，化学反应过程中，有时存在着许多中间阶段，有时还要加催化剂才能进行。因此，使鉴别反应完成，需要一定时间。

五、鉴别方法

目前在药物的一般鉴别试验中，主要采用化学法、光谱法和色谱法三种方法。

1.化学鉴别法

基于供试品所具备的一些特定的化学性质而进行的一级鉴别试验，依据反应环境的不同可分为干法和湿法两大类。

（1）干法：将供试品（待鉴定试样）和适当试剂在规定的温度条件下（一般是高温）进行试验，观测此时所发生的特异现象。

①焰色反应：它是一种最常用的干法，利用某些元素所具有的特异焰色，来鉴别它们是哪一类盐类药物。

焰色反应的具体操作方法如下：取一根装在玻璃棒或玻璃管端的铂丝，将铂丝前端圈成小环。在煤气灯或酒精喷灯的无色火焰中烧铂丝，趁热将铂丝在盐酸中蘸一下，取出再在火焰中烧，重复以上操作，直至灼烧时火焰仍为无色，这说明铂丝已处理洁净。然后用上述洁净的铂丝蘸取供试品粉末或溶液，在无色火焰中燃烧，使火焰显出特殊的颜色。

②加热分解：在适当的温度条件下，加热使供试品分解，生成有特殊气味的气体，也是鉴别试验常用的干法。

（2）湿法：该方法是将供试品和特殊的试剂溶解在适当的溶剂中，在一定条件下进行反应，产生易于观察的变化（如颜色、沉淀、气体、荧光等）。

①显色反应鉴别法：在供试品溶液中加入适当的试剂溶液，在一定条件下进行反应，生成易于观测的有色产物。在鉴别试验中最为常用的显色反应有：

三氯化铁反应：含有酚羟基或水解后能产生酚羟基的物质具有此类反应特性；

异羟肟酸铁反应：多为芳香酸及其酯类、酰胺类；

茚三酮显色反应：含有脂肪氨基的物质；

重氮化-偶合显色反应：含芳伯氨基或能产生芳伯氨基的物质；

氧化还原显色反应及其他颜色反应：同一元素的不同价态具有明显差别的颜色，如 W（+5）和 W（+6）。

②基于生成沉淀的鉴别法：在药物鉴别中，可利用的沉淀反应类型主要有以下几类：

与重金属离子的沉淀反应：在一定条件下，药物和重金属离子反应，生成不同形式的沉淀；

与硫氰化铬铵（雷氏盐）的沉淀反应；这类药物多为生物碱及其盐，具有芳香环的有机碱及其盐；

其他沉淀反应。

③基于荧光反应的鉴别法：药物鉴别中常用的荧光发射形式有以下类型：

药物本身可在可见光下发射荧光；

药物溶液加硫酸酸化后，在可见光下发射荧光；

药物和溴反应后，在可见光下发射出荧光；

药物和间苯二酚反应后，发射出荧光，及药物经其他反应后，发射荧光。

④基于生成气体的鉴别法：大多数的胺（或铵）类药物、酰脲类药物以及某些酰胺类药物，强碱处理后，加热可产生氨（胺）气；

化学结构中含硫的药物，经强酸处理后，加热，产生硫化氢气体；

含碘有机药物经火加热，可生成紫色碘蒸气；

含醋酸酯和乙酰胺类药物，经硫酸水解后，加乙醇可产生醋酸乙酯的香味。

2.光谱鉴别法

在药物的光谱鉴别中，主要有紫外光谱鉴别法和红外光谱鉴别法两种。

（1）紫外光谱鉴别法：常用的方法有：

①标准品对照法；

②规定吸收波长法；

③规定吸收波长和相应的吸光度法；

④规定吸收波长和吸收系数法；

⑤规定吸收波长和吸光度比值法。

（2）红外光谱鉴别法：红外光谱法是一种专属性很强、应用面广（适用于固体、液体、气体样品）的鉴别方法。在用红外光谱进行鉴别试验时，中国药典一般均采用标准图谱对照法，但也有采用对照品法的，如美国药典。

3.色谱鉴别法

利用不同物质在不同色谱条件下，产生各自的特征色谱行为（保留值或保留时间）来进行鉴别试验。常用的方法有：

（1）薄层色谱鉴别法：在实际工作中，一般采用对照品（或标准品）比较法，要求供试品斑点的比移值（R_f）应与对照品斑点一致。

（2）高效液相色谱鉴别法：在规定条件下进行高效液相色谱试验，要求供试品和对照品色谱峰的保留时间应一致。含量测定方法为内标法时，可要求供试品溶液和对照品溶液的色谱图中药物峰的保留时间与内标物峰的保留时间比值应相同。

（3）气相色谱鉴别法：方法同高效液相色谱法。

（4）纸色谱鉴别法：纸色语法存在分离效能低、分析时间长等缺点，在药物鉴别试验中逐渐被薄层色谱法或其他色谱法所取代。

第二节　方法与原理

一、有机氟化物

取约 7mg 供试品，按照氧瓶燃烧法进行有机破坏，用 20mL 水和 6.5mL 的 0.01mol/L 氢氧化纳溶液作为吸收液，待燃烧完全后，充分振摇；然后取 2mL 吸收液，依次加 0.5mL 茵素氟蓝试液，12%醋酸纳的稀醋酸溶液 0.2mL，用水稀释至 4mL，再加硝酸铈试液 0.5mL，即显蓝紫色；同时做空白对照试验。

二、有机酸盐

1.水杨酸盐

（1）与三氯化铁反应：取供试品稀溶液，加 1 滴三氯化铁试浓，即显紫色。水杨酸盐在中性或弱酸性条件下，和三氯化铁试液生成配位化合物，在中性时呈红色，弱酸性时呈紫色；若在强酸性中，配位化合物即分解，生成游离水杨酸。

本反应极为灵敏，只需取稀溶液进行试验，如取用量大，产生颜色过深时，可加水稀释后观察。

（2）加稀盐酸析出白色沉淀：取供试品溶液，加盐酸，即析出白色水杨酸沉淀；分离，沉淀在醋酸铵溶液中溶解。

水杨酸几乎不溶于水（0℃时溶解度仅为 1g/1500L），故供试品加酸后会析出游离的水杨酸。由于水杨酸的酸性（K＝1.06×10^{-3}，25℃）强于醋酸（K＝1.85×10^{-5}，25℃），故析出的水杨酸能与醛酸铵作用生成醛酸，而本身形成铵盐而溶解。另外析出的水杨酸亦可经冷水洗涤、干燥后测定熔点（158～161℃）。

2.苯甲酸盐

（1）与三氯化铁反应：取供试品的中性溶液，加三氯化铁试液，即生成赭色沉淀，再加稀盐酸，沉淀分解，生成游离的苯甲酸白色沉淀。

（2）加硫酸反应：取供试品置于干燥的试管中，加硫酸后，加热，不炭化，但析出苯甲酸，在试管内壁凝结成白色升华物。

苯甲酸盐在强酸作用下，析出游离苯甲酸，加热可升华并凝结于温度较低的试管上部内壁上。游离苯甲酸升华物也可测定熔点（121～123℃）。

3.乳酸盐

取 5mL 供试品溶液（约相当于 5mg 乳酸），置于试管中，依次加 1mL 溴试液、0.5 稀硫酸，水浴加热，并用玻棒小心搅拌至颜色褪去，再加 4g 硫酸铵，混和均匀，沿管壁逐滴加入 10％亚硝基铁氰化钠的稀硫酸溶液 0.2mL 和 1mL 浓氨水，溶液将分成两层。此反应可能为乳酸盐经溴氧化而成乙醛，然后呈亚硝基铁氰化钠与乙醛的反应，在放置 30min 内，两液层的接界面处出现一暗绿色的环。

4.枸橼酸盐

（1）取 2mL 供试品溶液（约相当于 10mg 枸橼酸），加数滴稀硫酸，加热至沸腾，再加数滴高锰酸钾试液，振摇，紫色即消失；溶液分成两份，一份中加 1 滴硫酸汞试液，另一份中逐滴加入溴试液，均生成白色沉淀。

试验时应控制高锰酸钾的用量。若加入高锰酸钾过多，丙酮二羧酸可被进一步氧化成二氧化碳和水，因而加硫酸汞和温水后均得不到正反应。进行五溴丙酮反应时，应边振摇边滴加溴水，如溴水加入量过大或速度过快，则沉淀吸附溴而呈黄色。所取供试品量较少时只产生浑浊。

（2）取约 5mg 供试品，加 5mL 的吡啶-醋酐（3：1），振摇，即生成黄色到红色或紫红色溶液。

5.酒石酸盐

（1）银镜反应：取供试品的中性溶液，置洁净的试管中，加数滴氨制硝酸银试液，水浴加热，银即游离并附在管的内壁形成银镜。

（2）取供试品溶液，用醋酸酸化后，依次加 1 滴硫酸亚铁试液和过氧化氢溶液，待溶液褪色后，用氢氧化钠试液碱化，溶液即显紫色。

本试验必须严格控制条件，过氧化氢、硫酸亚铁和氢氧化钠的量一定要适宜，否则得不到满意的结果或导致试验失败。硫酸亚铁应新制，并对 2mL 供试品溶液仅可加一滴，H_2O_2 量亦需适宜，过少无反应，过多则得不到紫色络合物，而往往得到棕色或棕红色产物。

6.醋酸盐

（1）取供试品，加硫酸和乙醇后加热，即产生醋酸乙酯的香气。

（2）取供试品的中性溶液，加 1 滴 $FeCl_3$ 试液，溶液呈深红色，加稀无机酸，红色褪去。

（3）取供试品，加硫酸后，加热，即分解产生醋酸的特臭味。醋酸为挥发性的有机酸，其盐类遇不挥发强酸加热即分解产生醋酸的臭味。

三、无机金属盐

1.锂盐

（1）焰色反应：取铂丝，用盐酸湿润后，蘸取供试品，在无色火焰中燃烧，火焰显胭脂红色。锂的火焰光谱在可见光区有 460.29nm、610.36nm 及 670.78nm 几条主要谱线，其中以 670.78nm 最强，故锂盐的燃烧火焰显胭脂红色。

（2）与碳酸钠反应：取供试品溶液，加氢氧化钠试液碱化后，加入碳酸钠试液，煮沸，即生成白色沉淀；分离，沉淀能在氯化铵试液中溶解。

（3）取适量供试品，加入稀硫酸或可溶性硫酸盐溶液，不生成沉淀（与铝盐区别）。

2.钠盐

（2）焰色反应：取铂丝，用盐酸湿润后，蘸取供试品，在无色火焰中燃烧，火焰即呈鲜黄色。钠的火焰光谱位于可见光区，有 589.0nm、589.6nm 主要谱线，故其燃烧火焰显黄色。本焰色反应极为灵敏（最低检出量为 0.1mg

钠离子)。因此,对所用仪器和试剂要求必须很严格。在检测前应将钨丝烧红,趁热浸入盐酸中,如此反复数次,直至火馅不染黄色后,再蘸取供试品进行测定。只有当强烈的黄色火焰持续数秒钟不退,才能确认为钠盐。

(2)与醋酸氧铀锌反应:取供试品的中性溶液,加醋酸氧铀锌试液,即生成黄色沉淀。

强酸和强碱能使试剂分解,故反应要在中性或醋酸溶液中进行。反应时,醋酸氧铀锌试液要过量,并加入乙醇来降低沉淀的溶解度,必要时,还需用玻璃棒摩擦试管壁,用来破坏过饱和现象,促进黄色沉淀的析出,某些有机酸盐(如水杨酸钠)与醋酸氧铀锌试液也能生成有色配位化合物,故在试验前应对供试品溶液进行颈处理。其处理方法是,在供试品溶液中加入稀盐酸,过滤,取滤液蒸干,加水溶解后,再进行试验。

3.钾盐

(1)焰色反应:取铂丝,用盐酸湿润后,蘸取供试品,在火焰中燃烧少量钠盐混存时,须隔蓝色玻璃透视,方能辨认。

钾的火焰光谱在可见光区有 766.49nm、769.90nm 与 404.4nm 几条谱线,其中以 766.49 和 769.90nm 两条谱线最强。由于人眼在此波长附近敏感度较差,故钾盐的燃烧火焰显紫色。如有钠盐混存,因钠焰灵敏度很高,需透过蓝色玻璃将黄色钠焰滤去。

(2)与四苯硼钠反应:取供试品,加热炽灼,除去可能含有的铵盐,放冷后,加水溶解,再加 0.1%四苯硼钠溶液与醋酸,即生成白色 $K[B(C_6H_5)_4]$ 沉淀。

(3)与高氯酸反应:取供试品的中性浓溶液,加 3 滴高氯酸溶液(1→10),即发生白色浑浊或沉淀,在氢氧化钠试液或浓氨溶液中不溶解。

4.镁盐

(1)取供试品溶液,加氨试液,即生成白色 $Mg(OH)_2$ 沉淀;滴加氯化铵试液,沉淀溶解;再加 1 滴磷酸氢二钠试液,振摇,即生成白色 $MgNH_4PO_4$ 沉淀。沉淀在氨试液中不溶。

（2）取供试品溶液，加氢氧化钠试液，即生成白色沉淀。分离，将沉淀分成两份，一份中加过量的氢氧化钠试液，沉淀不溶；另一份中加碘试液，因沉淀强烈吸附 I^2 而显红棕色。

5.钙盐

（1）焰色反应：取铂丝，用盐酸湿润后，蘸取供试品，在无色火焰中燃烧，火焰即显砖红色。钙的火焰光谱在可见光区有 622nm、554nm、442.67nm 与 602nm 几条主要谱线，其中以 622nm 波长的谱线最强，故钙盐的燃烧火焰显砖红色。

（2）与草酸铵生产白色沉淀：取供试品溶液（1→20），加 2 滴甲基红指示液，用氨试液中和，再滴加盐酸至恰呈酸性，加草酸铵试液，即生成白色 CaC_2O_4 沉淀；分离，沉淀不溶于醋酸，但可溶于盐酸。

6.钡盐

（1）焰色反应：取铂丝，用盐酸湿润后，蘸取供试品，在无色火焰中燃烧，火焰即显黄绿色；通过绿色玻璃透视，火焰显蓝色。

（2）与稀硫酸生成沉淀：取供试品溶液，加稀硫酸，即生成白色 $BaSO_4$ 沉淀；分离，沉淀在盐酸或硝酸中均不溶解，但在浓硝酸或浓盐酸中稍有溶解。

7.亚铁盐

（1）与铁氯化钾反应：取供试品溶液，加快氰化钾试液，即生成深蓝色（藤氏蓝）沉淀，分离，沉淀在稀盐酸中不溶，但加氢氧化钠试液，即分解成棕色沉淀。反应的检出限量为 $0.1~\mu g$，最低浓度为 $2~\mu g \bullet mL^{-1}$。

（2）与邻二氮菲反应：中性或弱酸性介质中，取供试品溶液，加数滴 1% 的邻二氮菲（Phen）乙醇溶液，即显深红色。Fe^{2+} 与邻二氮菲（Phen）反应，生成很稳定的红色螯合物。反应的检出限量为 $0.025~\mu g$，最低浓度为 $0.5\mu g \bullet mL^{-1}$。

8.铁盐

与亚铁氰化钾反应：取供试品溶液，加亚铁氰化钾试液，即生成深蓝色普鲁士蓝沉淀，分离，沉淀在稀盐酸中不溶，但加氢氧化钠试液，即分解成棕色 $Fe(OH)_3$ 沉淀。另外浓的强酸也能使沉淀溶解，因此鉴定要在中性或微酸性环境中进行。反应的检出限量为 $0.05\ \mu g$，最低浓度为 $1\ \mu g \bullet mL^{-1}$。

9.铜盐

（1）与亚铁氰化钾反应：取供试品溶液，加亚铁氰化钾试液，即显红棕色或生成红棕色沉淀。沉淀不荣誉稀酸，但溶于氨水，与碱作用时被分解成 $Cu(OH)_2$。反应的检出限量为 $0.02\ \mu g$。

（2）与氨反应：取供试品溶液，滴加氨试液，即生成淡蓝色沉淀；再加过量的氨试液，沉淀即溶解，生成深蓝色溶液。

10.银盐

（1）与稀 HCL 反应

取供试品溶液，加稀盐酸，即生成白色凝乳状沉淀。沉淀溶解于稀氨水，形成 $[Ag(NH_3)_2]^+$ 络离子，向所得的 $[Ag(NH_3)_2]Cl$ 溶液中加入 HNO_3，则重新得到白色 AgCl 沉淀。反应的检出限量为 $0.5\ \mu g$。

（2）与铬酸钾反应

取供试品的中性溶液，加铬酸钾试液，即生成砖红色沉淀。沉淀能在硝酸中溶解，也可和氨试液作用生成 $[Ag(NH_3)_2]^+$ 而溶解，但不溶于酸性较弱的醋酸。

11．锌盐

（1）与硫酸铜—硫氰酸汞铵反应

取供试品溶液，以稀硫酸酸化，加 1 滴 0.1％硫酸铜试液及数滴硫氰酸汞铵 $[(NH_4)_2Hg(SCN)_4]$ 试液，即生成紫色沉淀（沉淀在酸性溶液中生成，若在碱性溶液中则可能生成 HgO 黄色沉淀）。

12．亚汞盐

（1）与 OH^- 反应：取供试品，加氮试液或氢氧化钠试液，即变为黑色。

（2）与碘化钾反应：取供试品，加 KI 溶液，振摇，即生成黄绿色 Hg_2I_2 沉淀，瞬间变为灰绿色，并逐渐转变为灰黑色。灰绿色是黄色变为黑色过程中的中间产物。

13．汞盐

（1）与 OH^- 反应：取供试品溶液，加氢氧化钠试液，即生成黄色沉淀。

（2）与碘化钾反应：取供试品的中性溶液，加 KI 试液，即生成猩红色 HgI_2 沉淀，沉淀能在过量碘化钾试液中溶解；再以氢氧化钠碱化，加铵盐即生成红棕色沉淀。

14．铝盐

（1）与 NaOH 反应：取供试品溶液，加氢氧化钠试液，即生成白色胶状氢氧化铝沉淀；继续滴加氢氧化钠试液时（PH 值超过 10），沉淀将溶解。

（2）与茜素磺酸钠反应：取供试品溶液，加氨试液至生成白色胶状沉淀，滴加数滴茜素磺酸钠指示液，沉淀即显樱红色。茜素磺酸钠在氨性或碱性溶液中为紫色，在醋酸溶液中为黄色，在 pH 为 5～5.5 介质中与 Al^{3+} 反应生成红色螯合物沉淀。反应的检出限量为 0.15 μg。

15.亚锡盐

取 1 滴供试品的水溶液，点于磷铝酸铵试纸上，试纸应显蓝色。亚锡盐和三氯化锑一样，不但能将可溶性的磷钼酸铵盐还原，而且也能使不溶性的磷铝酸盐还原，生成一种铂的低价氧化物的胶体分散混合物，即铝蓝。

16.铵盐

（1）与碱作用：NH_4^+ 与碱作用生成 NH_3，加热可促进其挥发，生成的氮气可在气室中用红色石蕊试纸，pH 试纸，浸过京斯特试剂或硝酸亚汞试液的试纸试验。氨气可使石蕊试纸或 pH 试纸显出碱性颜色。使奈斯特试纸出现红棕色斑点，使硝酸亚汞试纸显黑色。

（2）与奈斯特试剂反应：取供试品溶液，加碱性碘化汞钾试液 1 滴，即生成红棕色沉淀。NH_4^+ 与奈斯特试剂在碱性介质中反应，NH_4^+ 浓度大时产生红棕色沉淀，NH_4^+ 浓度小时溶液仅变为棕色或黄色。

17．锑盐

（1）与硫代硫酸钠反应：取供试品溶液，用醋酸酸化，置水浴上加热，趁热加数滴硫代硫酸钠试液，逐渐生成橙红色沉淀。酸化溶液时，也可用盐酸，然后再加水稀释至恰有白色沉淀浑浊发生，即为所需酸度。由于不易控制，所以一般采用醋酸。

（2）与 H_2S 反应：取供试品溶液，加盐酸成酸性后，通硫化氢气体，即生成橙色沉淀；分离，沉淀在硫化铵溶液或硫化钠溶液中，出于生成硫锑酸盐和亚硫锑酸盐而溶解。

18.铋盐

与碘化钾反应：取供试品溶液，滴加碘化钾试液，生成暗棕色沉淀，继续滴加过量碘化钾溶液，沉淀溶解，得到红棕色溶液，加水稀释，则生成橙色沉淀。

四、无机酸盐类

1.磷酸盐

（1）取供试品的中性溶液，加硝酸银试液，即生成浅黄色沉淀；分离，沉淀在氨试液或稀硝酸中均易溶解。

（2）取供试品溶液，加氯化铵镁试液，即生成白色结晶性沉淀。

（3）取供试品溶液，加钼酸铵试液与硝酸后，加热即生成黄色沉淀；分离，沉淀能氨试液中溶解。

2.碳酸盐与碳酸氢盐

（1）遇酸放出 CO_2：取供试品溶液，加稀酸，即泡沸，产生二氧化碳气体，导入氢氧化钙试液中，即生成白色沉淀。碳酸盐或碳酸氢盐，加稀酸即游离为碳酸，碳酸不稳定，在水溶液中 99％的碳酸以 CO_2 的形式存在，其溶解度仅约 0.04mol/L 故有 CO_2 放出。

（2）与硫酸镁反应：取供试品溶液，加硫酸镁试液，如为碳酸盐溶液，即生成白色沉淀；如为碳酸氢盐溶液，须煮沸，始生成白色沉淀。

（3）酚酞指示剂法：取供试品溶液，加酚酞指示液，如为碳酸盐溶液，即显深红色；如为碳酸氢盐溶液，不变色或仅显微红色。因酚酞指示剂的变色范围为 8.3～10.0，当 PH 在 8.3 以上时，即变为醌式结构，呈红色。0.1mol

的碳酸钠溶液（pH＝11.6）对酚酞显碱性反应，故显深红色；碳酸氢钠溶液（PH＝8.3）只显微碱性，故显微红色。

3.碘化物

（1）与硝酸银反应：取供试品溶液，加硝酸银试液，即生成黄色凝乳状沉淀硝酸或氨试液中均不溶解。

（2）与氯水反应：取供试品溶液，加少量的氯水，碘即游离层显紫色；如加淀粉指示液，溶液显蓝色。

4.溴化物

（1）与硝酸银生成沉淀：取供试品溶液，加硝酸银试液，即生成淡黄色凝乳状沉淀；分离，沉淀能在氨试液中微溶，在硝酸中几乎不溶解。

（2）与氯水反应：取供试品溶液，滴加氯水少氯仿层显黄色，量多则显红棕色。

5.氯化物

（1）与硝酸银反应：取供试品溶液，加硝酸使成酸性后，加硝酸银试液，即生成白色凝乳状 AgCl 沉淀；分离，沉淀加氨试液即溶解，再加硝酸，沉淀复生成。如供试品为生物碱或其他有机碱的盐酸盐，须先加氨试液使成碱性，将析出的沉淀过滤除去后再取滤液进行试验。此沉淀需分离后再加氨水溶解，因 AgCl 是在硝酸酸性溶液中析出的，溶液酸度很强，如不分离直接加氨水则需氨水量很大。

（2）取少量供试品，置试管中，加等量的二氧化锰，混匀，加硫酸润湿，缓缓加热，即产生氯气，能使湿润的碘化钾淀粉试纸显蓝色。

6.硝酸盐

（1）取供试品溶液，置试管中，加等量的硫酸，注意混合，冷却后，沿管壁加硫酸亚铁试液使成两液层，接界面显棕色。

（2）与铜反应：取供试品溶液，加硫酸与铜丝（或铜屑），加热，即产生红棕色的 NO_2 蒸气。

（3）取供试品溶液，滴加高锰酸钾试液，紫色不应褪去（与亚硝酸盐区别）。

7.硫酸盐

（1）与氯化钡反应：取供试品溶液，加氯化钡试液，即生成白色 Bbs04 沉淀；分离，沉淀在盐酸或硝酸中均不溶解。

（2）与醋酸铅反应：取供试品溶液，加醋酸铅试液，即生成白色 Pbs04 沉淀；分离，沉淀在醋酸铵试液或氢氧化钠试液中溶解。

（3）取供试品溶液，加盐酸，不生成白色沉淀（与硫代硫酸盐区别）。

7.硫酸盐

与氯化钡反应：取供试品溶液，加氯化钡试液，即生成白色沉淀；分离，沉淀在盐酸或硝酸中均不溶解。

8.亚硫酸盐或亚硫酸氢盐

（1）与盐酸反应生成二氧化硫气体：取供试品，加盐酸，即产生二氧化硫的气体，有刺激性特臭，并能使硝酸亚汞试液湿润的滤纸显黑色。若为硫代硫酸盐，遇酸也可分解放出 SO_2 而显相同反应，但放出 SO_2 的同时有白色沉沉淀产生，以资区别。

（2）与碘反应：取供试品溶液，滴加碘试液，碘的颜色即消退。

9.硼酸盐

（1）取供试品溶液，加盐酸成酸性后，能使姜黄试纸变为棕红色，放置干燥，颜色即变深，用氨试液湿润，即变为绿黑色。姜黄试纸通盐酸酸化的硼酸盐溶液，干燥后即产生硼整合物而显棕红色，用氨试液湿润，生成玫瑰青贰。硼酸盐量少时为蓝色。

（2）取供试品，加硫酸，混合后，加甲醇，点火燃烧，即发生边缘带绿色的火焰。硼酸甲酯具挥发性，点火燃烧，火焰呈绿色。检出灵敏度为 0.2mg。

五、丙二酰脲类

1.与硝酸银试液生成沉淀

取约 0.1g 供试品，加约 1mL 碳酸钠试液与 10mL 水，振摇 2min，过滤，滤液中逐滴加入硝酸银试液，即发生白色沉淀，振摇，沉淀即溶解，继续滴加过量的硝酸银试液，沉淀不再溶解。

这类化合物在适当的碱性溶液中与硝酸银试液作用，先生成可溶性的一银盐，继而生成不溶性的二银盐白色沉淀，溶液中应无过多的碳酸纳，否则生成碳酸银沉淀干扰反应。

2.与铜吡啶试液反应

取约 50 mg 供试品，加 5mL 吡啶溶液（1→10），溶解后，加 1mL，铜吡啶试液，即显紫色或生成紫色沉淀，丙二酰脲类分子与铜盐作用能产生类似双缩脲的颜色反应。

六、芳香第一胺类

取约 50mg 供试品，加 1mL 稀盐酸，必要时缓缓煮沸使溶解，放冷，依次加数滴 0.1mol/L 的亚硝酸钠溶液，视供试品不同，生成由橙黄到猩红色沉淀。芳香第一胺类均能重氮化后偶合成偶氮染料而显色。

七、托烷生物碱类

取约 10mg 供试品，加 5 滴发烟硝酸，置水浴上蒸干，得黄色的残渣，放冷，加 2～3 滴乙醇湿润，再加一小粒固体氢氧化钾，即显深紫色。托烷生物碱类均具有莨酸结构，能发生 Vitali 反应而显紫色。

若供试品量少，则形成的紫色不明显，可加入氢氧化钾颗粒少许，即在氢氧化钾表面显深紫色。后马托品具莨醇结构而不具莨醇结构，无此反应，故可区别。

第六章 中药制剂分析

第一节 中药制剂分析的含义和任务

一、中药制剂分析的含义

中药制剂分析，又称中药制剂检验或中药制剂检定，是以中医药理论为指导，运用现代分析的理论和方法，综合检验和控制中药制剂质量的一门应用学科。中药制剂分析的对象包括制剂原料、半成品及成品等，内容包括中药制剂的鉴别、检查及定量分析等。

中药制剂（Traditional Chinese Medicine Preparation）系指在中医药理论指导下，以中药材或中药饮片为主要原料，按照确定的处方和工艺制成的，具有一定规格，可直接用于防治疾病的药品。可分为中成药和医疗机构中药制剂两类。

中成药（Chinese Patent Medicine）系指经国家食品药品监督管理局（state Food and Drug Administration，简称 SFDA）审批，由药品生产企业批量生产，可以在市场销售的中药制剂。其中处方药（Prescription Drug，简称 R）需凭执业医师或执业助理医师处方才能调配、购买，并需在医生监控或指导下使用。非处方药（Nonprescription Drug 或 Over the Counter Drug，简称 OTC）不需医师处方即可自行判断、购买和使用。

医疗机构中药制剂系由依法取得《医疗机构执业许可证》、《医疗机构制剂许可证》和制剂批准文号的医疗机构生产；或由未取得《医疗机构制剂许可证》或已取得《医疗机构制剂许可证》，但无相应制剂剂型的医疗机构依法委托取得《医疗机构制剂许可证》的医疗机构或者取得《药品生产质量管理规范》认证证书的药品生产企业生产的中药制剂。它应为本单位临床需要而市场上没有供应的品种，经检验合格后凭执业医师或执业助理医师处方在本医疗机构内使用，不得在市场销售，一般不得调剂使用。当发生灾情、疫情、突发事件或临床急需而市场没有供应时，可经有关部门审批后调剂使用。

中药制剂的原料包括中药材和中药饮片。中药材系指来源于植物、动物或矿物，只经过简单产地加工的原料药。中药饮片系指将中药材经净制、切制、粉碎、饱炙或提取精制制成的，可直接供调剂或制剂使用的加工品。近年来，中药微粉饮片、配方颗粒、提取物、单体成分等现代中药饮片发展迅速，部分制剂的处方原料进行了提取、精制或半合成，如三黄片、清开灵注射液、地奥心血康胶囊、复方丹参滴丸等，实现了"工艺规范化、质量标准化、检测现代化、包装规格化、生产规模化、药材基地化"的要求，保证了制剂原料质量的稳定可控，从而提高了制剂成品的质量。

二、中药制剂分析的任务

（一）检验和控制中药制剂的质量

中药制剂的质量，直接影响患者的健康与生命安全。运用物理学、化学、生物学及微生物学等现代分析技术和手段，对中药制剂的原料、半成品及成品进行分析，全面检验和控制中药制剂的质量，保证人们用药的安全、合理和有效，是中药制剂分析工作的基本任务。

中药制剂的质量控制应严格执行《药品管理法》，按照国家药品标准依法进行检验，得出合格或不合格的结论，对不合格制剂应区分假药与劣药，为依法处罚提供依据。《药品管理法》规定，假药系指所含成分与国家药品标准规定的成分不符的药品，或以非药品冒充药品，以他种药品冒充此种药品的情形。劣药系指所含成分的含量不符合国家药品标准的药品。假药和劣药均属于不合格药品，应全部没收销毁，对制售假、劣药品的单位和人员应依法进行处罚。《药品管理法》还规定，有下列情形之一的药品，分别按假药或劣药论处（如下表所示）。

按照假药和劣药论处的情形

假药	劣药
国务院药品监督管理部门规定禁止使用的	未标明有效期或者更改有效期的
依照《药品管理法》必须批准或必须检验，而未经批准即生产、进口，或未经检验即销售的	直接接触药品的包装材料和容器未经批准的
变质的	超过有效期的
被污染的	不注明或者更改生产批号的
使用依照《药品管理法》必须取得批准文号而未取得品种批准文号的原料药生产的	擅自添加着色剂、防腐剂、香料、矫味剂及辅料的
所表明的适应症或者功能主治超出规定范围的	其他不符合药品标准规定的

中药制剂的质量包括商品质量、工作质量和服务质量。中药制剂的商品质量主要表现为：①有效性：系指中药制剂在规定的用法、用量条件下，对规定的适应证具有预防、诊断和治疗的性能；②安全性：系指中药制剂在规定的用法、用量条件下用于适应证时，对用药者生命安全的影响程度；③稳定性：系指中药制剂在规定的条件下，保持其有效性和安全性的能力；④均一性：系指每个单位产品都符合有效性与安全性的要求；⑤经济性：系指中药制剂在生产、流通中形成的价格水平。

中药制剂的质量包括商品质量、工作质量和服务质量。中药制剂的商品质量主要表现为：①有效性：系指中药制剂在规定的用法、用量条件下，对规定的适应证具有预防、诊断和治疗的性能；②安全性：系指中药制剂在规定的用法、用量条件下用于适应证时，对用药者生命安全的影响程度；③稳定性：系指中药制剂在规定的条件下，保持其有效性和安全性的能力；④均一性：系指每个单位产品都符合有效性与安全性的要求；⑤经济性：系指中药制剂在生产、流通中形成的价格水平。中药制剂的工作质量和服务质量系指其研发、生产、经营和使用等过程对保证制剂的商品质量、满足顾客需求的保证程度。

全面质量管理（Total Quality Management，简称 TQM）的贯彻实施，对

于保证中药制剂的工作质量和服务质量，具有重要意义。全面质量管理系指为保证中药制剂的质量，有效地利用人力、物力、财力、信息等资源，综合运用一整套质量管理体系和方法，控制影响制剂质量的全过程和各因素，经济地研制、生产和提供用户满意的产品，使企业与社会长期受益的系统管理活动。其基本要求是：质量管理应始于识别顾客的质量需求，终于满足顾客的质量需求；人人关心产品质量和服务质量，人人做好本职工作，全员参与质量管理；以质量为中心，领导重视、组织落实、体系完善、程序科学、方法灵活、讲求实效。其基本特点是：由过去的事后检验、把关为主转变为预防、改进为主，由管结果变为管因素，使中药研发、生产和经营的全过程都处于受控状态。它要求中药材生产企业应严格执行《中药材生产质量管理规范》（GAP），将传统中药的特色和优势与现代科学技术相结合，按国际认可的标准规范进行中药材的生产和管理，控制中药材生产的各环节以及全过程，以保证中药材质量的真实、优质、稳定和可控；药品生产企业应严格执行《药品生产质量管理规范》（GMP），建立有效运作的药品生产质量体系，在机构、人员、厂房、设施设备、卫生、验证、文件、生产管理、质量管理、产品销售与回收等方面制订系统的、规范化的标准操作规程（SOP），控制中成药生产中影响质量的各环节以及全过程，以保证中成药质量的安全、有效、均一和稳定；药品经营企业应严格执行《药品经营质量管理规范》（GLP），保证购、销、贮、运等经营过程的质量；从事新药化学、药效学、毒理学等研究，应严格执行《药品非临床研究质量管理规范》（GCP），以保证实验过程的科学性和实验结果的可靠性；从事新药临床研究，应严格执行《药品临床试验质量管理规范》（GCP），以确保新药临床试验过程的质量。

（二）研究与制定规范化的中药制剂质量标准

研究与制定规范化的中药制剂质量标准，可为中药制剂质量检验提供科学依据，为中药制剂的研发、生产、经营和使用等过程提供质量标准和检验方法，是中药制剂分析的战略任务。

中药制剂质量标准既是保证其安全有效的标尺，又是促进质量竞争的杠杆；既是保护民族工业的壁垒，又是其走向世界的桥梁。缺少与国际接轨的制剂质量标准，在重金属、农药残留、有效成分的标识等方面没有明确的监控指标，是中药制剂走向世界的主要障碍。中药制剂质量标准应采用理化指标、生物指标和疗效指标，充分反映疗效与物质基础的关系；其检验方法应简便、快速、准确而专属。因此，运用现代科技手段，寻找测定复方制剂的有效物质基础，研究符合制剂分析要求的定性、定量用对照品，建立中药制剂有效成分或有效组分标准品"库"；吸收和利用高灵敏度、高专同性和高分离能力的现代分析仪器和检验方法，对传统的分析技术实现规范化、自动化和智能化改造和提升，加快建立具有中国特色并符合国际规范的中药制剂质量控制和安全性评价体系，是中药现代化的关键，也是中药制剂分析迫切而艰巨的任务。

为保证临床研究试验药品及上市药品的质量，我国在《新药审批办法》中规定，新药的研制应制定临床研究用质量标准及生产用质量标准。在新药取得批准文号后，药效、毒理、临床研究等资料均已完成历史使命，可存档备用，但唯有质量标准伴随产品"终身"。只要有药品的生产、销售和使用，就要有质量标准的监测和保证。因此，中药制剂质量标准的制定，在研制新药及老药在评价中均具有重要的地位。

此外，在中药制剂生产质量的控制、生产工艺的改进、稳定性考察、药代动力学研究、生物样品内药物成分的测定等环节，都会对中药制剂分析提出各种各样的任务和要求，都需要中药制剂分析工作者的密切协作和配合。

第二节 中药制剂分析的特点

与单味中药或纯化学药品的分析比较，中药制剂分析具有以下特点：

一、成分复杂，含量较低，易相互影响

（一）成分复杂

单味中药本身就是多种成分的混合物，当由几味甚至几十味中药组成复方制剂后，所合成分更为复杂。如延胡索含有近 20 种生物碱，以延胡素乙素镇痛、镇静作用最强；人参含有几十种性质相似的人参皂苷类成分，其中 B 型皂苷具有溶血作用，而 A 型皂苷则有抗溶血作用。当用一种溶剂提取中药制剂时，提取液中往往含有多种性质相似的化学成分，需要进一步分离、净化，才能用于分析测定。

（二）含量较低

多数中药制剂中的有效成分含量较低，检测困难，如六味地黄丸（小蜜丸）中山茱萸的有效成分马钱苷的合格含量仅为万分之五，牡丹皮的有效成分丹皮酚的合格含量仅为万分之七。

（三）相互影响

中药制剂中的化学成分易发生增溶、助溶、吸附等物理变化，或形成某些稳定或亚稳定的络合物或复合物，或发生化学反应而产生新的物质，使含量发生较大变化，给质量分析增加难度。

二、配伍独特，有效物质不甚明确

中药的配伍是在辩证助基础上，按照"君、臣、佐、使"的原则组成方剂。君药，即主药或主治药，是针对主症或病因而起主要治疗作用的药物；臣药，即辅药或辅助药，是协助主药更好地发挥作用的药物；"佐"药，又称兼制药，是协助主药治疗兼症，或监制主药以清除某些药物的毒性和烈性，或起反佐作用的药物；"使"药，又叫引和药，系指引导各药，起调和作用的药物。根据中药配伍的独特性，应首选主药作为定量指标，建立质量控制方法，如在黄连上清丸中，黄连为主药，在安宫牛黄丸中黄连为辅药。前者可测定黄连（包括黄柏）中盐酸小檗碱的含量，以控制其质量；后者若同法测定则尚感不足。选择测定成分时，还应将其与临床疗效及药理作用相结合，如山楂在以消食健胃功能为主的制剂中，应测定有机酸的含量，在以活血止痛功能为主的制剂中，则应测定黄酮类成分的含量。

按生物活性不同，中药制剂中的化学成分可分为有效成分、辅助成分和无效成分三类。有效成分系指制剂中具有治疗作用的活性成分，如黄芩中的黄芩苷、黄连中的小檗碱等。辅助成分系指本身没有特殊疗效，但能增加或缓和有效成分的作用，有利于有效成分的浸出或增加制剂稳定性的成分，如槟榔中的鞣质，可与驱绦虫有效成分槟榔碱结合而安全通过胃液，在肠道中释放出槟榔碱，从而产生驱绦虫作用。无效成分通常系指无疗效，甚至影响制剂的浸出效能、稳定性及疗效的成分，如淀粉、果胶、黏液质、糖类、蛋白质等。中药制剂具有药理作用的多靶点性和临床疗效的整体性与模糊性，其疗效不是单一成分作用的结果，也不是某些成分作用的简单加和，而是多种成分的协同作用，单一成分的含量高低与其临床疗效并非简单的线性关系，检测一种或几种活性成分均难以反应其整体疗效。但目前单味中药的成分尚不十分明确，复方制剂的众多药味组合，加工制备过程中成分间的相互影响，药物成分在机体的吸收、利用、代谢与排泄过程等方面的基础研究尚处于起步阶段，其整体质量控制任重而道远。

三、成分含量不稳定，影响因素多

由于受原料药材、加工炮制、制备工艺等多种因康的影响，不同生产企业，甚至同一生产企业不同批次的同种中药制剂，其成分的种类和含量往往会有较大差异。影响中药制剂质量的因素很多，主要表现在以下几方面：

（一）原料药材

真实、优质、稳定、可控的原料药材是保证中药制剂质量的基础。原料药材的质量又受品种、产地、采收、加工、包装、运输和贮藏等多种因康的影响。

（二）炮制方法

明代陈嘉谟在《本草蒙筌》中指出："凡药制造，贵在适中，不及则功效难求，太过则气味反失。"中药炮制是根据中医理论、药物性质及医疗、调剂与制剂的要求，对中药材进行加工处理的技术。它直接影响到中药的性味归经、药理作用和临床疗效，如延胡索镇痛有效成分生物碱难溶于水，经醋制后，与醋酸结合成易熔于水的醋酸盐，提高了生物碱的煎出率和临床疗效。生川乌、草乌及附子的毒性成分为剧毒的双酯类生物碱，在加工炮制过程中双酯类生物碱易水解，先后失去一分子醋酸和一分子苯甲酸，生成毒性极小、不带酯键的胺醇类生物碱，而总生物碱的含量则无明显变化，既保持了疗效，又降低了毒性。因此，对中药材依法炮制，规范中药饮片生产质量管理，积极推行中药饮片 GMP 认证和批准文号管理，完善和建立符合中医药特点并达到国际认可的中药饮片质量规范，将对提高我国中药饮片现代化水平，保证中药制剂的质量，产生积极的影响。

（三）制备工艺

同一中药制剂，由于不同生产企业生产工艺的差别，成分含量会有较大差异。如不同厂家生产的复方丹参片中丹参酮 II_A、隐丹参酮等成分的含量差异较大，采用全自动超临界 CO_2 萃取法代替乙醇回流提取法提取丹参酮，可大幅度提高丹参酮 II$_A$ 的收率，在浓缩浸膏中的含量平均可达 20% 以上。因此，积极推行 GMP 管理，设计合理的制备工艺，采用新技术、新设备，是保证中药制剂质量的关键。

（四）贮藏

空气、温度、湿度、日光、微生物等环境因素直接影响中药制剂的质量。如空气中的氧气可使制剂中的某些成分氧化，二氧化碳可使某些制剂的 pH 值改变；温度过高，可使某些成分氧化、分解、挥发等，温度过低，可使某些制剂凝固、冻结、分层、析出结晶等，湿度太大，易发生潮解、溶化、水解、糖质分解、发霉变质等，湿度太小，易致胶剂干裂发脆、蜜丸失润变硬等；长时间日光照射能直接引起或加快制剂发生氧化、还原、分解、聚合等光化反应；微生物、昆虫及虫卵可随空气进入包装不严密的制剂内，它们的生长繁殖易使含淀粉、糖类、蛋白质、脂肪等成分的制剂腐败、发酵或虫蛀等。因此，采取适当的贮藏养护措施，是保证中药制剂质量的重要环节。

四、杂质复杂，干扰因素多

中药制剂的杂质来源复杂，所用辅料多种多样，使质量分析难度增加。

（一）杂质复杂

中药制剂的杂质来源复杂，如原料药材的非药用部分及未除净的泥沙，药材中含有的重金属、砷盐及残留农药；保管不当引起生虫、霉变、走油、泛糖等产生的杂质；洗涤原料的水质二次污染带入的杂质等。

（二）辅料的干扰

辅料系指生产中药制剂时所使用的赋形剂或附加剂，如蜂蜜、蜂蜡、麻油、淀粉、糊精等。因剂型和制备工艺不同，中药制剂所用辅料多种多样，对测定结果有多种影响。例如，蜜丸中伴有大量蜂蜜，提取液往往颜色深，黏性大，影响实验操作的顺利进行，大量还原糖还会干扰反应结果；口服液中常含有防腐剂，若以有机酸为含量测定指标，其中的防腐剂会干扰测定结果；软膏剂、膏药等剂型中的基质不易与待测成分分离。因此，样品在测定前必须经过预处理，排除辅料的干扰。

总之，中药制剂分析具有成分复杂、含量较低、剂型多样、未知成分多、杂质多、干扰因素多、含量差异大、检测难度大等特点。但随着中药制剂作用机理、有效成分及其相互关系等方面研究的不断深入，现代分析仪器的广泛应用以及分析方法学的不断进步，中药制剂分析的灵敏度、准确性、稳定性、客观性和科学性将会逐步提高，中药制剂的质量控制水平将会得到较快的发展。

第三节　中药制剂分析的发展趋势

一、仪器分析现代化，质量控制综合化

现代分析仪器被广泛采用，如高效液相色谱、薄层色谱扫描、气相色谱、原子吸收光谱、超临界流体色谱、高效毛细管电泳、质谱与色谱联用等。这些分析仪器分离能力强、灵敏度高、分析速度快、稳定性好，符合中药制剂复杂成分分析的要求，可起到分离与分析的双重功效，不但能对中药制剂进行鉴别、检查和含量测定，还能对制备过程中有效成分、毒性成分的变化、中药制剂的体外释放度、生物利用度等进行检测，因而具有广阔的发展前景。注重国家药品标准的提高并逐步与国际接轨，强调中医药理论的整体观念，突破单一成分质量控制模式，采用多成分、多指标或特征色谱峰群综合控制质量的方法，增加新的定性定量用对照品、对照药材和对照提取物，增加和完善安全性控制指标，是中药制剂质量控制的发展趋势。

二、中药指纹图谱

由于检阅一种或几种成分含量高低的化学药品质量控制模式，不能表述中药制剂的整体疗效，针对中药制剂成分的复杂性、药理作用的多靶向性、疗效的整体性和"成分—疗效"关系的非线性特点，综合的、可量化的质量分析手段—中药指纹图谱技术应运而生。它起源于犯罪学、法医学的"指纹"鉴定，借鉴了在"共性"中寻找"唯一"的特征相比原理，将制剂原料、半成品或成品等经适当处理后，采用一定的分析手段，得到能够标示其特性的共有峰的图谱，以辨别中药制剂的真伪，评价原料药材、半成品及成品质量的均一性和稳定性。它强调物种特征的唯一性与同种个体间的相似性，运用现代分析技术对中药化学信息以图形（或图像）的方式进行表征和描述。虽

然它不能代替含量测定，但它所提供的信息比测定任何单一成分都丰富和有用，能更有效地控制中药制剂的质量。

目前指纹图谱已成为国际公认的评价和控制中药调剂原料、半成品和最终产品真实性、一致性和稳定性的有效手段。在国际上，指纹图谱作为中成药、植物药提取物等含有混合物质群的质量控制方法，已经成为医药界共识。

中药指纹图谱质控技术的应用，突破了传统质量控制方法单一、检测结果不稳定等缺陷，可对各个生产环节的化学成分和质量进行全面跟踪检测和控制，成功地解决了中药标准化的核心问题，为中药制剂的研究与生产构筑了一个高速发展的技术平台。中药指纹图谱分析方法的建立，对于建立图谱分析与临床疗效相结合的"谱－效"关系，科学、客观地评价中药制剂的质量，指导、优化和稳定中药制剂生产工艺过程，控制中间体和成品的一致性，减少批间差异，稳定和提高制剂的疗效，指导新产品的研究与开发，推进中药现代化、国际化进程，都具有重要的意义。

三、生物测定

近年来，根据中医用药理论和药物的综合效应，设计与临床效果平行的生物测定方法控制中药制剂的质量，已逐渐得到重视。中药制剂只有被机体吸收后，才能发挥疗效。实践证明，制剂中主要化学成分的含量并不是决定临床疗效的唯一指标，化学等价并非生物等价。因此，还应进行体内药物的分析或效价测定，如血药浓度、尿中药物的浓度和排泄量、药物代谢以及生物利用度等，直接或间接地判断疗效，这是使中药制剂标准趋于现代化的重要标志。

四、模式识别

模式识别是近年来发展起来的一门新技术。它是一门用计算机代替人的模式，即对所研究的系统进行描述、分类和决策的新兴学科。中药制剂质量的模式识别，既体现了其多成分、多靶点、综合作用的机理，又具有较强的科学性和实践性。随着计算机技术在中药研究领域中的不断应用，模式识别方法的不断发展，特别是人工神经网络的不断完善，它必将成为中药制剂质量评价的又一科学、全面、准确的方法。

中药制剂质量标准的建立，应是理化指标、生物指标和疗效指标等多项指标的总和。逐步由指标性成分向活性成分的测定过渡，由单一成分向多个成分测定和指纹图谱整体控制模式的转化，不断提高检测技术水平，注重理化指标中复杂成分的整体性与相关性，注重生物与疗效指标的客观性与可操作性，使质量控制更科学、客观、合理、规范，逐步与国际接轨，是中药制剂分析的发展方向。

第四节　中药制剂分析的依据、程序与方法

一、中药制剂分析的依据

中药制剂分析的依据是国家药品标准，包括《中华人民共和国药典》（以下简称《中国药典》）和国家食品药品监督管理局（SFDA）颁布的药品标准（以下简称《局颁药品标准》）。国家药品标准是国家对药品质量和检验方法所作的技术规定，是药品生产、经营、使用、检验和监督管理部门必须共同道循的法定依据。企业标准系指药品生产企业自订的内控标准，它应高于国家药品标准，使药品自出厂之日起，直到有效期内仍能符合国家药品标准的规定。

国家药品标准的特性如下：

1.权威性

系指国家药品标准为强制性标准，药品必须符合标准规定，凡不符合规定的药品不得出厂、不得销售、不得使用；药品标准收载的药物及其制剂，均应按标准规定的方法进行检验。如需采用其他方法，应将该方法与规定的方法进行比较试验，根据试验结果掌握使用，但在仲裁时，仍以现行国家药品标准规定的方法为准。

2.科学性

系指药品标准规定的检验方法应具有专属性和灵敏性，以保证检验结果的准确性和可靠性。

3.实用性

系指药品标准在实现科学性的前提下，应尽可能从我国的国情和实际出发，采用操作简便、费用较低的检验方法。

4.进展性

系指药品标准应随着生产技术水平的提高和检测手段的改进而不断修订

和完善。如从 1985 年开始，我国每 5 年再版一次药典。每再版一次，无论在品种上和检验方法上都有新的增补。如 1977 年版开始收载显微和理化鉴别法；1990 年版开始增加高效液相色谱法；2000 年版应用现代仪器分析的品种大为增加；至 2005 年版，564 个中药制剂中，有 438 个建立了含量测定，采用现代仪器分析的品种达 412 个，占总数的 94%。

二、中药制剂分析的程序与方法

国家为加强药品的监督管理，保证药品质量，有效保障公众用药权益和用药安全，保护合法企业的正当权益，建立并维护健康的药品市场秩序，设立了药品监督检验机构；药品生产、经营企业和医疗机构也设有药品质量检验机构，开展自检自控活动，同时设立群众性的药品质量监督员，开展监督工作。这种专业监督与群众性监督相结合的方法，正在发挥并将继续发挥积极的作用。

中药制剂分析是中药制剂质量监督管理的重要依据。为保证分析结果的科学性、公正性和规范性，中药制剂分析应在严格的管理制度下，按法定的程序进行，其基本程序包括取样、供试品溶液的制备、鉴别、检查、定量分析、结果判断六部分。

（一）取样

取样系指从整批制剂中抽取一部分具有代表性的样品的过程。中药制剂分析的样品包括送校样品和抽检样品两种。送校样品必须是经主管部门批准生产或试生产的制剂，委托检验必须持有单位介绍信，复核、仲裁、评优和新药审批检品应附技术资料及原检验报告书，检品应包装完整，标签、批号清楚。抽检样品是药品监督检验机构对所辖区范围生产、供应和使用的中药制剂依法抽取的样品。抽校重点是用量大、应用广、质量不稳定、贮存期过长、易混淆、易变质或外观有质量问题的品种。抽检是强制性检验但不收费。抽检结果将发布《药品质量公报》。抽检人员必须亲自到现场随机抽取样品，出示证件，填写药品抽检记录及凭证。

取样要有代表性、科学性和真实性。一般应从每个包装的四角及中间五处取样；液体药材应在混合均匀后取样，不易混匀者应从顶部、中部和底部分别取样；袋装制剂可从袋中间垂直插入；桶装制剂可在桶中央取样，深度可达 1/3～2/3 处。将每一包或件所取样品混匀，称为"袋样"。将全部袋样混匀，称为总样品，又称"混合袋样"或"初样"。平均样品系指不少于全检用量 3 倍量的样品，其中 1/3 供检验用，1/3 供复核用，1/3 留样保存。若混合袋样超出平均样品数倍时，可采用"圆锥四分法"获得平均样品，方法是：用适当的方法将总样品堆积成正圆锥形，再将正圆锥的上部压平，然后从圆锥上部被压平的平面十字状垂直向下切开，分成 4 等份，取用对角 2 份，混匀，再如此反复操作，直至剩余的量达到平均样品量为止。取得的平均样品应注明品名、批号、数量、保质期、包装、取样日期及取样人，及时密封，妥善保管，防止差错。

（二）供试品溶液的制备

检验科室接受检品后，应首先核对检品标签与检验卡，按国家药品标准对新产品合同或所附资料进行检验。中药制剂成分复杂，剂型多样，大多需制成较纯的供试品溶液才能用于分析测定。制备供试品溶液的原则是最大限度地保留待测成分，除去干扰物质，将待测成分浓缩至分析方法最小检测限所需浓度。其制备方法是先对样品进行预处理，排除辅料的干扰，再根据待测成分的性质和剂型不同，选用适宜的溶剂和方法，将待测成分提取、分离、净化、浓缩。

1.样品的预处理

不同剂型样品应采用不同的预处理方法。如对固体样品，一般应进行粉碎。粉碎的目的一是确保待测样品均匀而有代表性，提高测定结果的精密度和准确度；二是使样品中的待测组分能尽快地完全提取出来。但是样品粉碎得过细，提取时会造成滤过困难，因此可根据测定目的的不同，视实际情况选择不同的粉碎器械和粉末细度。在粉碎样品时，应尽量避免由于设备的磨损或不干净等原因而污染样品，并防止粉尘飞散及挥发性成分的损失；过筛时，不能通过筛孔的部分颗粒决不能丢弃，必须反复粉碎或碾磨，让其全部通过筛孔，以保证样品的代表性。粉碎设备目前主要有粉碎机、铜冲、研钵等，生物组织样品可用高速匀浆机或玻璃匀浆器。

2.样品的提取

样品经预处理后，采用适宜的方法将待测组分与某些共存组分提取出来（前者必须完全溶出），再对待测组分进行分离净化及测定。其提取方法主要有溶剂提取法、水蒸气蒸馏法、升华法及超临界流体萃取法等。

（1）溶剂提取法：溶剂提取法是根据中药制剂中各种成分在溶剂中的溶解性质，选用适宜的溶剂将待测成分提取出来的方法。应遵循"相似相溶"的规律，选用对待测成分溶解度大、对非测定成分及杂质溶解度小、不与待测成分发生反应、使用安全的溶剂。用本法提取中药制剂中的成分时，应注意原料的粉碎度、提取时间、提取温度、设备条件等因素会影响提取效率。常用的溶剂提取方法有浸渍法、回流提取法、连续回流提取法、超声波提取法等。

①冷浸法：将样品粉碎后精密称取适量，置具塞容器中，加入样品重量10～50倍的适宜溶剂，称重，摇匀后放置浸泡12～48小时，浸泡期间应经常振摇，浸泡后再称重，补足损失的溶剂量，充分摇匀，滤过，滤渣用溶剂充分洗涤至提取完全，合并滤液及洗液，取部分提取液（即等量测定法）或全部提取液（即总量测定法）进行测定。等量测定法系精密量取一定体积的提取液，使具与一定重量的药品相当，再进行成分测定的方法，对挥发性较大的提取溶剂不宜采用。总量测定法是将总提取液浓缩或蒸干（可采用常压或减压蒸干、自然挥散或氮气流吹干），将残留物用另一溶剂溶解，定量转入量瓶内，稀释至刻度，摇匀，再进行成分测定的方法。总量测定法可克服等量测定法的缺陷，且提取溶剂不必精密加入。冷浸法适用于对热不稳定样品的成分分析，操作简便，且提取杂质少；但费时、费溶剂，提取效率低。

②回流提取法：将样品置圆底烧瓶中，加入适宜的单一溶剂或混合溶剂浸过药面约1～2cm，连接回流冷凝器，水浴加热回流提取0.5～3小时或更长，

直至提取完全，滤过，滤液经处理后制成供试品溶液。本法提取效率高于冷浸法，且可缩短提取时间；但提取杂质较多，对热不稳定或具有挥发性的成分不宜采用。

③连续回流提取法：将样品置索氏提取器中，加入遇热可挥发的有机溶剂，进行连续回流提取至提取完全，取下虹吸回流管，无需滤过，就可回收溶剂，再用适宜的溶剂溶解，定容。本法提取效率高，所需溶剂少，提取杂质少，操作简便；但受热时间较长，对热不稳定的成分不宜采用。

④超声提取法：将样品置具塞锥形瓶中，加入提取溶剂后，置超声波振荡器槽中（槽中应加有适量水），开启超声振荡器，进行超声振荡提取。由于在提取过程中溶剂会有一定量的损失，所以用作含量测定时，应于超声振荡前，先称定重量，提取完毕后，放冷再称重，并补足减失的重量，滤过后，取滤液备用。

超声波是频率高于 20000Hz 的机械波，频率高，声强大，具有强烈的振荡和击碎作用。超声波的振荡作用有助于溶剂的扩散；其击碎作用可将样品打成细小的微粒，并破坏其细胞壁和细胞膜，有利于有效成分的迅速释放与溶出；同时其热效应可使水温保持在 57℃ 左右，起到温浴之效。与传统提取方法相比，超声提取法具有提取速度快、时间短、收率高、无需加热等优点，一般样品 30 分钟即可完成提取过程，避免了高温加热对有效成分的破坏。但由于超声波会使大分子化合物发生降解或解聚作用，或者形成更复杂的化合物，也会促进一些成分的氧化和还原过程，所以采用超声提取时，应对容器壁的厚薄、超声频率、提取时间、提取溶媒等条件进行考察，避免采用强超声，以提高提取效率。在对药材粉末进行超声提取时，由于所提组分是由细胞内逐步扩散出来，速度较慢，故加溶剂后宜先放置一段时间，再行超声提取。

（2）水蒸气蒸馏法：适用于能随水蒸气蒸馏而不被破坏的成分，如挥发油、某些小分子的生物碱（如麻黄碱、槟榔碱）及酚类成分（如牡丹酚）等。此类成分具有挥发性，与水不相混溶或仅微溶，沸点多在 100℃ 以上，在 100℃ 时有一定的蒸气压。当与水共热时，其蒸气压与水的蒸气压总和为一个大气压时，液体开始沸腾，水蒸气将挥发性物质一并带出。有些挥发性成分在水中的溶解度稍大些，可将蒸馏液重新蒸馏，在最先蒸馏出的部分，分出挥发油层，或在蒸馏液水层经盐析法并用适宜溶剂将成分提取出来，如玫瑰油、原白头翁素等成分的提取。

（3）升华法：固体物质受热直接气化，通冷后又凝固为固体，称为升华。中药制剂中某些成分具有升华的性质，如某些游离羟基蒽醌类、香豆素类（如七叶内酯），有机酸类（如苯甲酸）、斑蝥素等，可利用升华法提取。

（4）超临界流体提取法（SFE）：它是以超临界流体为提取溶剂，利用其具有的密度大、黏度小、扩散系数大等传质特性，快速、有效地提取固体或半固体制剂中的待测成分的样品预处理新技术。提取时将样品置于超临界流体萃取仪的萃取池中，用泵将超临界流体（SF）送入萃取池，萃取完毕后，将溶液送入收集器中，降低压力至常压状态，SF 立即变为气体逸出，即可收集被萃取的待测物。

任何物质都存在气相、液相、固相三种相态。液、气两相成平衡状态的点称为临界点。在临界点时的温度和压力称为临界温度和临界压力。超临界流体（SF）系指高于临界压力（Pc）和临界温度（Tc）时所形成的以流体形式存在的物质，兼有气、液两相的特点，最常用的 SF 是 CO_2，它具有性质稳定、使用安全、价格低廉、临界点低（Tc=31.26℃，Pc=7.4MPa）、不易与溶质反应、易与溶质分离等优点。在超临界状态下，CO_2 流体既不是气体，也不是液体，但兼有气体和液体的某些性质，既有与气体相当的高扩散系数和低黏度，又有与液体相近的密度和良好的传质、传热、渗透和溶解能力，其密度对温度和压力的变化十分敏感，且与溶解能力在一定压力范围内成正比。在临界点附近，温度、压力的微小变化，都会引起 CO_2 密度的改变，从而使待提取物的溶解度发生变化。因而可通过控制温度和压力实现提取，然后再经减压、升温或吸附的方法使临界流体汽化而变成普通气体，使被萃取的物质以固态或液态形式析出，从而达到分离提纯的目的。

与常规的溶剂提取和蒸馏法相比，超临界萃取具有提取速度快、效率高、纯度高、选择性强、准确度高、操作温度低、节省溶剂、不使用易燃有毒的溶剂、无溶剂残留、不污染环境、萃取分离一体化等特点，能与色谱和光谱等分析仪器直接联用，特别适用于对热不稳定、易氧化、具挥发性、极性小或分子量小的中药有效成分的提取。近年来，通过在超临界 CO_2 中加适宜的夹带剂或改良剂，如甲醇、乙醇、丙酮、乙酸乙酯、水等，同时增加压力、改善流体的溶解性质，使 SFE 也广泛应用于生物碱、黄酮类、皂苷类等极性较强或分子量较大的非挥发性成分的提取。

3.样品提取液的分离与净化

样品提取液大多含有复杂的化学成分，还需进一步分离净化，才能用于成分测定。常用的分离净化方法有以下几种：

（1）液－液萃取法（LLE）：本法是利用混合物中各成分在两种互不相溶的溶剂中分配系数的不同而达到分离的方法。可根据待测成分的溶解性能，采用适宜的溶剂将待测成分与杂质或干扰成分分离，也可利用待测成分的酸碱性，用不同 pH 值的溶剂反复萃取，以达到分离杂质或成分的目的。萃取所用的有机溶剂，应对待测组分的溶解度大、沸点低、易于浓集和挥散、与水不相混溶、无毒、化学稳定、不易乳化等，最常用的是乙醚、三氯甲烷等。萃取时所用有机溶剂与水的容积比一般为 1：1 或 2：1，可根据被测组分的性质，从实验中考察其用量与萃取效率之间的关系，确定有机溶剂的最佳用量。直接萃取法主要适用于极性小的有机化合物，对极性大的成分可采用离子对试剂进行萃取。

①直接萃取法：利用供试品中待测成分与干扰成分在有机溶剂（萃取剂）中的溶解度不同，通过多次萃取来达到分离净化的目的。直接萃取法常用的溶剂有三氯甲烷、二氯甲烷、醋酸乙酯和乙醚等。可根据待测组分疏水性的相对强弱来选择极性适当的溶剂，既保证待测组分的充分萃取，又有较好的选择性。对于弱酸性成分应调节水相的 $pH \leqslant pKa-2$；对于弱碱性成分应调节水相的 $pH \geqslant pKa+2$（此处为其共轭酸的 pKa），以使弱酸、弱碱性成分主要以非离子化的游离酸或碱的形式存在，从而提高萃取率。在提取过程中也常利用中性盐的盐析作用，如水相用 NaCl 饱和，使待测

组分进入有机相而提高萃取率。此外应注意，使用相同量的溶剂，多次萃取的效率高于一次用全量溶剂萃取。

②离子对萃取法：其原理是在适当的 pH 介质中，某些有机酸（碱）性物质形成的离子与带相反电荷的离子（也称离子对试剂）定量地结合成为弱极性的离子对，易溶于有机溶剂，使之萃取分离。它最适合于高度电离的有机酸、碱化合物的萃取（不能用直接法萃取），在中药制剂分析中主要用于生物碱（B）的分析，其离子对试剂常为酸性染料（In$^-$），如溴麝香草酚蓝（BTB）和溴甲酚绿（BCG）等，在水相中的定量反应为：

$$BH^+_{(水相)} + In^-_{(水相)} \rightleftharpoons BH^+_{(水相)} \cdot In^-_{(水相)} \rightleftharpoons BH^+ \cdot In^-_{(有机相)}$$

形成的离子对 $BH^+ \cdot In^-$，常用成氢键能力强的三氯甲烷或二氯甲烷提取。由以上反应可知，水相中生物碱和酸性染料均应有较高的离子化程度，必须注意水相的 pH 值和离子对试剂的选择。通常生物碱与 BTB 形成 1：1 的离子对，最好在 pH5.2～6.4 提取，而二元碱形成 1：2 的离子对，最好在 pH3.0～5.8 提取（二元碱的碱性弱，需要在较低的 pH 下离子化后形成离子对）。若三氯甲烷层中的微量水分引起浑浊，可通过加入少许乙醇或久置分层使之澄清，也可分离有机相后加入脱水剂（常用无水 Na$_2$SO$_4$）或经滤纸滤过除去微量水分。由于乳化作用能引起药物的损失，使回收率降低，故萃取时应尽量避免发生乳化现象。

目前液—液自动萃取装置已广泛应用，具有操作简便迅速、误差小、重现性好等特点，使药物的提取、干燥、再溶解等操作均实现自动化。

（2）液—固萃取法（LSE）：又称色谱法，包括吸附色谱、分配色谱、离子交换色谱和凝胶色谱等类型。按其操作方式可分为柱色谱、薄层色谱、纸色谱等，以柱色谱最为常用。通常将样品溶液加到装有合适固定相（净化剂）的长 5～15cm，内径 0.5～1.5cm 的色谱柱中，用适当的溶剂洗脱，可使待测组分保留于柱上，将杂质洗去，再用适当的溶剂将组分洗下；或使杂质保留于柱上，直接洗脱待测成分进行测定；或将各组分分别洗出收集；或将各组分在柱中形成的色带分割开，再用溶剂将各色带中的成分萃取出来，或作为预处理柱，将色谱柱流出的组分用 GC、HPLC、TLC 进一步分离后测定。柱色谱法具有设备简单、使用方便快速、净化效率高等待点，消除了 LLE 易乳化的缺陷；柱为可弃型，废弃物易从实验室移走，多采用以水为主的溶剂系统洗脱，并在室温下操作，大大增加了其安全性，尤其适用于具挥发性及对热不稳定成分的分离。采用色谱法进行净化分离时，回收率应符合要求，并应做空白试验以校正结果。柱色谱常用的净化刑（填料）可分为亲脂型、亲水型和离子交换型填料，包括氧化铝、硅胶、氧化镁、键合相硅胶（C_8、C_{18}）、大孔树脂、离子交换树脂、硅藻土、聚酰胺等。简介如下；

①硅胶、氧化铝：为常用的极性吸附剂。用于样品的净化处理时，其颗粒直径应为 0.07～0.15mm（200～100 目），用量 1～5g。当溶于有机溶剂的样品加到柱上时，非极性或低极性的杂质先流出色谱柱，再用适当极性的溶剂洗脱待测成分，而强极性的杂质仍保留在柱上。硅胶适用于外离中性或酸性化合物，强烈保留碱性化合物。若把样品提取液加到柱上，依次用极性由小到大的溶剂洗脱，可将杂质和待测成分分离。常见的商品硅胶柱为 Sep-Pak Silica，通常以甲醇、水处理后上样。氧化铝能将黄酮类吸附在柱上，常用于生物碱类成分的分离测定，如左金九、戊己丸、香连片（丸）和驻车丸中总生物碱（以盐酸小檗碱计）的含量测定，均采用氧化铝柱（内径约 0.9cm，中性氧化铝 5g，湿法装柱，30ml 乙醇预洗），以乙醇洗脱生物碱；用 HPLC 测定苦参中的氧化苦参碱和苦参碱时，采用氧化铝柱吸附黄酮，以 $CHCl_3$-CH_3OH（7：3）洗脱生物碱，进行净化处理。

②键合相硅胶：常用的固体萃取剂有十八烷基键合相硅胶（简称 C_{18} 或 ODS）、苯基键合相硅胶、氰基键合相硅胶等，可用来分离脂溶性、水溶性杂质或苷元与苷等成分，也常用于萃取、纯化生物样品内水基质体液中的憎水性药物。有些亲水性药物可通过调节 pH 值、形成离子对等方法来达到有效的萃取。常用的商品键合相硅胶柱有 Sep-Pak C_{18}，Bon-Elut C_{18} 及 CN（氰基）、C_2（乙基）、pH（苯基）C_{18} 等，其填料平均粒度为 30～60μm。一般操作程序为：柱的活化（用 2ml 甲醇冲洗，以润湿键合相和除去杂质，再用 0.5ml 水洗去柱中的甲醇）→上样→清洗（用 2～5ml 水清洗，以除去无机盐、亲水性蛋白质、低分子肽类、氨基酸、糖、极性化合物等弱保留的亲水性成分）→洗

脱（用 2～5ml 甲醇成甲醛－水洗脱大分子的肽、甾体、较亲脂的药物等强保留的待测组分）。

③大孔吸附树脂：是一类新型高分子材料，为一种高聚物吸附剂，由聚合单体和交联剂、致孔剂、分散剂等添加剂经聚合反应制备而成。聚合物形成后，制孔剂被除去，在树脂中留下了大大小小、形状各异、互相贯通的孔穴。因此大孔吸附树脂在干燥状态下其内部具有较高的孔隙率，且孔径较大，在 100～1000nm 之间，故称为大孔吸附树脂。大孔树脂的表面积较大、交换速度较快、机械强度高、抗污染能力强、热稳定好，在水溶液和非水溶液中都能使用。具有较好的吸附性能，理化性质稳定，不溶于酸、碱及有机溶媒，对有机物选择性较好，不受无机盐类及强离子低分子化合物存在的影响。通过物理吸附从水溶液中有选择地吸附有机物质，再用适宜的溶剂洗脱，将吸附能力及分子量大小不同的组分分离。

大孔吸附树脂型号很多，可分为极性、中等极性和非极性型三种。前者为丙烯酰胺聚合物，如商品 XAD-7、XAD-8 等，对极性化合物有较强的吸附力；后者为苯乙烯和二乙烯苯的共聚物，如商品 XAD-1、XAD-2、XAD-4、XAD-5 等，对弱极性或非极性化合物有较强的吸附力。应在充分研究中药制剂有效成分性质的基础上，根据"相似相溶"的原则进行选择。一般非极性吸附剂适用于从极性溶液（如水）中吸附非极性有机物；极性吸附剂适用于从非极性溶液中吸附极性物质，中等极性吸附剂，不但能从非水介质中吸附极性物质，同时也能从极性溶液中吸附非极性物质。例如在测定人参叶中人参皂苷的含量时，用大孔树脂除去水溶性的杂质，再用 80%乙醇洗脱人参皂苷。

大孔树脂在使用前需用甲醇、乙醇、丙酮等有机溶剂除去杂质，有时还需用酸、碱清洗。该填料常用量为 1～2g，也可用 100～150mg 来萃取血、尿中药物。

④聚酰胺：为常用的有机吸附剂，主要通过与组分形成氢键而产生吸附作用，常用于含酚、酸、醌类成分的净化分离。如测定黄酮时，用样品的乙醇提取液上柱，水洗去部分杂质，以 95%乙醇洗脱总黄酮后测定。

⑤硅藻土、纤维素：为常用的亲水型填料，其原理为分配作用。填料作为支持剂，多以水为固定相，与水不混溶的有机溶剂为流动相，使亲脂性成分从固定相转移到流动相，而被洗脱，达到萃取的目的。其萃取率较高（一般大于 80%），无浓集作用，萃取液较纯净，但洗脱剂用量较大（一般大于 5ml）。

硅藻土柱常用干柱直接上样，柱可再生。纤维素柱的使用与硅藻土柱相似。例如采用不同 pH 缓冲液的硅藻土可分离生物碱、酚性生物碱和中性物质。当柱的 pH=4 时，多数生物碱被保留，为了分离几种生物碱，可选择缓冲液的 pH 比 4 稍大，流动相常用石油醚、乙醚、三氯甲烷等。

⑥离子交换树脂：憎水基质的离子交换树脂兼有离子交换剂及大孔树脂的某些性质，对在水中溶解度不大的药物，洗脱剂中需含一定量的有机溶剂。离子交换树脂柱可用于除去样品中的离子，防止组分分解，常用于萃取样品液中可离解化合物。例如对于弱酸性药物，可在中性和碱性条件下用阴离子交换树脂柱，以水及有机溶剂（多用甲醇）清洗，再用酸性溶液洗脱后测定；碱性药物则相反。离子交换法的萃取回收率可达 90% 以上，选择性较高，但操作较麻烦、费时。

（3）沉淀法：本法是利用某些试剂与杂质或待测成分生成沉淀，保留溶液或分离沉淀，以达到分离净化的目的。可利用某些试剂与杂质生成沉淀，滤过以除去杂质；也可利用某些试剂与待测成分生成沉淀，分离沉淀，以除去杂质。常用的方法有：①通过改变溶剂极性改变成分的溶解度：如水提醇沉法（沉淀多糖、蛋白质）、醇提水沉法（沉淀树脂、叶绿素）、醇提乙醚或丙酮沉淀法（沉淀皂苷）。②通过改变溶剂 pH 值改变成分的存在状态：适用于酸性、碱性或两性亲脂性成分的分离，如分离碱性成分的酸提碱沉法和分离酸性成分的碱提酸沉法。③通过加入某种试剂与欲分离成分生成难溶性的复合物或化合物：如雷氏盐沉淀法（分离水溶性生物碱）、胆甾醇沉淀法（分离甾体皂苷）等。利用沉淀法时应注意留在母液或沉淀中的过量试剂对待测成分是否有干扰。若有干扰，应采用适宜的方法除去留存的过量试剂，以免影响测定结果。

（4）蒸馏法：利用待测成分具有挥发性的特点，可采用蒸馏法收集馏出液进行含量测定，如正骨水中挥发油的测定。

（5）盐析法：在样品水提液中加入 NaCl 或 Na_2SO_4 等无机盐至一定浓度或达到饱和状态，使某些成分溶解度降低而分离。如用水蒸气蒸馏法测定制剂中丹皮酚的含量时，将提取用的水中加入一定量 NaCl，可使丹皮酚较完全地被蒸馏出来，将蒸馏液中加入一定量 NaCl，可便于用乙醚萃取出丹皮酚。

（6）消化法：当测定中药制剂中的无机元素时，由于大量有机物的存在，会严重干扰测定，因此必须采用适宜的方法破坏这些有机物质。常用的破坏方法有湿法消化和干法消化两种。

①湿法消化，本法所用仪器一般为硅玻璃或硼玻璃制成的凯氏瓶（直火加热）或聚四氟乙烯消化罐（烘箱中加热），所用试剂应为优级纯，水应为去离子水或高纯水。直火加热时最好采用可调温度的电热板，操作时应在通风橱内进行。同时必须按相同条件进行空白试验校正。常见的消化方法有下列三种：

硝酸－高氯酸法：该法破坏能力强，反应较剧烈，故进行破坏时，切勿将容器中的溶液蒸干，以免发生爆炸。本法适用于血、尿、生物组织等生物样品和含动植物药制剂的破坏，经破坏后所得无机金属离子均为高价态。本法对含氮杂环类有机物破坏不够完全。

硝酸－硫酸法：该法适用于大多数有机物质的破坏，无机金属离子均氧化成高价态。但测定与硫酸形成不溶性硫酸盐的金属离子时，不宜采用。

硫酸－硫酸盐法：本法所用硫酸盐为硫酸钾或无水硫酸钠，加入硫酸盐的目的是为了提高硫酸的沸点，以使样品破坏完全，同时防止硫酸在加热过程中过早地分解为 SO_3 而损失。经本法破坏所得金属离子，多为低价态。常用于含砷或锑的有机样品的破坏，破坏后得到三价砷或三价锑。

②干法消化：本法是将有机物灼烧灰化以达分解的目的，将适量样品置于瓷坩埚、镍坩埚或铂坩埚中，常加无水 Na_2CO_3 或轻质 MgO 等以助灰化，混匀后，先小火加热，使样品完全炭化，然后放入高温炉中灼烧，使其灰化完全即可。本法不适用于含易挥发性金属（如汞、砷等）有机样品

的破坏。使用本法时应注意，加热灼烧时，温度应控制在 420℃以下，以免某些被测金属化合物挥发；灰化完全与否，直接影响测定结果的准确度，判断灰化是否完全，可将灰分放冷后，加入稍过量的稀盐酸－水（1：3）或硝酸－水（1：3）溶液，振摇，若呈色或有不溶有机物，可于水浴上将溶液蒸干，并用小火炭化后，再行灼烧；经本法破坏后，所得灰分往往不易溶解，切勿弃去。

（7）膜分离技术（Membranes Separation Technique）：该技术是利用天然或人工合成的，具有选择透过性的薄膜（滤过介质），以外界能量或化学位差为推动力，对双组分或多组分体系进行分离、提纯或富集的技术。目前电渗析、反渗透、超滤、微孔滤过和气体分离等膜分离技术已广泛应用于中药制剂的生产和分析检验。与传统分离技术相比，膜分离技术有以下优点：①可在常温下操作，不需反复加热，分离时无相变化，尤适用于受热有效成分易破坏和对化学试剂有反应的中药制剂；②可分离不同分子量的物质；③减少有效成分的损失，利于保持中药有效成分的生物活性和化学稳定性；④能除去溶液中的重金属、农药残留、肢体微粒、细菌和热原等；⑤可简化工艺、缩短周期、降低能耗，并节约大量乙醇等资源，从而降低成本，提高经济效益。

（三）鉴别

中药制剂的鉴别，系指利用制剂的处方组成、性状特征、显微特征、所含成分的理化性质、色谱和光谱特性以及相应的物理常数等，确定制剂的真实性的方法。目前，中药制剂的鉴别方法主要有性状鉴别、显微鉴别和理化鉴别三类。

1.鉴别对象的选择

应首选主药（君药）、辅药（臣药）、毒性药、贵重药、易混品种，以及在药材来源、化学成分、分析方法等方面基础研究工作较好的药味进行鉴别。

2.鉴别方法的选择

对含有原料药材粉末的中药制剂，可采用显微鉴别法；对所有中药制剂均可采用性状鉴别和理化鉴别法。常用的理化鉴别方法有化学反应鉴别法、微量升华鉴别法、荧光分析鉴别法、光谱鉴别法、色谱鉴别法、指纹图谱鉴别法等。薄层色谱法鉴别中药制剂，专属性强，操作简便，具有分离和鉴别的双重功能，只要一些特征斑点重现性好、专属性强，就可作为鉴别依据。采用对照品、对照药材或对照提取物作对照，使鉴别的准确性大大提高。因此，2005 年版《中国药典》突出了中药制剂的薄层色谱鉴别法。

（四）检查

药制剂的检查主要包括制剂通则检查、杂质检查及卫生学检查三类。

1.杂质检查

中药制剂的杂质系指存在于制剂中的无治疗作用，或影响制剂的稳定性和疗效，甚至对人体有害的物质。可分为一般杂质和特殊杂质两类。一般杂质系指在自然界分布较广，在原料的生产、收购、炮制及制剂的生产或贮藏过程中引入的杂质，如总灰分、酸不溶性灰分、水分、氯化物、铁盐、重金属、砷盐、农药残留等，采用药典附录规定的方法进行检查。特殊杂质系指仅在某些制剂的制备和贮存过程中产生的杂质，其性质随制剂品种的不同而异，如大黄流浸膏中土大黄苷的检查，阿胶中挥发性碱性物质的检查，小活络丸、五味麝香丸中乌头碱的限量检查。特殊杂质采用药典有关制剂项下规定的方法进行检查。

2.制剂通则检查

检查项目及内容与剂型有关，如丸剂、片剂、滴丸剂、栓剂等需进行重量差异检查；片剂、胶囊剂、滴丸剂需进行崩解时限检查；颗粒剂需进行溶化性检查，酒剂、酊剂应进行含乙醇量和甲醇量检查等；

3.卫生学检查

包括热原、无菌、微生物限度及细菌内毒素检查四种类型。①热原检查：将一定剂量的供试品静脉注入家兔体内，在规定时间内，观察家兔体温升高的情况，以判定供试品所含热原的限量是否符合规定。②无菌检查：用于检查药典要求无菌的药品、原料、辅料及其他品种是否无菌。③微生物限度检查：用于检查非灭菌制剂及其原、辅料受到微生物污染的程度，包括染菌量（细菌数、霉菌及酵母菌数）及控制菌（包括大肠埃希菌、大肠菌群、沙门菌、铜绿假单脑菌、金黄色葡萄球菌、梭菌等）的检查。④细菌内毒素检查：利用鲎试剂来检测或量化由革兰阴性菌产生的细菌内毒素，以判断供试品中细菌内毒素的限量是否符合规定。此外，霉变或长螨的中药制剂以不合格论。

（五）定量分析

中药制剂的定量分析系指用化学、物理或生物的方法，通过测定制剂或生物样品的化学成分含量、生物效价或浸出物等，检定中药制剂质量的方法。尽管中药制剂产生疗效的物质基础是多种成分的协向作用，但选取起主要治疗作用的主药、贵重药、毒性药或制备过程中易损失的药物，采用灵敏、准确、专属、普及的检测方法，进行化学成分含量、生物效价或浸出物的测定，对于控制中药制剂的质量，仍然具有实际意义。目前中药制剂定量分析的方法主要有以下几种。

1.化学成分的含量测定

（1）单体成分的含量测定：当制剂中的有效成分或毒性成分明确时，可采用高效液相色谱、薄层色谱扫描、气相色谱等现代检测方法，测定一至多种单体成分的含量，控制中药制剂的质量。为保证分析结果准确、可靠，应进行严格的提取、分离，排除干扰；采用无干扰、稳定性好、回收率高的测定方法进行检验。如用高效液相色谱法测定，双黄连栓每粒含黄芩以黄芩苷（$C_{12}H_{18}O_{11}$）计，应不少于 65mg；用高效液相色谱法测定，注射用双黄连（冻干）每支含金银花以绿原酸计应为 8.5～11.5mg，含黄芩按黄芩苷计应为 128～173mg。含矿物药的中药制剂，多采用滴定法测定其含量，如按滴定法测定，保赤散每 1g 含朱砂以硫化汞（HgS）计，应为 0.21～0.25g。

（2）同类成分的含量测定：当制剂中的有效成分属于生物碱、黄酮、蒽醌、皂苷等某类物质，单体成分不明确，或含量偏低，提取分离难度大，或缺乏理想的检测方法时，可采用滴定法、重量法、色谱法、分光光度法等分析方法，测定某类成分的含量，以控制中药制剂的质量。例如用滴定法测定，止喘灵注射液每 1ml 含总生物碱以麻黄碱（$C_{10}H_{15}NO$）计，应为 0.50～0.80mg。

（3）有效成分中相同元素的含量测定：多采用"氮测定法"测定含氮制剂的含氮量，以控制中药制剂的质量。其原理是将供试品在硫酸及催化剂的作用下，经强热分解使有机氮转化为硫酸铵，再经强碱碱化使氨馏出并吸收于硼酸液，最后用硫酸滴定液滴定，求出含氮量。例如，珍视明滴眼液的总氮量测定：精密量取本品 10ml，照氮测定法测定，本品每 1ml 含总氮（N）应为 93～107μ8。

2.生物效价与单纯指标测定

生物效价测定法是利用生物体的反应来鉴定中药制剂有效成分的含量或效价，以测定制剂的疗效或毒性的方法，包括蛙法、猫法、豚鼠法及鸽法等；单纯指标测定法是通过测定中药制剂某一特性或某一药理作用的强弱，评价中药制剂质量的方法，如苦味指数、泻下作用、抗癌活性、抗凝血作用的测定等。生物效价测定是衡量制剂疗效的必要手段。测定时按"生物测定法"，并与标准品作对照，以保证测定结果的推确可靠。如洋地黄片用生物测定法测定，其效价应为标示量的 83.0%～115.0%。

3.浸出物测定

对有效成分不明确、含量偏低或目前尚无确切定量方法的中药制剂，可测定制剂的总固体量或浸出物作为质量控制指标。例如冯了性风湿跌打药酒总固体的测定：精密量取本品 25ml，置 105℃干燥至恒重的蒸发皿中，蒸干，在 l05℃干燥至恒重，遗留残渣不得少于 1.2%。又如刺五加浸膏的浸出物测定：照水溶性浸出物测定法（热浸法）测定，水浸膏不得少于 45.0%；照醇溶性浸出物测定法（热浸法）测定，用甲醇作溶剂，醇浸膏不得少于 60.0%。

中药制剂的质量控制应通过多种方法，测定多种成分，如止喘灵注射液用滴定法测定，每 1ml 含总生物碱以麻黄碱计应为 0.50～0.80mg，用高效液相色谱法测定，每 1ml 含洋金花以东莨菪碱（$C_{17}H_{21}NO_4$）计，不得少于 15μg。但不论选用何种方法，都必须经过线性化范围试验、稳定性试验、精密度试验、重复性试验、空白试验、加样回收率试验等方法学考察，以确保测定结果准确可靠。

（六）结果判断

判断某一中药制剂是否合格，必须按照药品标准对其进行全面检查，并全部符合规定。国家药品标准规定的检查项目中任何一项不符合规定，都应判为不合格品。药品质检人员在检验过程中应实事求是，准确地做好检验记录，并根据检验结果得出"符合规定"或"不符合规定"的检验结论，并填写检验卡。检验卡经检验室主任审核签字后交业务技术科（室）审核，再经主管业务所长审核签字后，打印药品检验报告书，核对无误后盖章发出；不合格检品的检验报告书应抄送主管部门及有关单位。

药品检验原始记录一律用蓝黑墨水或碳素笔书写，应数据真实、资料完整，不得随意涂改，检验依据需写明药品标准的名称、版次、页数。由室主任指定人员核对、签名并编号后，按规定归档保存。

药品检验报告书是对药品质量作出的技术鉴定，是具有法律效力的技术文件，应长期保存。报告书中检验项目一般分为性状、鉴别、检查、含量测定四大项，每项下再分注小项目。每个检验项目应列出项目名称、检验数据、标准规定、检验结论、检验科室及检验者等内容。

剩余检品由检验人员填写留样条，注明数量和留样日期，签封后随检验卡交业务技术科（室），留样检品应登记造册，按规定条件贮存，超过留样期应及时处理。留样检品保存一年，进口检品及药厂申报审批质量标准的留样保存两年，中药材保存半年，进口药材保存一年。

第五节　分析数据的处理与分析方法的验证

一、分析数据的处理

（一）有效数字与计算规则

1.有效数字

有效数字是指实际能测量到的数字。其位数包括所有的准确数字和最后一位的可疑数字，它反映了测量的准确度。在判断数据的有效数字位数时，要注意以下几点：

（1）数据中的"0"要作具体分析。数字中间的"0"和数字后边的是有效数字，而数字前面的"0"则不是有效数字，它只起定位作用。

（2）在变换单位时，有效数字位数不变。

（3）不是测量得到的数字，如倍数、分数关系等，可看作无误差数字或无限多位的有效数字。

（4）对 pH、pM、lgK 等对数值，其有效数字位数只决定于尾数部分，如 pH=11.02，因其原值为[H^+]=$9.6 \cdot 10^{-12}$，所以是两位有效数字，而不是四位。

（5）若数据的第一位数大于 8，其有效数字位数可多算一位，如 9.48，虽然只有三位，但其绝对值接近 10.00，故可认为它是四位有效数字。

2.数字的修约规则

在运算时，按一定的规则舍入多余的尾数，称为数字修约。修约的基本原则如下：

（1）运算中舍去多余的尾数时，以"四舍六入五留双"为原则，即四舍六上，五前单数进一，五前双数舍去，但药品检验，限定了有效数，尾数带来的误差极微，为了方便起见，仍可以按传统"四舍五入"的法则，保留有效数字，例如 15.045，保留四位有效数字，应为 15.05。

（2）只允许对原测量值一次修约到所带位数，不能分次修约。例如 4.1349 修约为三位，只能修约为 4.13，而不能先修约为 4.135，再修约为 4.14。

（3）在修约标准差值或其他表示准确度和精密度的数值时，修约的结果应使准确度和精密度的估计值变得更差一些。例如，S=0.216，如取两位有效数字，则修约为 0.22。

3.有效数字的运算规则

在数据处理中，需要运算一组精确度不同的数值，可按以下规则运算：

（1）加减法运算：一组精确度不同的数据，以小数点后面位数最少的一个数字为准，其余各数都以它四舍五入取舍后再加减。例如 0.0121、25.64 及 1.05782 三个数字相加，应以 25.64 为准，取舍后应为：

$$0.01＋25.64＋1.06=26.71$$

（2）乘除法运算：一组有效数字不同的数据，以有效数字位数最少的一个数字为准，其余各数都以它为准取舍后再乘除，例如 0.0121、25.64 和 1.05782 三数相乘，其中有效数字位数最少的是 0.0121，有三位有效数，以它为准取舍后应为：

$$0.0121 \cdot 25.6 \cdot 1.06=0.328。$$

（二）统计特征值

统计特征值包括平均值、方差、标准差、极差、相对标准偏差、平均偏差等。平均值是指全部测量值之和除以测量次数所得的商。偏差是指测定值与测定平均值之差。

（三）假设检验

在中药制剂分析中，经常遇到这样的情况：对标准试样进行分析，得到一组测量值的平均值与标准值不完全一致；用两种不同的分析方法对同一试样进行分析，得到的两组数据的平均值不完全相符；两个不同的实验室对同一试样进行分析，两组数据的平均结果存在一定的差异。统计学中的假设检验正是说明这些误差是偶然误差还是系统误差，分析结果之间有无"显着性差异"等问题。如果由系统误差所引起，则认为分析结果之间"有显着性差异"，如果纯属偶然误差，则认为分析结果之间"没有显着性差异"。假设检验的方法很多，在中药制剂分析中应用最广泛的是 t 检验法和 F 检验法。

1.t 检验法

在实际工作中，通常涉及的测量值不多，标准差 σ 也未知，在这种情况下，要检验两个样本均值是否有显着性差异，或检验样本均值与总体均值是否有显着性差异，就只能用 t 检验法。具体步骤如下：

（1）首先由测量值（样本值）算出统计量 t 计。

（2）由已知的自由度 f（f=n−，n 为测量值个数）及选定的显着性水平（如 α =0.05），从 t 值表中查到临界值 t 表值。

（3）由（1）算出的 t 计值与（2）查表得到的 t 表值比较，当|t 计|＞|t 表|时，说明平均值之间"有显着性差异"；当|t 计|≤|t 表|时，说明平均值之间"没有显着性差异"。在使用 t 检验时，所需要的 t 表值（临界值）可由一般数理统计书后附表查得。

2.F 检验法

标准差或方差是衡量分析操作条件是否稳定的重要标志。例如在某次的检验工作中，分析检验的标准差与平时相比有较大变化，超过了允许值范围，这说明实验中出现了异常情况，提醒试验者要加以注意，并查明原因，迅速处理。当总体方差 σ^2 未知时，要比较两个样本的平均值，用 t 检验法；标准差是反映测量结果精密度的一个特征值，而要比较两个样本的标准差（离散程度）就要使用 F 检验法。具体步骤如下：

（1）对给定的两组数据，首先求它们的样本方差，再计算 F 值。

（2）由两组数据的个数，分别求出 f大、f小，然后选定显着性水平 α（一般定 α =0.05）查 F 分布表，求出 F 的临界值记为 $F_{f大,f小}$。

（3）若计算的 F 值＞$F_{f大,f小}$（查表得到的值），说明两组数据的标准差之间"有显着性差异"，若 F 值≤$F_{f大,f小}$，说明两组数据的标准差之间"没有显着性差异"。其中 f大表示大方差数据的自由度，f小表示小方差数据的自由度；f大等于方差较大的一组数据中数据个数减 1，f小等于方差较小的一组数据中数据个数减 1。

二、分析方法的验证

为保证采用的方法适合于相应的检测要求，在起草中药质量标准，或处方、生产工艺等变更，或修订原分析方法时，分析方法均需经过验证，验证过程和结果均应记载在药品质量标准起草说明或修订说明中。中药制剂分析需验证的项目有鉴别试验，限量检查，含量测定，残留物、添加剂等需控制成分的测定，溶出度、释放度等检查中溶出量的测定等，验证的内容包括准确度、精密度、专属性、检测限、定量限、线性范围和耐用性等。应视具体方法拟订验证的内容（如下表）。

检验项目与验证内容简表

		鉴别	限量检查		含量测定及溶出量测定
			限度	定量	
准确度		−	−	＋	＋
精密度	重复性	−	−	＋	＋
	中间精密度	＋	＋	＋	＋
	重现性	−	＋	−	−
专属性		−	＋	＋	＋
检测限		−	＋	−	−
定量限		−	−	＋	−
线性		−	−	＋	＋
范围		−	−	＋	＋
耐用性		＋	＋	＋	＋

注："＋"表示通常需要验证；"−"表示通常不需要验证。

1.准确度

系指用该方法测定的结果与真实值或参考值接近的程度，一般用回收率（％）表示。测定值与真实值越接近，就越准确。准确度应在规定购范围内测时。用于定量测定的分析方法均需做准确度验证。

（1）误差：误差指测定值与其值之差。误差越大，准确度越低；反之，准确度越高。测量值中的误差有绝对误差和相对误差两种表示方法。绝对误差是指测度值与真实值之差（测定值－真实值），而相对误差是指绝对误差在真实值中占的百分率[绝对误差/真实值，或（测定值－真实值）/真实值]。由于真实值不容易知道的，而误差又较小，因此，当同一样品，随着重复测定次数的增加，所得到的平均值就接近真值。故相对误差又以误差与测定值之比表示（相对误差≈误差/测定值）。

根据误差的性质与产生的原因，可将误差分为系统误差和偶然误差两类。①系统误差：亦称可定误差，系由某些确定因素造成的，多有固定的方向和大小，重复测定可重复出现。根据系统误差的来源，可分为方法误差、仪器误差、试剂误差及操作误差等。方法误差是由于分析方法本身的缺陷或不够完善所引起的误差，如滴定分析法由于滴定反应进行不完全、干扰离子的影响、滴定终点与化学计量点不符合等而产生，仪器或试剂误差是由于仪器不够精确或试剂不符合质量要求所引起的误差，如天平的砝码或容器精度不准、试剂不纯、蒸馏水中含有杂质等；操作误差是由于分析者操作不符合要求所造成的误差，如测量时读数偏高或偏低引起的误差。②偶然误差：亦称随机误差，系由某些不确定因素引起的，其方向和大小都不固定，如室温、气压及其他操作条件的微小波动等；有时还可能由于分析人员的粗心大意，或不遵守操作规程所产生的错误，如溶液溅失、加错试剂、读错刻度、记录和计算错误等，这些都是不应有的过失。因此在中药制剂分析工作中，当出现较大的误差时，应查明原因，如系由过失造成的误差，应将该次测定结果弃去不用。

（2）分析方法的准确度：分析方法的准确度常用回收率来评价。根据测定方法不同可分为绝对回收率和方法回收率。在测定回收率时，应注意添加成分量必须与实际测定量相近，添加成分必须与实际存在状态相似，必须同时做空白试验。

①绝对回收率：又称萃取回收率、提取回收率，用于评价分析方法的萃取效率，与样品内成分检测灵敏度有关。绝对回收率应考察高、中、低 3 个

浓度，低浓度选择在定量限附近，高浓度在标准曲线的上限附近，中间选一个浓度。用内标法测定时，应注意待测成分与内标物各自用外标法测得的绝对回收率相近（两者相差应小于10%）。

②方法回收率：可用已知纯度的对照品做加样回收测定，即在已知被测成分含量的供试品中再精密加入一定量的已知纯度的待测成分对照品，依法测定。用实测值与供试品中含有量之差，除以加入对照品量计算回收率。

$$回收率\% = \frac{C-A}{B} \cdot 100\%$$

式中，A——供试品所含待测成分的量；

B——加入对照品的量；

C——实测值。

在加样回收试验中需注意对照品的加入量与供试品中待测成分含有量之和必须在标准曲线线性范围之内；加入的对照品的量要适当，过小则引起较大的相对误差，过大则干扰成分相对减少，真实性差。中药制剂含量测定的回收率一般要求在95%～105%，一些方法操作步骤繁琐，可要求略低，但不得小于90%；RSD一般应在3%以内。

（3）数据要求：在规定范围内，取同一浓度的供试品，用6个测定结果进行评价；或设计3个不同浓度，每个浓度各分别制备3份供试品溶液进行测定，用9个测定结果进行评价，一般中间浓度加入量与所取供试品含量之比控制在1∶1左右。应报告供试品取样量、供试品中含有量、对照品加入量、测定结果和回收率（%）计算值，以及回收率的相对标准偏差（RSD%）或可信限。

（4）提高分析结果准确度的方法：①选择恰当的分析方法：不同分析方法的灵敏度和准确度不同。化学分析法对于高含量组分的测定，能够获得较准确的结果，相对误差一般为0.1%～0.2%，但对于微量组分的测定，常常做不出来，根本谈不上准确度；仪器分析法对微量组分的测定灵敏度较高，尽管其相对误差较大，但绝对误差较小，能符合准确度的要求。②减少测量误差；为了保证分析结果的准确度，必须尽量减少各步的测量误差如称量误差、读数误差。③减免仪器误差：可通过校准仪器来减免，如对温度计、砝码、容量瓶等进行校准。④做空白试验：以蒸馏水代替样品溶液，用测样品相同的方法和步骤进行分析，把所得结果作为空白值从样品的分析结果中减去，以减免仪器和试剂误差。⑤做对照试验：把含量已知的标准试样或纯物质当作样品，按所选用的测定方法与未知样品平行测定，由分析结果与其已知含量的差值，便可得出分析误差，用此误差值对未知试样的测定结果加以校正，以减免方法、试剂和仪器误差。⑥做回收试验：如果无标准试样做对照试验，或对样品的组分不清楚时，可做回收试验，即向样品中加入已知量的被测物质，用同法平行测定。

2.精密度

系指在规定的测试条件下，同一个均匀供试品，经多次取样测定所得结果之间的接近程度，用来评价一组测定值彼此符合的程度。精密度可分为日内精密度（同一天内对同一样品多次测定，计算 RSD）和日间精密度（连续数天，每天测定同一样品，计算 RSD）两种，一般用偏差、标准偏差（S）或相对标准偏差（RSD）表示。偏差是指测定值与测定平均值之差（测定值－平均值），偏差越小，说明测定结果的精密度越高。偏差可分为绝对偏差和相对偏差（相对偏差=偏差/平均值）。精密度包括重复性、中间精密度和重现性。

（1）重复性：系指在相同操作条件下，由同一分析人员在较短的间隔时间内测定所得结果的精密度。可对同一浓度的供试液测定 6 次，用 6 个测定结果进行评价；亦可设计高、中、低三个不同浓度，低浓度选择在定量限附近，高浓度在标准曲线的上限附近，中间选一个浓度，每个浓度分别制备 3 份供试液进行测定，用 9 个测定结果计算相对标准偏差（RSD），进行评价。如果 RSD 小于 5%，表示精密度良好。如进行薄层色谱时，同一供试品溶液在同一块薄层板上平行点样，其待测成分的峰面积测量值的相对标准偏差应不大于 3.0%；需显色后测量的相对标准偏差应不大于 5.0%。

（2）中间精密度：系指在同一个实验室，不同时间由不同分析人员用不同设备测定结果之间的精密度。为考察随机变动因素对精密度的影响，应进行中间精密度试验。变动因素包括不同日期、不同分析人员、不同设备等。

（3）重现性：系指在不同实验室，由不同分析人员测定结果之间的精密度。当分析方法将被法定标准采用时，应进行重现性试验，由不同实验室进行复核检验，得出重现性结果，并应将其过程、结果等记录在起草说明中。重现性试验应注意试验用样品质量的均匀性和贮存、运输等因素，以免影响重现性结果。

（4）数据要求：应报告标准偏差、相对标准偏差或可信限。

准确度是表示系统误差大小的一个量，而精密度是表示偶然误差大小的一个量，两者是性质不同的两个量。测定结果不准确，就谈不上结果的精密度；而测定结果的精密度高，准确度不一定好，也就是说偶然误差小，系统误差不一定小。一般说精密度差，就不可能有好的准确度，因为精密度好是保证获得良好准确度的先决条件。如果在消除系统误差的前提下，精密度和准确度是一致的。对于一个理想的测定结果，既要求有好的精密度，也要求有好的准确度。

3.专属性

系指样品中含有其他共存物质时，采用的方法能正确测定出待定成分的特性。中药制剂的鉴别试验、限量检查、含量测定等均应考察其专属性。

（1）鉴别试验：采用的方法应能与可能共存的物质或性质相似的化合物明显区分，不含待测成分的供试品不应呈阳性反应，可能共存的物质或性质相似化合物均不应干扰测定。在报告专属性时，显微鉴别、色谱及光谱鉴别等应附相应的代表性图像或图谱，至少要提供空白样品色谱图、空白样品添加对照品色谱图及样品色谱图。

（2）限量检查和含量测定：通常对不含待测成分的供试品（除去含待测成分药材或不含待测成分的模拟复方）进行试验，以阴性结果证明方法的专属性。测定时，通常取 6 个个体空白样品，采用拟定的方法进行测定，所得结果与接近于定量限浓度的待侧成分的纯溶剂溶液所得结果进行比较。在成分、代谢物、内标物的 t_R 处不应有大的干扰。如果大于10%的空白样品显示大的干扰，则应改变拟定的方法，以消除干扰。在报告专属性时，色谱法、光谱法等应附代表性图谱（空白样品色谱图、空白样品添加对照品色谱图及样品色谱图），并标明相关成分在图中的位置，色谱法中的分离度应符合要求。必要时可采用二极管阵列检测和质谱检阅，进行峰纯度检查。

中药制剂的共存组分对待测组分的测定有无干扰，可通过比较添加共存组分的样品与未添加共存组分的样品所得的分析结果予以确定。但因其组成复杂，多数制剂的成分尚不完全清楚，难以得到干扰物质的化学纯品，因此常用阴性对照法来考察分析方法的专属性，即以待测成分与除去该成分或除去该药材的制剂进行对照，以考察待测成分是否受到干扰组分的影响。

4.检测限

系指供试品中被测物能被检测出的最低量。确定方法如下：①直观法：本法对非仪器和仪器分析方法均适用，通过分析一系列已知浓度的供试品，得出能被可靠地检测出的最低浓度或量。②信噪比法：本法仅适用于能显示基线噪声的分析方法，通过比较已知低浓度供试品与空白样品测出的信号，得出能被可靠地检测出的最低浓度或量，通常以信噪比为 3：1 或 2：1 时的相应浓度或注入仪器的量，确定检测限。数据要求：应附测试图谱，说明测试过程和检测限结果。

5.定量限

系指供试品中待测成分能被定量测定的最低量，适用于限量检查的定量测定方法。测定方法与检测限相同，所不同的是，定量限规定的最低测得浓度应符合精密度和准确度的要求，通常以标准曲线的最低浓度点或信噪比为 10：1 时的相应浓度或注入仪器的量，确定定量限。在进行中药制剂生物利用度试验时要求定量限至少能满足测定 3～5 个半衰期时的成分浓度或最大浓度（C_{max}）的 1/10～1/20 时的成分浓度。

可进行定量测定的某一成分的最低浓度又称为最低检测浓度；最低检测浓度等于定量限与进样体积之比。

检测限、定量限和最低检测浓度均是对分析方法灵敏度的考察，提高检测的灵敏度，可通过提高仪器灵敏度、降低仪器噪音、提高样品富集程度或进样量、改变色谱条件、改进预处理方法、消除干扰、降低空白值等途径实现。

6.线性

系指在规定的范围内，测试结果与供试品中被测物浓度呈正比关系的程度。可通过分别精密称样或对贮备液精密稀释等方法，将待测成分对照品加入空白样品中，制备至少 5 个不同浓度的供试品溶液，按规定方法处理、测定，以测得的响应信号作为被测物浓度的函数，绘制标准曲线，观察是否呈线性，再用最小二乘法进行线性回归计算，必要时，响应信号可经数学转换，再进行线性回归计算，求出相关系数（r）值和浓度范围，r 应大于 0.99（色谱法）或 0.98（生物法）。标准曲线的制备一般由一个空白，一个零标准（空白样品加内标）和 5～8 个非零标准（系列浓度标样）组成，要求覆盖实际的样品浓度范围，包括定量限。并且通过实验测出的具有线性关系的浓度范围中最高浓度应为最低浓度的 20 倍以上。数据要求：应列出回归方程、相关系数和线性图。

7.范围

系指测试方法能够达到一定精密度、准确度和线性，所适用的高低限浓度或量的区间。应根据分析方法的具体应用和线性、准确度、精密度结果及要求确定。对于有毒的、具有特殊功效或药理作用的成分，其范围应大于被限定含量的区间。溶出度或释放度中的溶出量测定，范围应为限度的±20%。

线性与范围可通过绘制标准曲线来确定。通常是在一定条件下，分别精密制备至少 5 个不同浓度的供试品（或对照品）进行测定，用作图法[响应信号或经数学转换的响应信号（Y）对被测物浓度或量（X）作图]或计算回归方程（Y=a＋bX）得标准曲线。用相关系数来衡量标准曲线的线性度，并控制 r ≥0.999，但薄层色谱扫描定量中的 r≥0.995 即可。

8.耐用性

系指在测定条件有小的变动时，测定结果不受影响的承受程度。各分析方法共有的变动因素有样品提取的时间、次数以及被测溶液的稳定性等。液相色谱法中的变动因素尚有流动相的组成、比例或 pH 值，不同厂牌或批号的同类型色谱柱，采用的柱温、流速及检测波长等。气相色谱法的变动因素尚有：不同厂牌或批号的色谱柱、固定相，不同类型的担体，采用的柱温、进样口和检测器温度等。薄层色谱法的变动因素尚有：不同厂牌的薄层板，采用的点样方式及展开温度、湿度等。经试验，应说明小的变动因素能否通过设计的系统适用性试验，以确保方法能有效地应用于常规检验。如果测试条件要求苛刻，则应在分析方法中注明。

第七章 中药制剂定量分析技术

第一节 化学分析

化学分析法是以物质的化学反应为基础的经典分析方法。其优点是仪器简单、准确度高、精密度高，在严格的操作条件下，其相对误差不大于 0.2%；缺点是灵敏度低、操作繁琐费时、专属性不高，对于微量成分的测定准确性较低，仅可用于测定制剂中的总生物碱、总皂苷等含量较高的成分及矿物药无机成分。按其操作方法的不同，化学分析法可分为重量分析法和滴定分析法两大类。

用化学分析法测定中药制剂中的成分含量，一般需经提取、分离、净化、浓集（或衍生化）后再进行测定；当待测组分为无机元素时，需经消化破坏制剂中其他有机成分后再进行测定；当制剂组成简单、干扰成分较少或组方纯粹为无机物时，可直接进行测定。

一、重量分析法

本法是采用适当的方法使待测组分从样品中分离出来并转化为称量形式，根据称量形式的重量，计算待测组分含量的方法。按分离方法的不同，重量分析法又可分为挥发法、萃取法和沉淀法等。

（一）测定方法

1.挥发法

又称气化法或干燥法，系将一定重量的样品加热或与某种试剂作用，使

111

待测组分挥发逸出，再根据样品减少的重量，计算待测组分的含量；或采用某种吸收剂将挥发性物质吸收，根据吸收剂增加的重量，计算待测组分的含量。挥发法常用于测定具有挥发性或能定量转化为挥发性物质的组分含量，如中药制剂分析中水分的测定（烘干法）、灰分的测定、浸出物的测定、炽灼残渣的测定、干燥失重的测定等均属挥发法。

2.萃取法

又称提取法或抽取法，是根据待测组分在互不相溶的两相溶剂中溶解度的不同，利用适宜的有机溶剂将待测组分从样品中萃取出来，然后蒸干溶剂，称量干燥物的重量，并计算待测组分含量的方法。如 2005 年版《中国药典》收载的昆明山海棠片中总生物碱的含量测定、姜流浸膏中醚溶性物质的含量测定等均采用萃取法。

3.沉淀法

系利用沉淀反应将待测组分定量转化为难溶化合物，以沉淀的形式从溶液中分离出来，将沉淀滤过、洗涤、干燥后，称其重量，据此计算待测组分的含量的方法。适用于制剂中纯度较高的成分，加 2005 年版《中国药典》收载的西瓜霜润喉片中西瓜霜的含量测定、地奥心血康胶囊中甾体总皂苷的含量测定等均采用沉淀法。

（二）应用举例

西瓜霜润喉片中西瓜露的含量测定：

本品为西瓜霜、冰片、薄荷素油、薄荷脑四味药加工制成的片剂。取本品 60 片，精密称定，研细、混匀，取约 18g，精密称定，加水 150ml，振摇 10 分钟，离心，滤过，沉淀物用水 50ml 分三次洗涤，离心，滤过，合并滤波，加盐酸 1ml，煮沸，不断搅拌，并缓缓加入热氯化钡试液使沉淀完全，置水浴上加热 30 分钟，静置 1 小时，用无灰滤纸或已炽灼至恒重的古氏坩埚滤过，沉淀用水分次洗涤，至洗液不再显氯化物的反应，干燥，并炽灼至恒重，精密称定，与 0.6086 相乘，计算，即得。本品每片含西瓜霜以硫酸钠（Na_2SO_4）计，小片应为 11.5～13.5mg，大片应为 23～27mg。

二、滴定分析法

本法系将已知准确浓度的试剂溶液，滴加到待测组分的溶液中，直到所加的试剂溶液与待测组分定量反应完全，根据试剂溶液的浓度和消耗的体积，计算待测组分含量的方法。已知准确浓度的试剂溶液称为标准溶液（在滴定分析法中称滴定液）。将标准溶液从滴定管滴加到样品溶液中的过程称为滴定。滴入的标准溶液与待测组分按照反应方程式所表示的化学计量关系定量作用的点称为化学计量点（简称计量点）。滴定时，化学计量点是通过指示剂变色来判定的，在滴定过程中，指示剂发生颜色变化的转变点称为滴定终点。化学计量点（理论终点）与滴定终点（实际终点）不一定能恰好符合，二者之间的差别称为终点误差。

本法对化学反应的要求：①反应要定量进行，一般要达到99.9%以上。②反应要迅速，在滴定过程中瞬间即可完成。③有简便可靠的方法判定化学计量点，即有适宜的指示剂可供选用。④无干扰杂质存在。

（一）测定方法

滴定分析法多在水溶液中进行，当被测物质因在水中溶解度小或其他原因不能以水为溶剂时，也可采用非水溶剂为滴定介质。根据反应的类型，滴定分析法可分为下列四类：

1.酸碱滴定法

又称中和法，系以酸碱中和反应为基础的一种滴定方法。可以用酸作标准溶液，测定碱及碱性物质的含量，也可以用碱作标准溶液，制定酸及酸性物质的含量。对于 $K \cdot C \geqslant 10^{-8}$ 的酸、碱组分，可在水溶液中直接滴定。如2005年版《中国药典》收载的止喘灵注射液、北豆根片、颠茄酊中生物碱的含量测定。而对于 $K \cdot C < 10^{-8}$ 的弱有机酸、生物碱或水中溶解度很小的酸、碱，只能采用间接滴定或非水滴定法测定。

2.沉淀滴定法

系以沉淀反应为基础的一种滴定方法，其实质是离子与离子形成难溶性的盐。可分为银量法、四苯硼钠法和亚铁氰化钾法等。在中药制剂分析中最常用的是银量法，用硝酸银标准溶液测定卤化物的含量，主要用于测定制剂中生物碱、生物碱的氢卤酸盐及含卤素的其他有机成分的含量。

3.氧化－还原滴定法

系以氧化－还原反应为基础的一种滴定方法，包括碘量法、高锰酸钾法及亚硝酸钠法等。可用氧化剂作标准溶液，测定还原性物质，也可用还原剂作标准溶液，测定氧化性物质。适用于测定含酚类、糖类、铁、砷等具有氧化还原性成分的中药制剂。如2005版《中国药典》收载的牛黄解毒片、小儿惊风散中雄黄的含量测定，即采用碘量法。

4.配位滴定法

是以配位反应为基础的一种滴定方法，包括 EDTA 法和硫氰酸铵法等。适用于测定制剂中鞣质、生物碱及含 Ca^{2+}、Fe^{3+}、Hg^{2+}等矿物药金属离子的含量。如2005年版《中国药典》收载的万氏牛黄清心丸、九一散、保赤散、益元散、琥珀抱龙丸、暑症片中朱砂的含量测定采用硫氰酸铵法；藏青果冲剂中鞣质的含量测定，安络片中安妥明铝盐的含量测定，青矾胶囊中明矾的含量测定均采用 EDTA 滴定法。

5.非水溶液滴定法

是在非水溶剂（如冰醋酸、二甲基甲酰胺、甲醇、三氮甲烷）中进行滴定的分析方法。主要用来测定有机碱及其氢卤酸盐、磷酸盐、硫酸盐或有机酸盐，以及有机酸的碱金属盐类药物的含量，也用于测定某些有机弱酸的含量。常用的是非水酸碱滴定法。

6.电位滴定法与永停滴定法

是滴定分析中用以确定终点或选择核对指示剂变色域的方法。选用适当的电极系统可以作氧化还原法、中和法（水溶液或非水溶液）、沉淀法、重氮化法或水分测定法等的终点指示。

（1）电位滴定法：可用电位滴定仪、酸度计或电位差计测定。选用二支不同的电极。一只为指示电极，其电极电势随溶液中被分析成分离子浓度的变化而变化；另一支为参北电极，其电极电势固定不变。在到达滴定终点时，因被分析成分的离子浓度急剧变化，而引起指示电极的电势突减或突增，此转折点称为突跃点。

（2）永停滴定法：可用永停滴定仪测定。采用二支相同的铂电极。当在电极间加一低电压（例如 50mV）时，若电极在溶液中极化，则在未到滴定终点时，仅有很小或无电流通过，但当到达滴定终点时，滴定液略有过剩，使电极去极化，溶液中即有电流通过，电流计指针突然偏转，不再回复。反之，若电极由去极化变为极化，则电流计指针由偏转回到零点，也不再变动。

（二）应用举例

九一散中红粉（氧化汞）的含量测定：本品为石膏（煅）900g、红粉 100g，经配研、过绢丝筛、混匀制得的散剂。取本品约 2g，精密称定，加稀硝酸 25ml，待红粉溶解后，滤过，滤渣用水约 80ml，分次洗涤，合并洗液与滤液，加硫酸铁铵指示液 2ml，用硫氰酸铵滴定液（0.1mol／L）滴定，每 1ml 硫氰酸铵滴定液（0.1mol／L）相当于 10.83mg 的氧化汞（HgO）。本品每 1g 含红粉以氧化汞计，应为 90～110mg。

第二节 仪器分析法

一、高效液相色谱法（HPLC）

高效液相色谱法系采用高压强液泵将规定的流动相泵入装有填充剂的色谱柱，进行分离测定的色谱方法。它以经典液相色谱法为基础，引入了气相色谱技术，流动相改为高压泵输送，采用高效固定相及高灵敏度检阅器。与普通液相色谱法相比，具有分离效能高、分析速度快、检测灵敏度高等特点；与气相色谱法相比，有适用范围广、流动相选择性大、色谱柱可反复应用以及流出组分容易收集等优点。因流动相为液体，固体样品只要求制成溶液而不需要气化，因而不受样品挥发性的限制，对于挥发性低，热稳定性差，分子量大的高分子化合物以及离子型化合物尤为适宜，如氨基酸、蛋白质、生物碱、核酸、兹体、类脂、维生素以及无机盐类等。

（一）仪器介绍

高效液相色谱仪由输液泵、进样器、色谱柱、检测器及色谱数据处理系统组成。输液泵是将贮液器中的流动相以高压连续不断地泵入装有固定相的色谱柱；进样器一般采用带有定量管的六通进样阀；色谱柱管一般为直形不锈钢管，常量柱内径 2～6mm，长度 5～30cm，样品注入量一般为数微升，柱温为室温；最常用的检测器为紫外吸收检测器，尚有二极管阵列检测器、荧光检测器、示差折光检测器等。

（二）基本原理

1.塔板理论

用于计算理论塔板数及塔板高度，衡量色谱柱的柱效。在系统适用性试验中，其理论塔板数不得低于各品种项下规定的最小理论塔板数。

$$n=5.54\left(\frac{t_R}{W_{1/2}}\right)^2$$

$$H=L/n$$

2.速率理论

液相色谱与气相色谱的速率理论方程式的主要差别表现在纵向扩散项（B/u）和传质阻抗项（Cu）上。在 HPLC 中流动相为液体，黏度大，柱温低，扩散系数 D_m 很小，因此纵向扩散项 B/u 可忽略不计，其速率方程式为：

$$H=A+Cu$$

$$C=C_m+C_{sm}+C_s$$

式中 C_m、C_{sm}、C_s 分别为组分在流动相、静态流动相和固定相中的传质阻抗系数。对于化学键合相色谱，"固定液"是被键合在载体表面的单分子层，$C_s\approx0$，则 $C=C_m+C_{sm}$。在 HPLC 中，当流动相的线速度大于 1cm/s 时，流动相的流速与板高基本呈直线关系，为兼顾柱效与分析速度，多采用较低流速，内径 2～4.6mm 的色谱柱，多采用 1ml/分钟。

（三）实验条件的选择

1.色谱柱的选择

色谱柱由柱管和固定相组成，填充剂的性能与色谱柱的填充，直接影响色谱柱的柱效与分离度。孔径大于 30nm 的填充剂适于分离分子量大于 2000 的化合物，孔径小于 15nm 的填充剂适于分离分子量小于 2000 的化合物。高效液相色谱法的填充剂应为耐高压、粒度小而均匀的球形颗粒。色谱柱的填充常采用匀浆高压（600～1000kg/cm²）装柱，技术性很强，目前大部分实验室都使用已填充好的商品柱。

（1）液－固吸附色谱的固定相：多选择具有吸附活性的吸附剂，如硅胶和高分子多孔微球。①硅胶：分为表孔硅胶、无定形全多孔硅胶、球形全多孔硅胶、堆积硅胶等类型。②高分子多孔微球：高分子多孔微球也称有机胶，国产品代号为 YSG，进口品如日立 3010 胶，兼有吸附与分配作用、可用于分离芳烃、杂环、生物碱等化合物及分子量较小的高分子化合物。

（2）液－液分配色谱的固定相：由载体和固定液组成。按两者的结合方式不同分为机械涂层固定相和化学键合固定相。机械涂层固定相是将固定液涂在载体上，使用过程中，固定液极易流失，目前已淘汰。化学键合固定相是将固定液通过化学反应键合在载体上，化学稳定性好，使用过程中不流失，热稳定性好，可选用的流动相范围广。

根据键合相官能团的极性不同，可将化学键合固定相分为：①非极性或中等极性键合相：如十八烷基硅烷键合硅胶（ODS 或 C_{18}）、辛基硅烷键合硅胶（C_8）、甲基与苯基硅烷键合硅胶（可诱导极化）、醚基硅烷键合硅胶（ROR）等，常用作反相色谱系统的填充剂。②极性键合相：如氨基硅烷键合硅胶（NH_2）、氰基硅烷键合硅胶（CN）等，常用作正相色谱系统的填充剂。③离子型键合硅胶：如强酸性磺酸型键合硅胶（$-SO_3H$）、强碱性季铵盐型建和硅胶（$-NR_3Cl$），常用作离子交换色谱的填充剂。

以硅胶为载体的键合固定相适用于 pH2～8 的流动相。当 pH 大于 8 时，可使载体硅胶溶解；当 pH 小于 2 时，与硅胶相连的化学键合相易水解脱落。当需使用 pH 大于 8 的流动相时，应采用耐碱的填充剂，如有机－无机杂化填充剂或非硅胶填充剂等；当需使用 pH 小于 2 的流动相时，应选用耐酸的填充剂，如具有大体积侧链能产生空间位阻保护作用的二异丙基或二异丁基取代十八烷基硅烷键合硅胶、有机－无机杂化填充剂等。

色谱柱的选择应考虑被分离物质的化学结构、极性和溶解度等因素。大多数药物可用 C_{18} 反相（ODS）柱加以分离测定。在建立 HPLC 分离方法时，可先试用反相柱，若效果不理想再改用正相分配色谱柱（氨基柱、氰基柱）或硅胶吸附色谱柱。对于解离药物可用离子对色谱、离子抑制色谱或离子交换色谱测定；对于脂溶性的药物异构体的测定可采用硅胶吸附色谱柱。

2.流动相的选择

在液相色谱中，可供选择的流动相的范围较宽，且还可组成多元溶剂系统与不同配比，在固定相确定后，流动相的种类、配比、pH 值及添加剂等能显着影响分离效果，因此 HPLC 中流动相的选择至关重要。

（1）液－固吸附色谱的流动相：在液－固吸附色谱法中，流动相对分离的影响比较显著，控制分离选择性和分离速度主要靠选择合适的流动相来实现。一般采用二元以上的混合溶剂系统，在低极性溶剂如烃类中，加入适量极性溶剂如三氯甲烷、醇类等以调节溶剂系统的极性。

（2）化学键合色谱的流动相：可采用固定比例（等度洗脱）或按规定程序改变比例（梯度洗脱）的溶剂组成作为流动相系统。在液－固吸附色谱法中，一般采用二元以上的混合溶剂系统，在低极性溶剂如烃类中，加入适量极性溶剂如三氯甲烷、醇类等以调节溶剂系统的极性；在液－液分配色谱法中，流动相极性小于固定相极性称为正相色谱；流动相极性大于固定相极性称为反相色谱。正相色谱用于分离极性及中等极性的分子型化合物；反相色谱用于分离非极性至中等极性的分子型化合物。在药物分析中，反相色谱应用最广。在反相色谱法中，由于固定相是非极性的，所以，流动相极性越弱，其洗脱能力越强。典型的反相色谱法是用非极性固定相，常用十八烷基键合相（ODS 或 C_{18}），流动相用甲醇－水或乙腈－水。洗脱时，极性大的组分先流出色谱柱，极性小的组分后流出色谱柱。由于 C_{18} 链在水相环境中不易保持伸展状态，故对于反相色谱系统，流动相中有机溶剂的比例通常应不低于 5%。否则 C_{18} 链的随机卷曲将导致组分保留值变化，造成色谱系统不稳定。

反相键合相色谱的流动相常选用下列三种：①部分含水溶剂：以水为基础溶剂，再加入一定量可与水互溶的有机极性调节剂（如甲醇、乙酯、四氢呋喃），适用于分离中等极性、弱极性药物，常用甲醇－水、乙腈－水系统。②非水溶剂：用于分离疏水性物质，尤其在柱填料表面键合的十八烷基硅胶量较大时，固定相对硫水化合物有异常的保留能力，需用有机溶剂，可在乙腈或甲醇中加入二氯甲烷或四氢呋喃（称非水反相色谱）。③缓冲溶液：适用于可溶于水并可解离的化合物，如蛋白质、多肽及弱酸、弱碱类成分。缓冲液及其 pH 值不同会影响组分的保留值，常用的缓冲液有三乙胺磷酸盐、磷酸盐、醋酸盐溶液，选用的 pH 值应使溶质尽可能成为非解离形式，使固定相有较大保留能力（反相离子抑制色谱）。

正相键合相色谱的流动相通常采用饱和烷烃（如正己烷）中加人异丙醚

等极性较大的溶剂作为极性调节剂，通过调节极性调节剂的浓度来改变溶剂强度，常采用二元以上的混合溶剂系统，可用薄层色谱（TLC）探索合适的流动相。

反相离子对色谱的流动相为极性较强的水系统混合溶剂，最常用的是甲醇－水、乙腈水中加入 0.003～0.1mol/L 的离子对试剂，调节有机溶剂的比例使组分 k 值在适宜范围。离子对试剂的性质和浓度、流动相的 pH 值及流动相中有机溶剂的性质和比例都会影响组分的保留值和分离的选择性。

3.洗脱方式

有等度洗脱和梯度洗脱两种。等度洗脱系指在同一分析周期内流动相的组成及配比保持恒定的洗脱方式，具有操作简便、色谱柱易再生等优点，但仅适合于分析组分数较少、性质差异不大的样品；在一个分析周期内，按一定的程序不断改变流动相的组成、配比及 pH 值等，称为梯度洗脱。它可使复杂供试品中性质差异较大的组分，都能在各自适宜的分离条件下分离。

4.检测器

最常用的检测器为紫外检测器和二极管阵列检测器（DAD）。此外尚有荧光检测器、示差折光检测器、蒸发光散射检测器、电化学检测器和质谱检测器等。

（1）紫外检测器（UV 或 UVD）：为 HPLC 应用最普遍的检测器，灵敏度较高，噪音低，最低检出量可达 10^{-7}～10^{-12}，线性范围宽，对流速和温度波动不灵敏，可用于梯度洗脱。但只能用于检测有紫外吸收的物质，且流动相的选择有一定限制，流动相的截止波长必须小于检测波长。

目前应用的紫外检测器主要有可变波长型检测器和二极管阵列检测器。后者是一种光学多通道检测器，一般一个二极管对应接收光谱上一个纳米谱带宽的单色光。用二极管阵列装置能对色谱峰用不同波长进行紫外扫描，获得吸光度－波长－时间三维光谱－色谱图，同时得到定性、定量信息，在体内药物分析和中药成分分析中都有广泛应用。

（2）荧光检测器（FD）：荧光检测器灵敏度比紫外检测器高，但只适用于能产生荧光或其衍生物能发荧光的物质，主要用于氨基酸、多环芳烃、维生素、团体化合物及酶等，检测限可达 $1·10^{-10}$g/ml。由于荧光检测器的高灵敏度和选择性，是体内药物分析常用的检测器之一。

（3）蒸发光散射检测器（ELSD）：为一种通用型检测器，主要用于检测糖类、高分子化合物、高级脂肪酸、磷脂、维生素、氨基酸、甘油三酯及兹体等成分。但对有紫外线吸收的样品组分检测灵敏度比 UVD 低，且只适用于流动相能挥发的色谱洗脱，不宜用于含缓冲盐的流动相（因为盐不挥发，形成高本底而影响检测）。如需用抑制色谱，应选择挥发性的抑制剂，如氨水、醋酸等。

（4）电化学检测器（ECD）：电化学检测器包括极谱、库仑、安培和电导检测器。前三种统称伏安检测器，适用于能氧化、还原的有机物质的检测；后一种适用于离子色谱的检测。其中，安培检测器的应用最广泛，对有机还原性物质的检测限可达 $1×10^{-12}$g/ml，灵敏度高，尤其适用于痕量组分的分析，但不能检测不能氧化、还原的物质。

（5）示差折光检测器（RID）：为一种通用型检测器，利用组分与流动相折射率之差进行检测。该检测器对多数物质的灵敏度低（约 10^{-5}g/ml），通常不能用于痕量分析，但其稳定性好，操作方便。对少数物质检测灵敏度较高，尤其适合于糖类的检测，检测限可达 10^{-8}g/ml。这类检测器的缺点是灵敏度低，受环境温度、流动相组成等波动的影响大，不适于梯度洗脱。

（6）化学发光检测器（CLD）：为近年来发展起来的高选择性、高灵敏度的新型检测器。特点是设备简单、自身发光（无需光源）、价格便宜。化学发光反应常用酶为催化剂，将酶标记在待测物、抗原或抗体上，可进行药物代谢分析及免疫发光分板，尤其是痕量组分的测定，最小检测量可达 10^{-12}g。

5.HPLC 前处理

（1）流动相的处理：①溶剂的纯化：应选用色谱纯溶剂，分析纯或优级纯溶剂有时亦可采用，但需进行除去紫外杂质、脱水、重蒸等纯化操作。②流动相脱气：HPLC 所用的流动相必须预先除去其中的空气，习称脱气。常用的脱气法有超声波振荡脱气、惰性气体（He）鼓泡吹扫脱气、抽真空和加热脱气等。超声脱气法是将盛有流动相的容器置于超声水浴中，超声振荡约 15

分钟，是目前应用最多的脱气方法。③滤过：为防止不溶物堵塞流路和色谱柱入口处的微孔垫片，应预先除去流动相中的任何固体微粒。可在玻璃容器内蒸馏，亦可用 0.45μm 以下的微孔滤膜滤过。

（2）样品的处理：分析前需对样品进行预处理，除去杂质，纯化样品，将待测物质有效地从样品基质中释放出来，制成便于 HPLC 分析测定的稳定供试品。

（3）缓冲溶液的处理：磷酸盐、乙酸盐缓冲液是霉菌生长的良好基质，霉菌会堵塞色谱柱和系统，缓冲液应新鲜配制，必要时可放在冰箱内贮存，贮液器应定期用酸、水清洗，特别是盛水和缓冲液的瓶子，以免发霉。

（四）定量分析方法

1.外标法

以待测组分的标准品作对照物质，与对照物质对比计算供试品含量的方法称为外标法。常用外标工作曲线法和外标一点法。外标法的优点是不需知道校正因子，只要待测组分出峰，无干扰，保留时间适宜，即可用外标法进行定量分析。但要求进样量必须准确，否测定量误差大。

2.内加法

又称叠加法，系将待测物 i 的纯品加入待测样品溶液中，通过测定该纯品加入前后 i 组分峰面积或峰高的变化来测定 i 组分含量的方法。

原样品 m 克定量进样，测定 i 组分的色谱峰面积为 Ai，再取 m 克原样，加入 mi 克 i 组分的纯品，混匀，等量第二次进样，测得 i 组分的峰面积增加 Ai。设 m 克原样中含 mi 克 i 组分，则：

$$m_i \propto f_i A_i \qquad \Delta m_i \propto f_i \Delta A_i$$

$$\therefore m_i / \Delta m_i = A_i / \Delta A_i$$

$$C_i = \frac{m_i}{m} \cdot 100\% = A_i / \Delta A_i \cdot m_i / \Delta m_i \cdot 100\%$$

mi 克 i 组分纯品加入后，供试品相当于被稀释，则第二次等量进样后，原样品中 mi 克 i 组分的色谱图将比原 Ai 峰小，为了正确计算 Ai 及消除进样不准确带来的误差，在色谱图中选一适宜的相邻组分的色谱峰为参考峰 Ar，用此峰作相对标准（起内标物作用），按内标法处理，用面积比代替面积及面积增量，则：

$$C_i\% = \frac{A_i / A_r}{A_i / A_r - A_i / A_r} \cdot \Delta m_i / m \cdot 100\%$$

该法的优点是不需要内标物，又具有内标法的优点，只要两次进样时实验条件恒定即可，尤其适用于低浓度多组分样品的定量分析。其缺点是需 i 组分的纯品。

二、气相色谱法（GC）

本法系采用气体为流动相（载气）流经装有填充剂（固定相）的色谱柱，进行分离测定的色谱方法。它适用于分离和测定含挥发油及其他挥发性组分的含量，如冰片、樟脑、厚朴酚、丁香酚、龙脑等；还可用于中药及其制剂中含水量、合醇量的测定。本法具有分离效能高，选择性好，灵敏度高，分析速度快等特点。只要化合物有适当的挥发性，且在操作温度下有良好的稳定性，都可用气相色谱分析。但本法也存在一些局限性，它对于不具挥发性和热稳定性差的物质难以分析。

（一）仪器简介

气相色谱仪主要由以下五部分组成：载气系统、进样系统、分离系统、检测系统和记录系统。其分析流程如下图所示，载气（有氮气、氦气、氩气、氢气等）保存在高压气体钢瓶中，经减压阀减压后，通过一系列净化干燥装置去除载气中的杂质及水分。进样系统接受样品和载气，供试品用微量注射器或进样阀由进样器进入，如果样品为液体，进样后即刻在高温气化室瞬间气化为气体，随后被载气携带进入色谱柱。分离发生在色谱柱中，各组分在柱内经分离后依次流出色谱柱进入检测器。检测器可连续检测流出组分，输出电信号，用记录仪或其他示值装置显示。样品经检测器检测后放空。气相色谱的分离检测过程通常是在高温下进行的，进样、分离和检测系统都必须控制在确定的恒温条件下，所以它们被安装在电热恒温箱中。

（二）基本概念

1.色谱流出曲线

检测器能将组分的浓度（或质量）随时间的变化量转变为易测量的电信号（电压或电流），经放大器放大后，由记录仪或数据处理装置记录下来，从而得到电信号－时间曲线，称为色谱流出曲线或色谱图。

2.基线

在操作条件下，色谱柱中没有样品组分流出时，记录仪记录的色谱流出曲线为基线。它反映仪器（主要是检测器）的噪音随时间不同发生的变化，稳定的基线应是一条平行于横轴的直线。

3.色谱峰

在操作条件下，样品组分由色谱柱流出进入检测器时，记录仪记录的流出曲线上突起的部分称为色谱峰。它反映检测器响应信号随时间不同而发生的变化。正常色谱峰为对称的正态分布曲线。

4.峰高、峰面积

色谱峰的顶点与基线之间的距离称为峰高，用 h 表示。色谱峰与基线之间所包含的面积称为峰面积，用 A 表示。色谱峰的峰高和峰面积是色谱定量分析的依据。

5.色谱峰区域宽度

色谱峰区域宽度直接反映了色谱柱的分离效能。区域宽度越窄，色谱柱的分离效能越好。通常用以下三种方法表示色谱峰区域宽度：①标准差（σ）：峰高的 0.607 倍处，色谱峰宽度的一半。②半峰宽（$W_{h/2}$）：峰高一半处的色谱峰宽度，又称半宽，这是常用的一种表示区域宽度的方法（$W_{h/2}=2.355\sigma$）。③峰宽（W）：又称基线宽度，是通过色谱峰两侧的转折点（拐点）所作的切线与垂线相交部分的宽度（$W=4\sigma$）。

6.保留值

保留值用来描述色谱峰在色谱图上的位置，是色谱定性参数，通常用时间或体积来表示：①保留时间（t_R）：指待测组分从进样开始到柱后出现浓度极大点的时间，即从进样开始到这个组分的色谱峰顶点的时间间隔。②死时间（t_0）：指不与固定相作用的惰性物质（如空气），从进样开始到柱后出现浓度极大点的时间；t_0表示气体流经色谱柱空隙所需的时间，可以理解为某待测组分在流动相的停留时间。③调整保留时间（t'_R）：指扣除死时间后的保留时间，也即组分在固定相停留的时间。当实验条件一定时，调整保留时间仅决定于组分的性质。④保留体积（V_R）：指从进样开始到柱后待测组分出现浓度极大点（色谱峰顶点）时，通过色谱柱的载气体积。保留体积是保留时间 t_R 和载气流速 F_C（ml/min）的乘积。⑤死体积（V_0）：指不与固定相作用的惰性物质从进样开始到色谱峰顶点时，所需的载气体积，也就是从进样器经色谱柱到检测器出口的流路中，由气相所占有的体积。死体积是死时间和载气流速的乘积。⑥调整保留体积（V'_R）：指扣除死体积后的保留体积。保留时间与载气流速呈反比，载气流速变大，保留时间缩短，但两者的乘积不变。故保留体积与载气流速无关，在理论上要比保留时间准确。但测量保留体积不如测量保留时间方便，一般情况下均测量保留时间。⑦相对保留值（$r_{2,1}$）：某组分 2 的调整保留值与组分 1 的调整保留值之比，称为相对保留值。相对保留值只与柱温、固定相性质有关，与柱长、柱径、流动相流速、填充情况都无关。

（三）基本原理

1.色谱过程

色谱过程是由于样品中各组分在两相间相对运动，不断产生分配平衡的过程，若混合物中两个组分的分配系数不同，则两组分被流动相携带移动的速度就不同，从而使两组分得到分离。分配系数小的组分先流出色谱柱，分配系数大的组分后流出色谱柱。塔板理论是由马丁和辛格于 1941 年建立的一种半经验理论。在塔板理论中，把色谱柱内每达成一次分配平衡所需要的柱长称为理论塔板高度（H），将色谱柱总长以 L 表示，则这根色谱柱的理论塔板数（n）为：n=L/H。

2.速率理论

速率理论研究了色谱过程中各种动力学因素对柱效（峰展宽的影响，提出了 Van Deemeter 方程式：

$$H=A+B/u+Cu$$

A、B/u、Cu 分别为涡流扩散项、分子扩散（纵向扩散）项、传质阻抗项，从而解释了板高随载气流速而改变，且有最佳流速（Hmin）的现象。速率方程式对于色谱分离条件的选择具有指导意义，它可以说明色谱柱的填充均匀程度、载体粒度、载气种类、柱温和固定液膜厚度对柱效、峰扩张的影响。

对于开口毛细管柱色谱，涡流扩散项 A=0，故 Van Deemeter 方程式可简化为 H=B/i＋Cu，其传质阻抗小，柱长又远远大于填充柱，所以毛细管柱的柱效要比填充柱高得多，其理论塔板数达 $10^5 \sim 10^6$。

（四）实验条件的选择

1.系统适用性试验

色谱系统的系统适用性试验包括塔板理论、分离度、重复性和拖尾因子四个指标。其中，分离度和重复性是系统适用性试验中更具实用意义的参数。按各品种项下要求对色谱系统进行适用性试验，即用规定的对照品对仪器进行试验，应达到规定的要求。如达不到要求，应对色谱分离条件作适当的调整。

（1）色谱柱的理论板数（n）：在选定的色谱条件下，注入供试品溶液或各品种项下规定的内标物质溶液，记录色谱图，量出供试品主成分峰或内标物质峰的保留时间 t_R（以分钟或长度计，下同，但应取相同单位）和半高峰宽（$W_{h/2}$），按 $n=5.54（t_R/W_{h/2}）^2$ 计算色谱柱的理论板数。如果测得理论板数低于各品种项下规定的最小理论板数，应改变色谱柱的某些条件（如柱长、载体性能、色谱柱充填的优劣等），使理论板数达到要求。

（2）分离度（R）：分离度是衡量分离效果的指标，无论是定性鉴别还是定量分析，均要求待测峰与其他峰、内标峰或特定的杂质对照峰之间有较好的分离度。分离度的计算公式为：

$$R=t_{R2}-t_{R1}/（W_1+W_2）/2=2（t_{R2}-t_{R1}）/W_1+W_2$$

式中，t_{R2} 为相邻两峰中后一峰的保留时间；t_{R1} 为相邻两峰中前一峰的保留时间；W_1 及 W_2 为此相邻两峰的峰宽。

若 R=1，则两峰基本分离，若 R≥1.5，则两峰完全分离。除另有规定外，定量分析时分离度应不小于 1.5。

（3）重复性：取各品种项下的对照溶液，连续进样 5 次，除另有规定外，其峰面积测量值的相对标准偏差应不大于 2.0%，也可按各品种校正因子测定项下，配制相当于 80%、100% 和 120% 的对照品溶液，加入规定量的内标溶液，配成 3 种不同浓度溶液，分别进样 3 次，计算平均校正因子。其相对平均偏差应不大于 2.0%。

（4）拖尾因子（T）：为保证分离效果和测量精度，应检查待测降的拖尾因子是否符合规定，拖尾因子的计算公式为：

$$T=W_{0.05h}/2d_1$$

式中：$W_{0.05h}$ 为 5%峰高处的峰宽；d_1 为峰顶点至峰前沿之间的距离。除另有规定外，用峰高法定量时，T 应在 0.95～1.05 之间；用峰面积法定量时，T 值偏离过大，也会影响小峰的检测和定量的准确度。

2.载气的选择

选择载气主要考虑柱效（峰展宽）、柱压降及检测器灵敏度三方面因素。当载气流速较低时，宜用分子量较大的载气如 N_2；当流速较高时，宜用分子量较小的载气如 H_2、He。对于较长的色谱柱宜用 H_2 作载气，以减少柱压降。热导检测器宜选用 H_2、He；其他检测器一般用 N_2，N_2 为最常用的载气。常用的载气流速为 20～80ml/分钟。

3.进样方式的选择

进样方式一般可采用溶液直接进样或顶空进样。溶液直接进样采用微量注射器、微量进样阀或有分流装置的气化室进样。采用溶液直接进样时，进样口温度应高于柱温 30℃～50℃；进样量一般不超过数微升，柱径越细，进样量应越少，采用毛细管柱时，一般应分流以免过载。顶空进样适用于固体和液体供试品中挥发性组分的分离和测定。将固态或液态的供试品制成供试液后置于密闭小瓶中，在恒温控制的加热室中加热至供试品中挥发性组分在非气态和气态达到平衡后，由进样器自动吸取一定体积的顶空气注入色谱柱中。

4.色谱柱的选择

色谱柱为填充柱或毛细管柱。填充柱的材质为不锈钢或玻璃，内径 2～4mm，柱长 2～4m，内装吸附剂、高分子多孔小球或涂渍固定液的载体，粒径为 0.25～0.18mm、0.18～0.15mm 或 0.15～0.125mm。常用载体为经酸洗并硅烷化处理的硅藻土或高分子多孔小球，常用固定液有甲基聚硅氧烷、聚乙二醇等。毛细管柱的材质为玻璃或石英，内壁或载体经涂渍或交联固定液，内径一般为 0.25mm、0.32mm 或 0.53mm，柱长 5～60m，固定液膜厚 0.1～5.0μm，常用的固定液有甲基聚硅氧烷、不同比例组成的苯基甲基聚硅氧烷、聚乙二醇等。中药制剂分析中气－固色谱的固定相大多采用高分子多孔微球（GDX），用于分离水及含羟基（醇）化合物。新填充柱和毛细管柱在使用前需老化以除去残留溶剂及低分子量的聚合物，色谱柱如长期未用，使用前应老化处理，使基线稳定。

5.柱温的选择

在实际工作中一般根据样品的沸点来选择柱温，具体有如下几点：①沸点为 300℃～400℃的样品，采用 1%～5%低固定液配比，柱温 300℃～250℃。②沸点为 200℃～300℃的样品，采用 5%～10%固定浓配比，柱温 150℃～180℃。③沸点为 100℃～200℃的样品，采用 10%～15%固定液配比，柱温选各组分的平均沸点 2/3 左右。④气体及低沸点样品，采用 15℃～25%高固定液配比，柱温选沸点左右，在室温或 50℃以下进行分析。⑤对于宽沸程样品，需采用程序升温的方法进行分析。

由于柱温是由柱温箱来控制，柱温箱温度的波动会影响色谱分析结果的重现性，因此柱温箱控温精度应在±1℃，且温度波动小于每小时 0.1℃，温度控制系统分为恒温和程序升温两种。

6.检测器的选择

适合气相色谱法的检测器有火焰离子化检测器（FID）、热导检测器（TCD）、氮磷检测器（NPD）、火焰光度检测器（FPD）、电子捕获检测器（ECD）、质谱检测器（MS）等。火焰离子化检测器对碳氢化合物响应良好，适于检测大多数的药物；氮磷检测器对含氮、磷元素的化合物灵敏度高，火焰光度检测器对含磷、硫元素的化合物灵敏度高；电子捕获检测器适于含卤素的化合物；质谱检测器还能给出供试品某个成分相应的结构信息，可用于结构确证。一般用火焰离子化检测器时，用氢气作为燃气，空气作为助燃气。数据处理系统可分为记录仪、积分仪以及计算机工作站等。一般色谱图约于 30 分钟内记录完毕。

7.其他条件的选择

（1）气化室（进样口）湿度：气化温度取决于样品的挥发性、沸点范围、稳定性及进样量等因素，一般采用样品的沸点或稍高于沸点，以保证瞬间气化，但不超过沸点 50℃ 以上，以防分解。对一般色谱分析，气化室温度应高于柱温 30℃～50℃。

（2）检测室温度：通常为 250℃～350℃。检测器温度一般需高于柱温，并且不得低于 150℃，以免色谱柱的流出物在检测器中冷凝而污染检测器。通常可高于柱温 30℃左右或等于气化室温度。

（3）进样量：对于填充柱，气体样品为 0.1～1ml，液体样品为 0.1～1μl，最大不超过 4μl 为宜。毛细管柱需用分流器分流进样，分流后的进样量为填充柱的 1/10～1/100。

在实际操作中，各品种项下规定的色谱条件，除检测器种类、固定液品种及特殊指定的色谱柱材料不得改变外，其余如色谱柱内径、长度、载体牌号、粒度、固定液涂布浓度、载气流速、柱温、进样量、检测器灵敏度等，均可适当改变，以适应具体品种并符合系统适用性试验的要求。

（五）定量分析方法

1.内标法

由于气相色谱进样量少，且进样量不易准确控制，故外标法测定的误差较大，而归一化法又要求所有组分都有响应，因而内标法是中药制剂有效成分含量滴定最常用的方法。适用于样品的所有组分不能全部流出色谱柱，或检测器不能对每个组分都产生信号，或只需测定样品中某些组分含量时的情况。选择化学结构、物理性质与待测组分相近的纯品作为内标物，将一定量的内标物加入到样品中，经色谱分离，根据供试品重量 W 和内标物重量 WS 及待测组分和内标物的降面积 Ai、AS，求出待测组分的含量。

$$W_i/W_s = f_iA_i/f_sA_s$$

$$C_i\% = \frac{W_i}{W} \cdot 100\% = \frac{f_iA_iW_s}{f_sA_sW} \cdot 100\% = \frac{f_iA_i}{f_sA_s}C_s\%$$

式中 fi、fS 分别为待测组分和内标物的重量校正因子。

内标法的关键是选择合适的内标物。使用内标法，可抵消仪器稳定性差、进样量不够准确等原因所带来的定量分析误差。其不足之处是样品的配制较麻烦，有些内标物不易寻找。在中药制剂分析中，校正因子经常是未知的，可采用《中国药典》方法测定校正因子，再用内标法，或采用内标对比法测定。

（1）内标法加校正因子：精密称取待测物质的对照品 R，加入适量内标物 S 进样，记录色谱图，测量对照品和内标物的峰面积，则其相对校正因子为：

$$f = f_R/f_S = \frac{W_RA_R}{W_SA_S} = \frac{A_SC_S\%}{A_RC_R\%}$$

再取加入内标物的供试液，进样，记录色谱图，测量供试液中待测组分和内标物的峰面积，按下式计算其含量：

$$C_X\% = f\frac{A_X}{A_S} \cdot C_S\%$$

当配制校正因子测定用的对照溶液和含有内标物的供试液使用同一内标物溶液时，配制内标物溶液不必精密称取。

（2）内标对比法：本法是在不知校正因子时内标法的一种应用。在中药制剂分析时，校正因子常常是未知的，内标对比法不需知道校正因子，又具有内标法定量准确度与进样量无关的特点，方法简便实用，在中药制剂定量分析时常常采用此法定量。先称取一定量的内标物，加入标准品溶液中，制成标准品溶液；然后再将相同量的内标物加入同体积的供试品溶液，制成供试液，分别进样。由下式计算出试液中待测组分的含量。

$$(A_i/A_S)_{样品}/(A_i/A_S)_{标准} = (C_i\%)_{样品}/(C_i\%)_{标准}$$

$$(C_i\%)_{样品} = \frac{(A_i/A_S)_{样品}}{(A_i/A_S)_{标准}} \cdot (C_i\%)_{标准}$$

（3）内标工作曲线法：内标工作曲线法与外标法相同，只是在各种浓度的标准溶液中加入相同量的内标物，进样，以标准物与内标物的峰面积比 A_i/A_S 对 C_i 作工作曲线（或求回归方程）。样品测定时也加入等量的内标物。根据样品与内标物峰面积比 A_X/A_S，由工作曲线求得待测组分含量。

2.外标法

外标法分为工作曲线法及外标一点法等。工作曲线法是用一系列浓度的对照品溶液确定工作曲线，在完全相同条件下，准确进样等体积的样品溶液，计算其含量。通常截距为零，若不等于零则说明存在系统误差。当工作曲线截距为零时，可采用外标一点法定量。

用同一浓度的对照品溶液与供试液在相同条件下，等体积平行进样多次，记录色谱图，测量对照品和供试品待测成分的峰面积，计算其含量：

$$C_X = C_R \cdot \frac{A_X}{A_R}$$

外标法操作简便，计算方便，不需用校正因子，不论样品中其他组分是否出峰，均可对待测组分定量，但要求进样量准确及实验条件恒定。

三、薄层扫描法（TLCS）

本法是在薄层色谱法的基础上，用薄层扫描仪对色谱斑点进行扫描，将扫描得到的图谱及积分数据用于药品的鉴别、杂质检查或含量测定的方法。在紫外－可见光区有吸收或经显色后有吸收的成分采用吸收测定方式，具有荧光或经激发后能发射出荧光的成分采用荧光测定方式。由于斑点不经洗脱，在薄层板上经扫描即可得到一种或几种成分的含量，因而具有快速、简便、灵敏度高、选择性好等优点，随着制板、点样、展开等操作的仪器化及仪器性能的改进，薄层扫描法检测的灵敏度、结果的精密度与准确度均大大提高，在中药制剂分析中得到广泛应用。2005 年版《中国药典》中共收载 45 种用薄层扫描法测定含量的品种，如六味地黄颗粒、山楂化滞丸、血脂宁片等制剂中山茱萸、山楂的含量测定，龟龄集、脑得生丸、舒胸片中人参、三七的含量测定等均采用双波长薄层吸收扫描法；二妙丸、三妙丸、芎菊上清丸、导赤丸中黄连、黄柏的含量测定，核实导滞丸中枳实的含量测定则采用薄层荧光扫描法。

（一）基本原理

1.薄层吸收扫描法

在紫外－可见光区有吸收或经显色后有吸收的物质，可分别以钨灯和氘灯为光源，在 200～800nm 波长范围内选择合适波长测定薄层斑点的峰面积进行定量分析。由于薄层板是许多细小的颗粒组成的半透明体，光照射到薄层表面，除了透射光、反射光之外，还有许多不规则的散射光存在，所以与光照射全透明的溶液不同，吸光度与物质浓度的关系不服从朗伯－比尔定律。

在透射法测量中，薄层色谱斑点的吸收度：$A = -\lg \dfrac{T}{T_0}$

式中：T 为斑点透光率；T_0 为空白板透光率。

在反射法测量中，薄层色谱斑点的吸收度：$A = -\lg \dfrac{R}{R_0}$

式中：R 为斑点反射率；R_0 为空白板反射率。

在 T 和 R 的测定中，涉及两个参数，散射参数 SX 和吸收参数尺 KX。散射参数 SX 与薄层厚度（X）及散射系数（S）有关。不同厂家的吸附剂和薄层板，其 SX 值不同。吸收参数 KX 与吸附剂的吸收系数（K）及薄层厚度（X）有关。待测组分的浓度是通过 KX 来反映的，即 KX=C（浓度）。用 A 对 KX 作图所得曲线即为薄层扫描定量分析的吸光度－浓度曲线，即 Kubelka-Munk 曲线。该曲线说明了薄层色谱斑点的吸光度与其浓度间呈非线性关系，是一条弯曲的线，其弯曲度与 SX 呈正比，只有当 SX=0 时，该曲线才是一直线。当 SX≠0 时，可利用 SX 值将曲线校正为直线，用校正后的直线进行定量测定。

2.薄层荧光扫描法

本法适用于本身具有荧光或经过适当处理后可产生荧光的物质的测定，光源用氙灯或汞灯，采用直线式扫描。荧光测定法专属性强，灵敏度比吸收法高 1～3 倍，最低可测到 10～50pg（$1pg=10^{-3}ng=10^{-12}g$）样品。但由于多数物质本身无荧光，需与荧光试剂作用，生成荧光衍生物才能采用荧光扫描法测定。对于有紫外吸收，而不能产生荧光的物质，可采用荧光淬灭法测定。

当溶液浓度很稀（ECL≤0.05）时，荧光物质的荧光强度 F 与入射光强度 I_0 及物质浓度 C 之间存在如下关系：

$$F = 2.3K'I_0ECL$$
$$或\ F = KC$$

上式即为薄层荧光扫描法定量分析的基本公式。式中，K′为常数（与荧光效率有关），E 为吸收系数，L 为薄层厚度。在点样量很小时，斑点中组分的浓度与其荧光强度成线性关系。薄层荧光扫描法无需进行曲线校直，这是因为斑点的荧光属于发射光，荧光波长大于激发光波长，而散射光波长等于激发光波长，因而很容易用前截止滤光片或干涉滤光片滤掉，即使不能全部滤掉，也只是影响直线的截距。用薄层荧光扫描法进行定量分析时，采用斑点荧光强度的积分值〔色谱峰峰面积〕与斑点中组分的含量代替上式中的 F 与 C 进行运算。

（二）仪器简介

薄层扫描仪（TLC-Scanner）是薄层扫描法的专用仪器，主要由光源、单色器、样品室、薄层板台架、检测器、记录仪及数据处理系统等部分组成。

1.光源

提供紫外－可见光区的连续光谱。常用的是氘灯（200～370nm）、钨灯（370～700nm）、氙灯或汞灯。光源的转换通过转动反射镜而完成。

2.单色器

将光源发出的复合光分解，并从中分出测量所需波长的单色光。一般由光栅和狭缝组成，入口狭缝固定，出口狭缝可根据需要调整其高度与宽度。

3.样品室

样品室包括薄层板台架及驱动装置，薄层板台架可使薄层板作 X 轴和 Y 轴方向的移动。

4.检测器

包括监测用光电倍增管及反射测定与透射测定用光电倍增管。

反射测定时，光束在未照射到薄层板上的斑点前，一部分光被石英窗板反射由监测光电倍增管接受，另一部分光照射到薄层板上的斑点，除部分光被样品吸收外，其反射光为反射光电倍增管所接受。两检测器输出信号之比经对数转换器转换后作为吸收度信号。

透射测定时，由透射光电倍增管代替反射光电倍增管，它的输出信号与监测光电倍增管的输出信号之比，经对数转换器转换后得到透射测定的吸收度信号。

5.数据处理

设定适当参数，采集检测器的吸收度信号进行积分计算，通常仪器上还具有对信号作不同处理的功能，如背景校正、提高信噪比、工作曲线直线化等。可按要求进行数据的再处理，然后送至打印机，打印图谱及报告。

（三）操作步骤

薄层扫描法常用于中药制剂的含量测定，其操作一般分为供试品预处理、点样、展开、薄层扫描和数据处理等。

1.做试品预处理

按各品种项下规定执行，但应取样两份，平行操作。

2.点样

原点直径以 1～3mm 为宜，定量点样时，应尽可能在同一块薄层板上交叉点上样品和对照品，一同展开，降低因色谱条件不同而引起的误差。样品点样不得少于 4 个，对照品每一浓度不得少于 2 个。

3.展开

将薄层板与展开槽进行预饱和，可得到重现的色谱因。展开距离以 15cm 左右为宜，且每次的展开距离应保持恒定。控制被分离物质的 R_f 值 0.3～0.8 之间。展开过程中，温度变化不宜太大，展开剂需经预处理。

4.薄层扫描

（1）检测方法的选择：①吸光度法：适用于在紫外－可见光区有吸收的化合物；②荧光法：适用于荧光物质及荧光衍生物。

（2）扫描条件的选择：①波长的选择：分离效果好、无背景干扰的薄层用单波长法，否则选用双波长法，即用两种波长的单色光交替照射斑点，测定斑点对两种波长单色光的吸收度之差。一般选择待测成分最大吸收波长为样品波长，用对该成分无吸收或最小吸收波长为参比波长。②测光方式的选择：普通板用反射法，电泳谱用透射法。③扫描方式的选择：线性扫描是用一狭窄光带照射于薄层板的一端，薄层板相对于光带作直线运动，该法适用于较规则的圆形斑点，锯齿扫描是用截面积为正方形的光束照射薄层板，光束的运行轨迹为锯齿形或矩形，由于光束反复通过斑点，积分值较大，重复性较好，适用于形状欠规则的斑点定量，但扫描速度较慢。

5.数据处理

①预先设定参数、狭缝的宽度和高度、扫描起始位置、扫描波长等。②列出检测到的峰及峰面积。③打印出色谱图、参数及峰面积结果。④制作标准曲线。⑤算出待测成分含量。

四、毛细管电泳法

毛细管电泳法系指以弹性石英毛细管为分离通道，以高压直流电场为驱动力，依据供试品中各组分的淌度（单位电场强度下的迁移速度）和（或）分配行为的差异而实现各组分分离的一种分析方法。

当熔融石英毛细管内充满缓冲液时，管内壁上的硅羟基解离释放氢离子至溶液中，使管壁带负电荷并与溶液形成双电层。当毛细管两端加上直流电压时将使带正电的溶液整体地移向负极端，这种在电场作用下溶液的整体移动称为电渗流（EOF）。内壁硅羟基的解离度与缓冲液 pH 值与添加的改性剂有关。降低溶液的 pH 值会降低解离度，减小电渗流；增高溶液 pH 值提高解离度，增加电渗流。有机添加剂的加入有时会抑制内壁硅羟基的解离，减小电渗流。在操作缓冲液中带电粒子在电场作用下以不同速度向极性相反的方向移动，形成电泳。在操作缓冲液中带电粒子运动速度等于其电泳速度和电渗速度的矢量和。电渗速度通常大于电泳速度，因此电泳时各组分即使是阴离子也会从毛细管阳极端流向阴极端。为了减小或消除电渗流，除了降低操作缓冲液的 pH 值外，还可采用内壁聚合物涂层的毛细管。这种涂层毛细管可以减少大分子在管壁上的吸附。

（一）分离模式

毛细管电泳的分离模式有以下几种：

1.毛细管区带电泳（CZE）

将待分析溶液引入毛细管进样一端，施加直流电压后，各组分按各自的电泳流和电渗流的矢量和流向毛细管出口端，按阳离子、中性离子和阴离子及其电荷大小的顺序通过检测器。中性组分彼此不能分离。出场时间称为迁移时间（t_m），相当于高效液相色谱和气相色谱中的保留时间。

2.毛细管凝胶电泳（CGE）

在毛细管中装入单体和引发剂引发聚合反应生成凝胶，这种方法主要用于分析蛋白质、DNA 等生物大分子。另外还可以利用聚合物溶液，如葡萄糖等的筛分作用进行分析，称为毛细管无胶筛分。有时将它们统称为毛细管筛分电泳，分为凝胶电泳和无胶筛分两类。

3.毛细管等速电泳（CITP）

采用前导电解质和尾随电解质，在毛细管中充入前导电解质后，进样，电极槽中换用尾随电解质进行电泳分析，带不同电荷的组分迁移至各个狭窄的区带，然后依次通过检测器。

4.毛细管等电聚集电泳（CIEF）

将毛细管内壁涂覆聚合物减小电渗流，再将供试品和两性电解质混合进样，两个电极槽中分别加入酸液和碱液，施加电压后毛细管中的操作电解质溶液逐渐形成 pH 梯度，各溶质在毛细管中迁移至各自的等电点（PI）时变为中性形成聚焦的区带，然后用压力或改变检测器末端电极槽储液 pH 值的方法使溶质通过检测器。

5.胶束电动毛细管色谱（MEKC 或 MECC）

当操作缓冲液中加入大于其临界胶束浓度的离子型表面活性剂时，表面活性剂就聚集形成胶束，其亲水端向外、疏水非极性核向内，溶质则在水和胶束两相间分配，各溶质因分配系数的差异而被分离。对于常用的阴离子表面活性剂十二烷基硫酸钠，进样后极强亲水性组分不能进入胶束，随操作缓冲液流过检测器（容量因子 $k'=0$）；极强疏水性组分则进入胶束的核中不再回到水相，最后到达检测器（$k'=\infty$）。常用的其他胶束试剂还有阳离子表面活性剂十六烷基三甲基溴化铵、胆酸等。

6.毛细管电色谱（CEC）

将细粒径固定相填充到毛细管中或毛细管内壁涂覆固定相以电渗流驱动操作缓冲液（有时再加辅助压力）进行分离。

以上分离模式第 1 项和 5 项使用较多。第 5 项和 6 项两种模式的分离机理以色谱为主，但对荷电溶质则兼有电泳作用。

操作缓冲液中加入各种添加剂可获得多种分离效果。如加入环糊精、衍生化环糊精、冠醚、血清蛋白、多糖、胆酸盐或某些抗生素等，可拆分手性化合物；加入有机溶剂可改善某些组分的分离效果，以至可在非水溶液中进行分析。

（二）对仪器的一般要求

毛细管电泳仪的主要部件及其性能要求如下：

1.毛细管

使用弹性石英毛细管，以内径 50μm 和 75μm 两种使用较多（毛细管电色谱有时用内径更大些的毛细管）。细内径者分离效果好，且焦耳热小，允许施加较高电压；但若采用柱上检测，则因光程较短，其检测限较粗内径管要差。毛细管长度称为总长度，根据分离度的要求，可选用 20～100cm 长度；进样端至检测器间的长度称为有效长度。毛细管常盘放在管架上控制在一定温度下操作，以控制焦耳热，操作缓冲液的黏度和电导度，对测定的重复性很重要。

2.直流高压电源

采用 0～30kv（或相近）可调节直流电源，可供应约 300μA 电流，具有稳压和稳流两种方式可供选择。

3.电极和电极槽

两个电极槽里放入操作缓冲液，分别插入毛细管的进口端与出口端以及铂电极；铂电极连接至直流高压电源，正负极可切换。多种型号的仪器将供试品瓶同时用作电极槽。

4.冲洗进样系统

每次进样前毛细管要用不同溶液冲洗，选用自动冲洗进样仪器较为方便。进样方法有压力（加压）进样、负压（减压）进样、虹吸进样和电动（电迁移）进样等。进样时通过控制压力或电压及时间来控制进样量。

5.检测系统

紫外－可见分光光度检测器、激光诱导荧光检测器、电化学检测器和质谱检测器均可用作毛细管电泳的检测器。其中以紫外－可见分光光度检测器应用最广，包括单波长、程序波长和二极管阵列检测器。将毛细管接近出口端的外层聚合物剥去约 2mm 一段，使石英管壁裸露，毛细管两侧各放置一个石英聚光球，使光源聚焦在毛细管上，透过毛细管到达光电池。对无光吸收（或荧光）的溶质的检测，还可采用间接测定法，即在操作缓冲液中加入对光有吸收（或荧光）的添加剂，在溶质到达检测窗口时出现反方向的峰。

6.数据处理系统

与一般色谱数据处理系统基本相同。

（三）基本操作

（1）按仪器操作手册开机，预热，输入各项参数，如毛细管温度、操作电压、检测波长和冲洗程序等。操作缓冲液需滤过和脱气。冲洗液、缓冲液等放置于样品瓶中，依次放入进样器。

（2）毛细管处理的好坏，对测定结果影响很大。未涂层新毛细管要用较浓碱液在较高温度（例如用 1mol/L 氢氧化钠溶液在 60℃）冲洗，使毛细管内壁生成硅羟基，再依次用 0.1mol/L 氢氧化钠溶液、水和操作缓冲液各冲洗数分钟。两次进样中间可仅用缓冲液冲洗，但若发现分离性能改变，则开始须用 0.1mol/L 氢氧化钠溶液冲洗，甚至要用浓氢氧化钠溶液升温冲洗。凝胶毛细管、涂层毛细管、填充毛细管的冲洗则应按照所附说明书操作。冲洗时将盛溶液的供试品瓶依次置入进样器，设定顺序和时间进行。

（3）缓冲液的种类、pH 值和浓度，以及添加剂[用以增加溶质的溶解度和（或）控制溶质的解离度等]的选定对测定结果的影响也很大，应按各品种项下的规定配制，根据初试结果调整、优化。

（4）将待测供试品溶液瓶置于进样器中，设定操作参数，如进样压力（电动进样电压）、进样时间、正极端或负极端进样、操作电压或电流、检测器参数等，开始测试。根据初试的电泳谱图调整仪器参数和操作缓冲液以获得最佳效果，然后用优化条件正式测试。

（5）测试完毕后用水冲洗毛细管，并将毛细管两端浸入水中保存，如果长久不用应将毛细管用氮吹干，最后关机。

（6）由于进样方法的限制，目前毛细管电泳的精密度比用定量阀进样的高效浓相色谱法要差，故定量测定以采用内标法为宜。用加压或减压法进样时，样品溶液的黏度会影响进样体积，应注意保持供试品溶液和对照品溶液强度一致；用电动法进样时，因供试品溶液的离子强度会影响待测组分的迁移量，应注意其影响。

五、紫外－可见分光光度法（UV-VIS）

本法是通过测定被测物质在紫外－可见光区（200～760nm）对光的吸光度或发光强度，进行物质定性定量分析的方法。具有设备简单、操作简便、灵敏度和准确度较高等优点，是中药制剂定性鉴别、杂质检查及含量测定的常用方法。2005 年版《中国药典》收载用本法测定含量的中药制剂有小檗碱、莨菪碱、水苏碱、防己碱、丹皮酚、芦丁、总黄酮、总蒽醌、靛蓝等41 个品种。

1.吸收光谱

又称吸收曲线，系在不同波长下测定物质对光的吸收程度（吸光度），以波长为横坐标，以吸光度为纵坐标所绘制的曲线（如下图所示）。测定的波长范围在紫外和可见光谱区，称紫外－可见吸收光谱。光谱图中凸起的部分称为吸收峰，凹陷的部分称为谷，它们所对应的波长分别称为最大吸收波长和最小吸收波长；在吸收峰的旁边的小曲折称为肩峰，其对应波长为 λ_{sh}；在吸收曲线短波长端呈现的不成峰形的较强吸收，称为末端吸收。不同的物质有不同的吸收光谱及特征参数，为物质定性分析的重要依据。

2.朗伯－比尔定律

紫外－可见分光光度法的定量分析依据是朗伯－比尔定律。其物理意义是：当一束平行的单色光通过均匀的非散射体系的低浓度溶液时，在单色光强度、溶液温度等条件不变的情况下，吸光度液层的厚度（光路长度）和吸光物质浓度的乘积成正比。

吸收系数系指吸光物质在单位浓度及单位厚度时的吸光度。吸收系数的大小，取决于物质（溶质、溶剂）的本性及单色光波长。在一定条件下（单色光波长、溶剂、温度等确定时），吸收系数是物质的特性常数。不同物质对同一波长的单色光，有不同的吸收系数，吸收系数越大，表明吸光物质的吸光能力越强，吸收系数是中药制剂定性和定量分析的依据。

（一）仪器简介

1.分光光度计的基本部件

通常由光源、单色器、吸收池、检阅器及显示器四部分组成。

（1）光源：其功能是提供足够强度的、稳定的连续光谱。紫外光区和可见光区通常分别用氢灯（或氘灯）和钨灯（或卤钨灯）两种光源。

（2）单色器：其功能是将光源发出的复合光分解，并从中分出测量所需波长的单色光。一般由色散元件、狭缝、准直镜及聚光透镜等组成。色散元件有棱镜和光栅两种；狭缝有入射狭缝和出射狭缝两个。

（3）吸收池：其功能是盛装溶液和确定液层的厚度。一台分光光度计配有几组厚度不同的吸收池，以供选用。可见光区的测量一般用玻璃吸收池，紫外光区的测量则用石英吸收池，因普通玻璃吸收紫外线，影响准确测定。用于盛装参比溶液和样品溶液的一组吸收池必须相互匹配，即有相同的厚度与透光性。

（4）检测器：其功能是通过光电转换元件检测透过光的光通量大小，并将光信号转变成电信号。常用的光电转换元件是光电管、光电倍增管及光电二极管阵列检测器。

（5）显示器：其功能是把检测到的信号以适当的方式显示或记录下来。常用的显示方式有数字显示、荧光屏显示、曲线扫描及结果打印等多种。高性能的仪器还带有数据站，可进行多功能操作。

2.分光光度计的类型

分光光度计的分类方法有多种。按光路系统可分为单光束和双光束分光光度计；按测量方式可分为单波长和双波长分光光度计。

（1）单光束分光光度计：单光束仪器只有一束单色光，参比溶液和样品溶液的测定，是在同一位置用同一束单色光先后进行。单光束仪器结构简单，操作简便，但对光源强度的稳定性要求较高。

（2）双光束分光光度计：双光束仪器的参比溶液和样品溶液分别位于参比光路和测量光路。检测器在不同的瞬间接受和处理参比信导和样品信号，其信号差经对数转换系统处理后由显示器显示出透光率、吸光度、浓度或进行波长扫描，记录吸收光谱。双光束分光光度计不仅可以自动扫描绘制样品的吸收光谱，而且可以减少或消除因光源强度不稳而引入的误差。

（3）双波长分光光度计：双波长分光光度计是具有两个并列单色器的仪器，用两束不同的单色光交替照射到样品溶液，测定样品溶液中待测组分在这两个波长下的吸光度差值 ΔA，根据 ΔA 求出样品溶液中待测组分的浓度。

六、原子吸收分光光度法

原子吸收分光光度法是基于从光源辐射出具有待测元素特征谱线的光，通过供试品蒸气时被待测元素的基态原子所吸收，由辐射谱线被减弱的程度（即原子的吸光度）来测定供试品中该元素的含量。该法已广泛应用于中药制剂及中药材中重金属、有害元素及微量元素的检测。如 2005 年版《中国药典》（一部）收载的龙牡壮骨颗粒中钙的测定；雄宝胶囊中铜、锰、锌、铁等微量元素的测定；朱砂包衣的中成药丸剂、至宝三鞭丸中汞含量的测定；麻杏石甘汤中微量金属元素的含量测定等。原子吸收分光光度法具有灵敏度高、选择性和重现性好、干扰较少、操作简便快速、测定范围广等优点；但其不足之处是标准工作曲线的线性范围窄，测定不同元素一般需用不同光源的灯，且实验条件要求严格。

（一）基本原理

原子吸收和分子吸收一样，也服从 Lambert-Beer 定律。当光源辐射出具有待测元素特征谱线的光通过供试品蒸气时，被待测元素的基态原子所吸收，使辐射谱线被减弱，其减弱的程度（即待测元素原子蒸气对其共振辐射的吸收程度 A）与待测元素基态原子数 No 成正比。根据玻尔兹曼分布律，在通常原子吸收测定条件下（T=3000K），待测元素激发态原子数 Ni 相对于其基态原子数 No 可忽略不计（Ni/No≤1%），No 可看作等于总原子数，即可认为所有的吸收都是在基态进行的。在稳定的原子化条件下，试液中被测组分浓度 C 与蒸气中待测元素原子总数成正比，当原子蒸汽的厚度（即火焰宽度）保持一定时，吸光度 A 与待测组分的浓度 C 呈线性关系，即：A=K'C

K' 为比例系数，上式即为原子吸收分光光度法的定量公式。

（二）样品的处理

原子吸收光谱分析通常是溶液进样，待测样品需事先转化为溶液样品，预处理方法与通常的化学分析相同，要求供试品分解完全，在分解过程中应防止玷污和避免待测组分的损失，所用试剂及反应产物对后续测定应无干扰。

分解供试品最常用的方法是用酸溶解或碱熔融，近年来微波溶样法获得了广泛的应用。通常采用稀酸、浓酸或混合酸处理，酸不溶性物质采用熔融法。无机供试品如矿物类药物大都采用此类方法。有机供试品通常先进行消化处理，以除去有机物基体，消化后的残留物再用合适的酸溶解。消化处理可分为干法消化和湿法消化两种，被测元素若是易挥发的元素（如 Hg、As、Cd、Pb、Sb、Se 等），则不能采用干法消化，因为这些元素在消化过程中损失严重。

干法消化是在较高的温度下氧化样品的方法。准确称取一定量的样品，置于石英坩埚或铂坩埚中，于 80℃～150℃低温加热除去大量有机物；然后放于高温炉中，加热至 450℃～550℃进行灰化处理。冷却后，再将灰分用 HNO_3、HCl 或其他溶剂进行溶解。如有必要，可加热溶液以使残渣溶解完全，最后转移到容量瓶中，稀释至刻度。

湿法消化是在样品升温下用合适的酸加以氧化。最常用的是 HCl-HNO$_3$ 法、HNO$_3$-HClO$_4$，法或 H$_2$SO$_4$-HNO$_3$ 等混合酸法。若用微波溶样技术，可将样品放于聚四氟乙烯焖罐中，于专用微波炉中加热消化样品。若使用石墨炉原子化器，则可直接分析固体供试品，采用程序升温，以分别控制供试品干燥、消化和原子化过程，使易挥发或易热解的基体在原子化阶段前除去。

（三）定量分析方法

1.标准曲线法

标准曲线法是最常用的一种定量分析方法。根据对供试品溶液中待测元素大致含量的估计，配制一系列具有相同基体而不同浓度的待测元素的标准溶液（至少 3 份，浓度依次递增），以空白为参比，分别测量其吸光度 A，取每一浓度 3 次读数的平均值，以吸光度 A 对相应浓度（或含量）C 作标准曲线或计算回归方程。制备供试品溶液，使待测元素的估计浓度在标准曲线的线性范围内，在相同条件下，测定供试品溶液的吸光度，取 3 次读数的平均值，由标准曲线或回归方程求得供试品中待测元素的浓度或含量。

2.标准加入法

当供试品基体影响较大，又没有纯净的基体空白或测定纯物质中极微量的元素时，往往采用标准加入法。方法是：分取 4 份等体积的供试品溶液于 4 只同容积的量瓶中，除第一份外分别依次准确加入比例量的待测元素标准溶液，用溶剂稀释至刻度，分别测定其吸光度，绘制吸光度 A 相应的待测元素加入量的标准曲线，延长此直线与含量轴的延长线相交，此交点与原点的距离即相当于供试品溶液取用量中待测元素的含量。再以此计算供试品溶液中待测元素的含量。

采用标准加入法时，被测元素的浓度应与其对应的吸光度呈线性关系；至少采用 4 个点来外推曲线；须用标准加入法进行试剂空白的扣除；且曲线斜率不能大小，以免引起较大误差。标准加入法可消除分析中的基体干扰，并且由于在供试品中加入了被测物的标准溶液，与供试品中原有被测物因加和效应而产生较大吸光度，提高了测定的准确度。但操作费时，消耗样品量多，不适于分析数量多且要求快速的样品，此外，操作的平行性也会影响结果的准确度。

3.内标法

内标法是在一系列标准溶液和供试品溶液中分别加入一定量样品中不存在的内标元素，同时测定溶液中待测元素和内标元素的吸光度 A、A_0，以吸光度的比值 A/A_0 对标准溶液中待测元素的浓度绘制标准曲线，根据供试品溶液中待测元素与内标元素的吸光度比值，由标准曲线求得供试品中待测元素的浓度或含量。内标法由于是同时测定，测定值的波动可相互抵消，同时可消除在原子化过程中因实验条件（如气体流量、基体组成、火焰状态等）变化而引起的误差，选择适当的分析条件及分析方法会使测定值再现性良好，精密度较高。

第三节 其他分析法

一、浸出物测定法

该法适用于有效成分尚不明确、待测成分含量过低（低于万分之一）或尚无确切定量测定方法的中药制剂。可依据制剂中已知成分的溶解性能，选择适当的溶剂如水、乙醇、乙醚、三氯甲烷等，测定浸出物的含量，以此控制中药制剂的质量。2005 年版《中国药典》（一部）中共收载浸出物测定品种 211 个，其中中药制剂 15 个，如九味羌活丸、午时茶颗粒、安中片、龟龄集、刺五加片等。

1.水溶性浸出物测定法

测定用的供试品需粉碎，使能通过二号筛，并混合均匀。

（1）冷浸法：取供试品约 4g，精密称定，置 250～300ml 的锥形瓶中，精密加水 100ml，密塞，冷浸，前 6 小时内时时振摇，再静置 18 小时，用干燥滤器迅速滤过，精密量取滤液 20ml，置已干燥至恒重的蒸发皿中，在水浴上蒸干后，于 105℃干燥 3 小时，置干燥器中冷却 30 分钟，迅速精密称定重量。除另有规定外，以干燥品计算供试品中水溶性浸出物的含量（%）。

（2）热浸法：取供试品约 2～4g，精密称定，置 100～250ml 锥形瓶中，精密加水 50～100ml，密塞，称定重量，静置 1 小时后，连接回流冷凝管，加热至沸腾，并保持微沸 1 小时。放冷后，取下锥形瓶，密塞，再称定重量，用水补足减失的重量，摇匀，用干燥滤器滤过。精密量取滤液 25ml，置已干燥至恒重的蒸发皿中，在水浴上蒸干后，于 105℃干燥 3 小时，置干燥器中冷却 30 分钟，迅速精密称定重量。除另有规定外，以干燥品计算供试品中水溶性浸出物的含量（%）。

2.醇溶性浸出物测定法

照水溶性浸出物测定法测定（热浸法必须在水浴上加热）。以各品种项下规定浓度的乙醇（40%、70%、95%）、甲醇或正丁醇代替水为溶剂。

3.挥发性醚浸出物制定法

取供试品粉末（过四号筛）2～5g，精密称定，置五氧化二磷干燥器中干燥12小时，置索氏提取器中，用无水乙醚作溶剂，回流提取8小时，放冷，取乙醚液，置干燥至恒重的蒸发皿中，放置，挥去乙醚，残渣置五氧化二磷干燥器中干燥18小时，精密称定，缓缓加热至105℃，并于105℃干燥至恒重。其减失重量即为挥发性醚浸出物的重量。

二、挥发油测定法

挥发油总量的测定有甲、乙二法。甲法适用于测定相对密度在1.0以下的挥发油，乙法适用于测定相对密度在1.0以上的挥发油。测定用的供试品，除另有规定外，须粉碎位能通过二号至三号筛，并混合均匀。应初步了解供试品中挥发油的含量，以确保所用样品量能蒸出不少于0.5ml挥发油。

1.甲法

取供试品适量（约相当于含挥发油0.5～1.0ml），称定重量（准确至0.01g），置烧瓶中，加水300～500ml（或适量）与玻璃珠数粒，振摇混合后，连接挥发油测定器与回流冷凝管。自冷凝管上端加水使充满挥发油测定器的刻度部分，并溢流入烧瓶时为止。置电热套中或用其他适宜方法缓缓加热至沸，并保持微沸约5小时，至测定器中油量不再增加，停止加热，放置片刻，开启测定器下端的活塞，将水缓缓放出，至油层上端到达刻度0线上面5mm处为让。放置1小时以上，再开启活塞使油层下降至其上端恰与刻度0线平齐，读取挥发油量，并计算供试品中含挥发油的百分数。

2.乙法

取水约300ml与玻璃珠数粒，置烧瓶中，连接挥发油测定器。自测定器上端加水使充满刻度部分，并溢流入烧瓶时为止，再用移液管加入二甲苯1ml，然后连接回流冷凝管。将烧瓶内容物加热至沸腾，并继续蒸馏，其速度以保持冷凝管中部呈冷却状态为度。30分钟后，停止加热，放置15分钟以上，读取二甲苯的容积。然后照甲法自"取供试品适量"起，依法测定，自油层中减去二甲苯的量，即为挥发油量，再计算供试品中含挥发油的百分数。

三、氮测定法

常量法：取供试品适量（约相当于含氮量 25～30mg），精密称定，供试品如为固体或半固体，可用滤纸称取，并连同滤纸置干燥的 500ml 凯氏烧瓶中；然后依次加入硫酸钾（或无水硫酸钠）10g 和硫酸铜粉末 0.5g，再沿瓶壁缓缓加硫酸 20ml；在凯氏烧瓶口放一小漏斗并使烧瓶成 45°斜置，用直火缓缓加热，使溶液的温度保持在沸点以下，待泡沸停止，强热至沸腾，待溶液成澄明的绿色后，除另有规定外，继续加热 30 分钟，放冷。沿瓶壁缓缓加水 250ml，振摇使混合，放冷后，加 40%氢氧化钠溶液 75ml，注意使沿瓶壁流至瓶底，自成一液层，加锌粒数粒，用氮气球将凯氏烧瓶与冷凝管连接；另取 2%硼酸溶液 50ml，置 500ml 锥形瓶中，加甲基红－溴甲酚绿混合指示液 10 滴，将冷凝管的下端插入硼酸溶液的液面下，轻轻摇动凯氏烧瓶，使溶液混合均匀，加热蒸馏，至接收液的总体积约为 250ml 时，将冷凝管尖端提出液面，使蒸气冲洗约 1 分钟，用水淋洗尖端后停止蒸馏；馏出液用硫酸滴定液（0.05mol/L）滴定至溶液由蓝绿色变为灰紫色，并将滴定的结果用空白试验校正。每 1ml 硫酸滴定液（0.05mol/L）相当于 1.40lmg 的 N。

第八章 检验标本采集

第一节 常规标本采集

一、尿液

（1）应留取新鲜尿，以清晨第 1 次尿为宜，较浓缩，条件恒定，便于对比。急诊患者可随时留取。

（2）使用一次性小便杯并贴上检验联号。

（3）尿标本应避免经血、白带、精液、粪便等混入。此外，还应注意避免烟灰、糖纸等异物的混入。

（4）标本留取后，应及时送检，以免细菌繁殖、细胞溶解等（一般夏季 1h 内、冬季 2h 内完成检验）。

（5）尿胆原等化学物质可因光分解或氧化而减弱。

（6）不能及时送检应适当防腐，常用甲醛 5m1/L 尿（用于管型和细胞防腐），甲苯 5ml/L 尿（用于尿糖、尿蛋白等防腐），或保存于 4℃冰箱内，6h 内检查完毕。

二、粪便

（1）留取标本的容器可用不吸水（涂蜡）的纸盒，或一次性塑料容器，要求清洁干燥。

（2）标本务求新鲜且不可混入尿液。送检标本量通常为指头大小（约 5g）即可。

（3）标本应选择脓血黏液等病理成分，并应在 1h 内完成检验，否则可因 PH 及消化酶等影响，而使粪便中的细胞成分破坏分解。

（4）作潜血试验应嘱患者在收集标本前 3d 禁食肉类、铁剂及大量绿色蔬菜。

（5）检查蛲虫应于清晨排便前用棉拭子由肛门四周拭取，立即送检。

三、痰液

（1）一般检验收集新鲜痰，患者起床后刷牙、漱口（用 3％双氧水及清水漱口 3 次），用力咳出气管深部真正呼吸道分泌物（勿混入唾液及鼻咽分泌物），盛于洁净容器内。

（2）幼儿痰液收集困难时，可用消毒拭子刺激喉部引起咳嗽反射，用棉拭子采取标本。

四、血液

（1）早晨空腹抽取静脉血标本，适宜作血糖、血脂、肝功能等检验。

（2）血液激素测定标本，可不空腹，但必须在每天上午 8～9 时采取。

（3）反映急性心肌梗死的酶类 AST、CK 的峰值通常在梗死后 16～24h；LDH 活性需 30～60h 方达到高峰，维持 3～6d。请掌握采血时间。

（4）急性胰腺炎病人一般在发病后 2～12h 血清淀粉酶开始上升，12～72h 到高峰，4d 左右恢复正常。

（5）采取血钾测定标本，勿用碘酒消毒皮肤，仅用酒精消毒皮肤后采血，因碘酒内含碘化钾较高，对血清钾结果干扰显著。

（6）盛血用试管或瓶均应干燥洁净，若需要抗凝血则应将血液注入有抗凝剂的试管或瓶内，并立即轻轻旋转摇匀，防止凝固。

（7）输液同侧不宜采血样检验，另一例要看具体项目及输液成分来决定。如静脉滴注葡萄糖时验血糖要在输液完毕后 2h 取血；检验电解质时不宜在输液同侧采样等。

（8）采血后应将针头取下，再沿管壁将血液徐徐注入试管内。

（9）采集血液标本时应防止溶血。

五、体液及排泄物

（一）脑脊液

（1）标本送检必须及时，收到标本后应立即检验，久置可致细胞破坏，影响细胞计数及分类检查，并导致葡萄糖分解使含量降低，病原菌破坏或溶解。

（2）细胞计数管应避免标本凝固，遇高蛋白标本时，可用 EDTA 钠盐抗凝。

（二）浆膜腔积液

（1）穿刺取得的标本，为防止细胞变性出现凝块或细菌破坏溶解，送检及检查必须及时。

（2）为防止凝固，最好加入 100g / LEDTA 钠盐抗凝，每 0.1ml 可抗凝 6ml 浆膜腔积液，及时完成细胞涂片检查。

（三）精液

（1）用清洁干燥小瓶收集精液，不宜采用避孕套内的精液。

（2）收集精液前避免性生活 3～7d，收集精液标本后应在 1h 内检验，冬季应注意保温。

（3）出现一次异常结果，应隔一周后复查，反复查 2～3 次方能得出比较正确的结果。

（四）前列腺液

临床医生作前列腺按摩术后，采集标本于清洁玻片上，立即送检。

（五）阴道分泌物

由临床医生用棉拭子采取子宫颈后穹隆分泌物可直接涂片，也可置生理盐水试管内送检，然后涂片镜检。

第二节　细菌培养标本采集

一、一般原则

（1）所用器具须严格的灭菌处理。

（2）采集足量标本以便够用。

（3）尽可能在病人服药前或手术切口局部用药前采集。

（4）采集标本过程中要严格遵守无菌操作原则，采集的部位要准确。

二、标本采集

（一）静脉血

（1）静脉穿刺前要充分消毒皮肤，避免皮肤细菌污染。

（2）取静脉血 5ml 以无菌操作法立即注入专用血培养瓶（含 50ml 培养液），轻轻摇匀送微生物室。

（二）尿液

（1）中段尿：先用 lg/L 新洁尔灭彻底清洗外阴，用无菌试管收集中间一段尿液 1～2ml。

（2）膀胱导尿：用于昏迷及自然排尿困难者，但导尿易引起逆行细菌感染。

（3）耻骨弓上膀胱穿刺尿：偶用于婴幼儿。

（三）粪便

（1）粪培养的容器须清洁，量可为胡桃大小（取有黏液或脓液部分）。

（2）疑是霍乱患者的粪便应取液样部分，并立即送检以便及时接种，不能延误。

（四）痰液

痰培养之前，临床医生指导病人配合，清晨时间最好，咳痰前先漱口，以减少口腔唾液的污染。

（五）脑脊液、胸腹水及脓液

应以无菌操作采取，盛于无菌瓶中，送检量不少于 1ml。伤口取标本尽量避免皮肤表面细菌的污染，并在脓腔的基底部取样，用无菌注射器抽取或用消毒棉签取样后，立即置无菌试管送检。

第三节 特殊项目标本采集

一、血气分析

（一）动脉血取血法

（1）用 2ml 或 5ml 消毒注射器，按无菌操作抽取肝素（1ml＝1000U），用生理盐水配 0.5ml，然后将肝素来回抽动，使针管全部湿润，将多余肝素全部排出。

（2）皮肤消毒后，穿刺股动脉、肱动脉或桡动脉，取 2ml 动脉血，不能有气泡。抽出后用小橡皮封针头，隔绝空气。将注射器放在手中双手来回搓动，立即送检。

（3）填写申请单时要求写出诊断、抽血时的体温和血红蛋白量，是否用氧及其流量，以便分析。

（4）如不能及时送检，应放在冰水中保存（勿用冰块，以免细胞破坏而溶血），但放置时间最长不超过 2h。

（二）毛细血管血采取法

（1）采血部位常为耳垂或手指，婴儿取足跟或大趾，局部先用热毛巾敷或轻轻按摩，使毛细血管血充分动脉化。

（2）在毛细管一端装上塑料帽（红色）。将小铁针插入毛细管并让它滑到有塑料帽的一端。

（3）将采血部位消毒，然后穿刺皮肤以使血液自然流出为宜，把毛细管插入血滴中部采血以防空气进入毛细玻管。

（4）套紧毛细管塑料帽，然后在毛细管的另一端套上塑料帽。

（5）用磁铁在玻管外来回移动，使玻管内铁针来回 20 次，达到血液与肝素混合的目的。

（6）如不能及时送检，标本可水平位贮放在冰水中（不能超过 2h）。

二、血液强度检测

（1）由于生理活动昼夜节律和饮食对血细胞比容、血浆蛋白成分、血浆黏度和血液强度都有影响，采取血标本的时间和其与饮食的关系应当注意。一般头天晚上素食，检测当天空腹，晨 8 时采血。

（2）采取时肘前静脉抽血，压脉带压迫的时间应尽可能缩短，针头插入后，应在压脉带松开 5 秒后开始采血，抽血时用力不宜过猛。

（3）抗凝剂以用肝素（10～20U／ml 血）或 EDTA·2Na（1.5/L 血）为宜，为防止对血液的稀释作用，应采用固体抗凝剂。

三、骨髓穿刺及涂片要求

（1）穿刺部位首选髂后上棘，次选髂前上棘、胸骨。

（2）采取骨髓液时，应严格遵守无菌技术，抽取动作要缓慢，吸取骨髓量勿超过 0.3ml，以免混入稀释，使所吸标本不能代表骨髓。

（3）玻片要求清洁，涂片薄而均匀，应涂片 10 张左右，并同时制备两张外周血片作对照之用。

（4）如需同时作细菌培养和病理检查的病例，应先吸少量骨髓液作涂片后再吸取所需骨髓液和骨髓组织。

第四节 标本采集的质量保证

一、饮食因素对检验结果的影响

大多数生化检查均要求空腹采血，禁食 12h，或者晚餐后次日早上采血。因为饮食后可使血液某些化学成分改变，影响测定结果。例如高脂肪饮食后甘油三酯测定可高达空腹时 10 倍；高糖饮食后血糖可迅速升高，3h 后才恢复正常。但是过度空腹，以致饥饿，血液或器官中的某些成分分解、释放，又可导致某些检验结果异常。如血糖、转铁蛋白、C3 等可因空腹时间过长而降低；甘油三酯、游离脂肪酸反而升高。而血总蛋白、A/G 比值、胆固醇等在空腹前空腹后测定无改变。因此，应注意区分选择送检。

食物可影响某些检验项目的测定结果，如咖啡、茶、巧克力、香蕉等食物可影响儿茶酚胺的测定；高蛋白饮食，尤其是进食动物肝脏、肾及贝类富含嘌呤食物可使血尿酸测定增高；进食动物血食物可使隐血试验假阳性；饮酒后可使乳酸、尿酸盐等增加，长期饮酒还可使高密度脂蛋白、胆固醇等增高。上述种种情况说明为保证检验质量的可靠性，病人在做检验前，对食物也要有一定的控制。

二、药物因素对检验结果的影响

很多药物对检验有干扰作用，据报道有 15000 多种。药物在体内主要是改变某些物质在体内的代谢作用和干扰测定过程中的化学反应，使结果增加或降低。如服用阿司匹林可以通过增加葡萄糖的吸收、释放类固醇并抑制三羧酸循环，使血糖升高；而输液补钾时，由于氯化物可将糖由细胞外带到细胞内，造成血清糖测定结果降低。所以临床医生应充分了解各种药物对有关检验项目测定结果的影响，或者需要为了某个项目的测定而停服某一药物。

三、运动因素对检验结果的影响

运动也能影响很多检验项目的测定结果，如运动后血糖、乳酸、丙氨酸等可升高，肌肉有关的血清酶，如 CK、LDH、ALT、AST 在运动后测定均有不同程度的升高，有人做过实验，其中最明显的是 CK 和 ALT，而且恢复较慢，停止运动 1h 后测定，其结果可升高 50%。

四、采集标本时体位对检验结果的影响

由于人体体位姿势不同影响血液循环，某些生理现象可发生变化，如血浆与组织液因体位不同导致平衡改变，血液与组织液中的某些成分也随着发生变化，可使某些测定结果发生改变，如卧位改为站位时测定总蛋白、白蛋白、胆固醇、血清铁、ALT、ALP 等有 5%～15% 的不同程度改变。有的检验项目采血部位不同，而检验结果也有较大的差别，如白细胞计数取微量血，有人做过试验耳垂采血较手指血高 30%。因此，提出建议，建立各检验项目的参考值，采集血标本应规范一种姿势。

五、止血带加压对检验结果的影响

止血带压迫使局部血管扩张、淤血，激活血液中的某些物质，引起某些检验项目测定结果升高或降低。如凝血酶原时间测定，由于血管受压迫，使局部血液回流受阻，造成局部缺氧，甚至毛细血管损伤，凝血起动因子激活后，凝血过程形成，即消耗一些凝血因子，使测定结果偏低；在测定其他一些化学成分时，由于血管被压迫处的组织液从扩张血管处漏出而影响被测定成分的含量，且影响的程度随止血带压迫的时间增加而上升。所以抽血时尽量缩短止血带压迫时间，最好不用止血带。

六、标本采集的时间对检验结果的影响

机体血液的某些成分在一天内可发生周期性的变化，且有的变化较大，如白细胞计数上下午之间可有成倍变化，一般上午低下午高。其他化学成分，如胆红素、血清铁上午较其他时间高。血清钙中午低，生长激素夜里高，白天低。在一般情况下，为减少由于采血时间不同引起的测定误差，要求每次检测最好在一天的同一时间进行。

七、抗凝剂对检验结果的影响

检验的标本根据检验项目的要求不同，有需要抗凝和不需要抗凝 2 种。需要抗凝的预先加入抗凝剂。常用的抗凝剂有拘橼酸盐、草酸盐、EDTA、肝素等，而抗凝剂的使用也要根据检验的，项目进行选择，否则即影响测定结果。如含有钾、钠的抗凝剂（草酸钾、草酸钠、拘橼酸钾、拘橼酸钠等）不能用作测定血钾或血钠的抗凝。因为草酸盐、氮化钠等抗凝剂，具有酶的活性或有抑制酶的活性作用，如草酸盐有抑制淀粉酶、乳酸脱氢酶、酸性磷酸酶的作用，氯化钠有激活尿素酶和抑制乳酸脱氢酶的作用，故不宜用作酶活性的测定或用作某些项目酶法测定。

八、溶血标本对检验结果的影响

血液中的很多化学成分分布在细胞内和细胞外含量是不同的，如红细胞内的钾含量是血清（浆）钾的 20 倍，红细胞内的乳酸脱氢酶是血清的 200 倍。标本溶血后对检验的结果影响较大，细胞内含量高的物质进入血清后造成测定结果偏高。细胞内含量低的物质进入血清后，血清被稀释使测定结果偏低。

第九章 血型及输血检验诊断

第一节 输血前免疫学检查

一、输血前检查的目的和要求

临床上输血可作为治疗或辅助治疗的重要手段，但是不适当的输血或输血液成分制品，将会造成不良后果，严重的可危及生命。因此，输血前必须对受血者和献血者血液成分作输血前的血清学检查。输血前检查的目的是选择适用于患者的血液或血液制品，使输注的各种血液成分能在受血者体内有效地存活，无不良反应。即输入的红细胞在受体内必须不发生凝集和溶血反应，输入的血浆成分不导致患者红细胞破坏，也就是使供血者与受血者之间的血液在免疫血液学方面"相容"，从而达到安全、有效输血的目的。

二、输血前检查的内容和方法

（一）受血者和供血者 ABO 和 Rh 定型

1.ABO 定型试验

受血者的 ABO 血型必须在输血前给予确认,这是因为在各类血型系统中,以 A、B 抗原的抗原性最强，D 抗原次之。当受血者接受了所缺少的 A、B 抗原后，几乎每个人都产生特异性的同种抗体反应。而大约占 2 / 3 的 D 抗原阴性的人，接受了 D 抗原阳性血液后可产生抗 D 抗体，因此每一个受血者除 A 和 B 抗原定型外，应作 D 抗原定型，然后选择合适血型的献血者血液。任何定型试验结果发生疑问，均必须在输血前妥善解决。

2.ABO 定型试验中的常见问题

在血型鉴定时经常会碰到正反定型不一致的情况。造成这种正、反定型不一致的原因很多，其中有技术和管理上的问题，也有标本红细胞和血清本身的问题，主要有：

（1）技术和管理错误：这是 ABO 定型中产生异常结果的主要原因，包括：①器材不洁，产生假阳性或假阴性结果；⑧试剂污染或失效，产生假阳性或假阴性结果；③离心过度或不足，产生假阳性或假阴性结果；④阳性反应产生溶血现象未能识别，错判假阴性结果；⑤漏加试剂，产生假阴性结果，⑥标本或试剂搞错，产生假阳性或假阴性结果；⑦结果记录或判断错误，产生假阳性或假阴性结果；⑧细胞与血清间比例不适当，产生假阳性或假阴性结果。

（2）血清异常：华通（Wharton）胶或血清蛋白引起缗钱状形成，影响反定型结果。

（3）红细胞致敏：受免疫球蛋白致敏的红细胞在含高蛋白介质的试剂中可发生凝集。

（4）异常基因型：ABO 亚型的检查中，A、B 抗原可能为弱抗原，难以检出。

（5）近期输血：试验前曾输入过其他 ABO 血型不一致的血液，使血液标本成为混合血型的红细胞悬液，定型时显示"混合外观凝集"现象。

（6）嵌合体血型（开米拉，chimerism）：这种血型者体内有两类血型红细胞群体，定型时可以出现"混合外观凝集"现象。

（7）疾病因素导致抗原性减弱：某些白血病患者和难治性贫血患者中，ABO 血型系统的抗原性可受到抑制，检出困难。

（8）红细胞多凝集现象：红细胞因遗传或获得性的表面异常，发生多凝集现象。

（9）获得性 B：由于革兰阴性杆菌的作用，红细胞可获得"类 B"的活性。

（10）血型特异性物质过高：一些卵巢囊肿病人血型物质的浓度很高，可中和抗 A 和抗 B 定型试剂，要得到正确的正定型结果，必须洗涤红细胞多次。

（11）近期内进行大量的血浆置换治疗：由于使用大量的非同型的血浆作置换治疗，标本血清中含有所输供体提供的抗 A 或抗 B 抗体，造成反定型错误。

（12）异常的血浆蛋白：受检者血浆中异常的清蛋白、球蛋白比例和高浓度的纤维蛋白原等导致缗钱状形成，造成假凝集现象。

（13）不规则抗体的存在：受检者血浆中含有 ABO 血型抗体以外的不规则抗体，与试剂红细胞上其他血型抗原系统的抗原起反应。

（14）低丙种球蛋白血症：低丙种球蛋白血症（丙种球蛋白量减少）病例，可能会因免疫球蛋白水平下降而使血清定型时不凝集或凝集反应弱。

（15）药物等因素：药物、右旋糖酐及静脉注射某些造影剂可引起红细胞凝集或类似凝集。

（16）年龄因素：免疫系统尚未健全的婴儿、由母亲被动获得抗体的婴儿，或抗体水平下降的老年人，试验时可出现异常的结果。

（17）防腐剂因素：患者体内可能含有对防腐剂中的成分或对混悬介质的抗体，导致 ABO 型差错。

3.Rh（D）定型和定型试验中应注意的问题

Rh 定型主要鉴定 D 抗原，定型时应按照 IgG 抗 D 和 IgM 抗 D 的定型试剂的使用说明书进行，并注意必须要有严格的对照试验，包括抗原的阴、阳性对照以及试剂对照试验。Rh 血型鉴定可能出现假阳性和假阴性。

（二）红细胞血型不规则抗体的筛查和鉴定

所谓红细胞血型不规则抗体，是指抗 A 和抗 B 以外的血型抗体。对受血者的血清和血浆，应作常规的抗体筛查试验，以发现有临床意义的不规则抗体。有条件的血液中心，亦应开展献血者血清的抗体筛选工作，以减少不规则抗体进入受血者的可能性。

抗体筛查试验可在交叉配血试验之前进行或一起进行，这样有利于对患者抗体的早期确认及鉴定具有临床意义的抗体，避免一些可能的情况而造成病情的延误。

抗体筛查试验的原则是让受检的血清与已知血型的试剂红细胞（即筛查红细胞）起反应，以发现在 37℃中有反应的抗体。试验中使用的方法有盐水试验法、抗球蛋白法、清蛋白介质法、低离子强度介质法、聚凝胺法、凝胶法、酶技术等，可按抗体的血清学行为和试验的具体条件选择，但必须作抗球蛋白试验。

（三）交叉配血检验

1.原理

交叉配血主要是检查受血者血清中有无破坏供血者红细胞的抗体，故受血者血清加供血者红细胞相配的一管为"主侧"，供血者血清加受血者红细胞相配的一管为"次侧"，两者合称交叉配血。

交叉配血试验又称不配合性试验，是确保患者安全输血必不可少的试验。完整的操作规程应包括：①查阅受血者以前的血型记录，如与这次检查结果有所不同，应及时分析原因；②对收到的受血者血样作 ABO 正、反定型，必要时作 Rh 血型和其他血型检查以及血型抗体检测的鉴定，③选另预先进行血型检查的合格供血者作交叉配血试验。

2.交叉配血方法

（1）盐水介质配血法，本法是目前最常用的配血方法，可以发现临床上最重要的 ABO 不配合性。当受血者和供血者细胞经混合并离心后，如有 ABO 不配合问题，就会很快显示出来，所以常称为"立即离心"（immediate spin）配血试验。

1）操作；①抽取受血者静脉血 3～4ml，待凝固后分离血清，并制备 2%盐水红细胞悬液。②将供血者血样以同样方法分离血清，并配制 2%红细胞悬液。③取洁净小试管（10mm×60mm）2 支，1 支标明受血者血清（PS）＋供血者细胞（DC）或"主侧"，另 1 支标明供血者血清（DS）＋受血者细胞（PC）或"次侧"。④按标记"主测"管加受血者血清 1 滴和供血者红细胞悬液 1 滴，"次侧"管加供血者血清 1 滴和受血者红细胞悬液 1 滴，混匀，以 1000g 离心

15 秒，轻轻侧动试管，观察结果。冬季室温较低，应将试管保温，以防冷凝集素引起的凝集反应影响结果判断；⑤ABO 同型配血，"主侧"和"次侧"均无溶血及凝集表示无输血禁忌，可以输血。如急需输血但一时无同型血液，作异型配血时（指 O 型血输给 A、B 或 AB 型，或 A、B 型血输给 AB 型时）"主侧"无溶血及凝集，但"次侧"必然有溶血或凝集。如发现"次侧"无凝集，应进一步分析原因。

2）注意事项：①盐水介质配血法也可用玻片法进行操作；②如盐水介质配血结果阴性，可将原标本接着做酶法或抗人球蛋白法配血。

（2）酶技术配血法：国内以木瓜酶或菠萝蛋白酶为常用。本法敏感性高，对 Rh 血型抗体的检出尤为显著，操作简便，试剂也容易购到，故一般实验室均应建立。

1）操作：①取洁净试管 2 支，标明"主侧"和"次侧"。"主侧"加受血者血清和供血者 2％红细胞盐水悬液各 1 滴，"次侧"加供血者血清和受血者 2％红细胞盐水悬液各 1 滴，两管各加 1％木瓜酶（或菠萝蛋白酶）液 1 滴；②混合，置 37℃水浴 30 分钟，轻轻侧动试管，观察结果，两管均无凝集，表示无输血禁忌；③阳性对照：已知 IgG 抗 D 血清 1 滴加 2％D 阳性红细胞悬液 1 滴，再加酶液 1 滴；阴性对照：AB 型血清 1 滴加 2％D 阳性红细胞悬液 1 滴，再加酶液 1 滴，同时进行试验。

2）注意事项：酶活力简易测定法：取 0.067mol/L，PH6.2 磷酸盐缓冲液与脱脂牛奶等量混合，放在 37℃温箱加温，吸出上述混合液 1 滴于玻片上，加 1％酶液 1 滴，混合，观察结果。在 10～20 秒有絮状物出现表示酶有活力，可供应用。若在 20 秒后出现絮状物，表示该批酶活力差。若做试验，则延长观察结果时间，若酶活力减低 50％，则此酶液不能应用。

（3）抗人球蛋白配血法：本法是检查不完全抗体最可靠的方法，试验原理可参阅抗人球蛋白试验。缺点是操作步骤较繁琐，时间长。适用于特殊需要的情况。

操作：①取试管 2 支，分别标明"主侧"和"次侧"，"主侧"管加受血者血清 2 滴和供血者 5％红细胞盐水悬液 1 滴，"次侧"管加供血者血清 2 滴和受血者 5%红细胞悬液 1 滴；②混合：置 37℃水浴致敏 30 分钟，取出后用盐水洗涤红细胞，离心，倾去上清液，再洗涤，共 3 次；③加最适稀释度抗人球蛋白血清 1 滴，混匀，1000g 离心 15 秒，观察结果；④阳性对照：5%IgG 抗 D 致敏的 Rh 阳性红细胞悬液 1 滴，加抗人球蛋白血清 1 滴；阴性对照：5% O 型红细胞悬液 1 滴，加抗人球蛋白血清 1 滴加等渗盐水 1 滴；另一管受血者 5%红细胞盐水悬液 1 滴加等渗盐水 1 滴，与标本同时进行试验；⑤结果判定：如阳性对照管凝集，阴性对照管、盐水对照管不凝集，"主侧"、"次侧"配血管都不凝集，表示无输血禁忌。

（4）低离子强度介质配血法

1）原理：降低介质的离子强度，降低红细胞的 zeta 电位可以增加抗原抗体结合，使原来在盐水介质中不能凝集红细胞的抗体能够发生凝集。如用于间接抗人球蛋白试验，可加快反应的速度，缩短保温的时间。在配血试验中使用低离子强度介质法有 2 种方法：一种是直接以低离子强度介质法配制红细胞悬液，另一种是把低离子强度介质加到血清和盐水悬浮的细胞混合物中。

2）操作：①将供血者和受血者红细胞用盐水洗涤 2 次，再用低离子强度介质洗涤 1 次，并用低离子强度介质配成 5%红细胞悬液；②取洁净小试管 2 支，分别标明"主侧"和"次侧"，"主侧"加受血者血清 2 滴和供血者 5%低离子强度介质红细胞悬液 1 滴，"次侧"加供血者血清 2 滴和受血者 5%低离子强度介质红细胞悬液 1 滴；③立即以 1000g 离心 15 秒，检查上清液有无溶血，再轻轻侧动试管，观察有无凝集，并记录结果，④置 37℃水浴温育 10 分钟，⑤再立即以 1000g 离心 15 秒，检查上清液有无溶血，再轻轻侧动试管，观察有无凝集，并记录结果；⑥用盐水洗涤红细胞 3 次，倒尽末次洗液，加最适稀释度抗人球蛋白血清 1 滴，混匀，⑦以 1000r/min 离心 1 分钟，观察有无凝集，并记录结果；⑧对试验结果阴性者，加 IgG 致敏红细胞 1 滴，经离心后检查有无凝集，如不见凝集，表示结果无效，须全部重做；⑨结果判定：在交叉配血的任何步骤中，不见溶血和（或）凝集者表示交叉配血相合。

3.交叉配血试验中的不配合问题

交叉配血试验中发现有不配合时，首先应考虑受血者和供血者的 ABO

定型是否有错，必须重新鉴定血型，必要时进行 Rh 血型鉴定及抗体筛检。其次，应注意有无特异性同种抗体、特异性未知的同种抗体存在。患者的血清若在室温、37℃或抗人球蛋白血清中凝集所有的其他红细胞，造成交叉配血的困难时，应及时请示上级主管或主任，必要时请求上级血液中心指导和解决问题。

（四）血小板输注前的检查

1.血小板抗体检查

血小板的自身免疫和同种免疫是产生血小板输血反应和输注无效的主要原因。因此，通过实验室方法检出患者血清中的血小板抗体及其特异性可指导临床获得有效的血小板输注。目前有关血小板抗体的检测方法有许多，其中简易致敏红细胞血小板血清学试验（SEP-SA）技术是一种无毒性、特异性强、敏感性高、操作简单的方法，在临床上已获得相当好的评价。

2.血小板表面和自身抗体检查

通过简易致敏红细胞血小板血清学试验（SEPSA）方法，可检出患者血小板表面抗体和自身抗体。如果被检者此两项抗体阳性，表明该患者为自身免疫性疾病，临床诊断为特发性血小板减少性紫癜（ITP）。对于这类病人很难通过配型找到相配合的血小板，故不可盲目输注血小板或含有血小板的血液制品，而要采取药物或其他有针对性提高血小板的手段进行治疗。

3.血小板同种抗体检查

通过SEPSA方法可检查出患者血清中血小板同种特异性抗体以及与HLA相关的血小板抗体，如果被检者该项抗体阳性，表明该患者由于反复输血（或妊娠免疫）产生同种免疫抗体。这类病人在输注前必须进行血小板交叉配型，方可得到配合性的浓缩血小板，获得较好的效果。

4.血小板交叉配血

临床输血中，一旦发现血小板输血反应或输注无效，则必须立即寻找原因。如果是由于血小板抗体或HLA相关的血小板同种抗体所致，应通过SEPSA方法采取配合性输注。

第二节　输血免疫反应的检验

一、红细胞相关的输血免疫反应

由于免疫的原因，使输入的红细胞在受血者的体内发生异常破坏而引起的输血不良反应称为溶血性输血反应。

1.诊断要点

诊断一般不困难但遇轻度反应时，难与发热反应鉴别，也难与早期细菌污染输血反应鉴别。首先要核对患者及血液有无错误，因为还可能涉及另外一个患者也会输错血。早期实验室诊断是在寒战出现之后抽取患者的抗凝血样本各一份，连同未输完的剩余血和输血器送检，应迅速检测。

（1）根据症状判断：急性溶血常见腰背疼痛、面色潮红、寒战发热、酱油色尿等；手术中发生原因不明的血压下降，伤口过度渗血。迟发型溶血多有输血或妊娠史，输血后发生无其他原因的发热、贫血和黄疸。

（2）立即取血分离血浆，肉眼观察血浆颜色，测定游离 Hb。

（3）取反应后第一次尿，作尿血红蛋白及尿常规测定。

（4）重新核对血型：病人输血前后的血标本、输入血袋中剩余血和配血试管中的血均须重做 ABO 正、反定型和 Rh（D）血型鉴定，观察有无血型错误或不相符合的现象。

（5）病人血清作不规则抗体筛选及鉴定。

（6）取输血后病人红细胞作直接抗人球蛋白试验，在溶血反应时该试验往往为阳性。

（7）重做配血试验：包括盐水、胶体介质、酶介质和抗人球蛋白试验等。交叉配血：献血员的红细胞与病人输血前后的血清，病人输血前后的红细胞与献血员血清进行交叉配血试验。

（8）检查有无非免疫性的溶血原因。

2.其他检验

溶血反应发生后，触珠蛋白很快下降，血清游离血红蛋白和血清胆红素常在输血 6 小时后增高，高铁血红素清蛋白在 12～18 小时后出现，含铁血黄素则在 24 小时后尿中才能查出。

（1）血浆血红蛋白升高：正常血浆的游离血红蛋白约 1～10mg/L，在急性血管内溶血时血红蛋白可高达 1000mg/L 以上。

（2）血清触珠蛋白降低：正常为 500～1500mg/L，血管内溶血后，血清触珠蛋白的含量降低。

（3）血红蛋白尿：游离血红蛋白超过触珠蛋白的结合能力时，多余的血红蛋白即可从肾小球滤出，出现血红蛋白尿。

（4）高铁血红素清蛋白血症：血管内溶血时，血浆游离血红蛋白被氧化为高铁血红蛋白，后者分解为血红素与珠蛋白。血红素与血浆清蛋白结合，形成高铁血红素清蛋白。

（5）血液血红素结合蛋白缺乏：正常血清中含血红家结合蛋白 500 —1000mg/L。在血管内溶血时，血红素结合蛋白被大量结合而耗竭，因此其含量明显减低或缺乏。

（6）含铁血黄素尿：主要见于慢性血管内溶血。急性血管内溶血时常见于几天后才转阳性。

（7）高胆红素血症：大量溶血时血清游离胆红素增高，出现黄疸，一般也不超过 50mg/L。

（8）粪胆原含量增多：正常人粪胆原含量每天为 40～280mg。当血红蛋白大量分解时，粪胆原含量明显增多。

（9）尿中尿胆原含量增多：正常人每天从尿中排出的尿胆原为 0～3.5mg。急性大量溶血时，尿胆原排出量可明显增加。

二、血小板相关的输血免疫反应

血小板相关的输血免疫反应是指由于免疫或非免疫的原因，使输入的血小板在患者的体内发生异常破坏而引起的发热、输血相关急性肺损伤、血小板输注性紫癜（PTP）、血小板输注无效（PTR）等输血不良反应。

当出现血小板输注反应时，应及时作必要的实验室检查，以诊断是否是免疫抗体引起的反应。正如溶血性贫血（或溶血性输血反应）一般常以抗球蛋白等试验来区分是免疫性的还是非免疫性的，血小板的无效输注，临床上同样必须排除或者确诊是否是免疫因素引起的。这就需要借助血小板抗体检测试验，如果只凭一些表象就认为血小板输注无效是非免疫因素引起的，就容易引起误诊。

1.及时判断是否存在非免疫性血小板消耗的原因（如发热、弥散性血管内凝血、感染等）。

2.血小板抗体筛选：选用简易致敏红细胞血小板血清学检查（SEPSA）和酶联免疫吸附法（ELISA）等测定，检测患者血清中是否存在血小板抗体，以确证是否为免疫性因素所致。

3.抗体特异性鉴定：对抗体筛选阳性的患者，有条件的可进行抗体特异性鉴定，检测 HLA 和 HPA 抗体并分析其特异性，由于方法学及血小板谱抗原等问题，血小板特异性抗体的检出非常罕见。含有单价特异性的抗血小板同种异型抗体是研究血小板血型的珍贵材料。研究资料表明，反复输注血小板的患者的血清中，血小板特异性抗体单独存在的频率较低（2%～3%），一般常与 HLA 抗体共存（约 18%），因此必须首先识别并去除血清中存在的 HLA 抗体，才能分析血小板抗体的特异性。原来人们使用吸收血清中的 HLA 抗体，以淋巴细胞毒试验（LCT）鉴别有无 HLA 抗体与血小板抗体共存的问题。用已知抗原特异性的配组血小板（血小板谱抗原）及吸收试验等技术可确认患者血清中血小板同种抗体的特异性。由于血小板同种异型在临床输血上的意义日益重要，因此必须提倡进行血小板抗体筛选及特异性鉴定。

第三节 输血相关传染病

一、输血相关艾滋病

艾滋病为获得性免疫缺陷综合征（AIDS）的简称，是一种由人类免疫缺陷病毒（HIV）引起的继发性免疫缺陷综合征。该病主要通过性接触或血液、血液制品及母婴传播传染，病毒主要侵犯和破坏辅助性 T 淋巴细胞，导致机体细胞免疫功能缺陷，其特征是严重免疫缺陷，并以细胞免疫缺陷为主，可导致机会性感染、恶性病变和神经损害，而无免疫异常的既往史。现尚无有效的治愈办法，病死率极高。

（一）HIV 抗体检测

1.初筛试验

要求实验试剂有较高的敏感性和便宜的价格，初筛阳性标本必须送确认实验室确认后按规范的程序报告结果。

（1）酶联免疫吸附试验（ELISA）：是最常用的 HIV 抗体检测方法，具有敏感性高、价格低廉、适合于大批标本检测的特点，是献血员筛选和临床诊断最常用的筛选试验。①间接法：将 HIV 抗原包被到微孔板或其他固相载体上，如标本中含有 HIV 抗体，则抗体就会和固相载体上的 HIV 抗原结合，洗涤去除未结合的非特异性抗体，加入酶标记的抗人免疫球蛋白抗体与 HIV 抗体结合，形成 HIV 抗原—HIV 抗体—酶标记的抗人免疫球蛋白抗体复合物，最后加入底物发生酶催化的显色反应。②双抗原夹心法：将 HIV 抗原包被到固相载体上，标本中的 HIV 抗体与抗原结合形成复合物，由于抗体的双价或多价性，它同时还能与其他抗原结合，加入酶标记的同一类 HIV 抗原分子时，后者就会与固相载体上的抗体结合，形成 HIV 抗原—HIV 抗体—酶标记 HIV 抗原复合物，最后加入底物发生酶催化的显色反应。③竞争法：酶标记抗体是特异性的 HIV 抗体,标本中的 HIV 抗体与酶标记 HIV 抗体竞争固相载体上的 HIV 抗原,因而在竞争法中,光密度值与标本中的抗体含量呈负相关关系。

(2)免疫荧光法(IFA):该法是将 HIV 感染的细胞作为抗原固定于玻片,再在其上滴加待检血清。若其中含有 HIV 抗体,则将与细胞膜上的病毒抗原结合。经洗涤后再加荧光标记的抗人 IgG,而将细胞膜染成翠绿色。细胞与非 HIV 感染者的血清无此反应。

2.HIV 抗体确认试验

确认试验主要以蛋白质印迹法为主,另外还有条带免疫法、放射免疫沉淀法等。确认试验对试剂的敏感性和特异性都有较高的要求,尤其强调特异性。

(1)蛋白质印迹试验(Western blot,WB):主要包括 3 个部分:①通过 SDS-聚丙烯酰胺凝胶电泳(PAGE)将 HIV 抗原按照分子量大小分离;②将分离的抗原转移到硝酸纤维素膜上;③加样本,检测标本中是否含有针对不同抗原组分的抗体。

HIV 经过大量培养、浓缩和纯化以后,被裂解成不同的抗原组分,将裂解的抗原加到 SDS-聚丙烯酰胺凝胶的加样孔内进行电泳,病毒蛋白按照分子量大小在凝胶中迁移而分离。分子量较小的抗原迁移较快,远离加样孔;而分子量较大的抗原迁移较慢,离加样孔较近。用特定的方法将凝胶中的抗原转移到硝酸纤维素膜上,然后将其切割成包含按照分子量大小排列的全部病毒蛋白的条膜。将条膜封闭、晾干,准备用于检测。

蛋白质印迹试验的结果判断需严格执行国家标准:出现两条包膜带或一条包膜带加一条 P24 带为阳性,出现不确定结果应随访 1~6 个月。

(2)条带免疫试验(LIA):原理与蛋白质印迹试验相似,区别仅在于 LIA 条膜上的抗原是重组或化学合成的多肽抗原,而且是人工固定在条膜上的。

(3)放射免疫沉淀试验(RIPA):将放射性核素标记的氨基酸加到感染 HIV 的细胞培养基中,随着病毒的复制,这些标记的氨基酸就进入病毒的蛋白中,收集含有放射性核素的病毒颗粒,用去垢剂将细胞溶解,再用抗 IgGA

蛋白琼脂糖除去有反应性的细胞抗原。将所得的上清液（含有病毒蛋白）与待检血清混合，如有 HIV 抗体，则放射性核素标记的 HIV 抗原与之结合形成沉淀。

（二）HIV 病原检测

1.HIV 病毒分离培养

取新鲜分离的正常人淋巴细胞或脐血淋巴细胞，用植物血凝素（PHA）刺激并培养 3～4 天后，用于接种病人的外周血单个核细胞、骨髓细胞、血浆或脑脊液等标本。培养过程中需定期更换和补加 PHA 处理的新鲜正常淋巴细胞。经培养 2～4 周后，如有病毒生长，则出现不同程度的细胞病变，最明显的是有融合的多核巨细胞。细胞病变出现后，可用间接免疫荧光法检测培养细胞中的病毒抗原，或用生化方法检测培养液中的反转录酶活性，以确定 HIV 的存在。

2.测定病毒抗原

常用 ELISA 检测 HIV 的核心蛋白 P24。这种抗原通常出现于病毒的急性感染期，在潜伏期中常为阴性，待感染发展，艾滋病症状出现时，P24 抗原又可重新阳性。

3.测定病毒核酸

近年应用多种方法，包括反转录聚合酶链反应（RT—PCR）和支链 DNA（bDNA）扩增反应定量地检测血浆中的 HIVRNA。其敏感度可达到 20～50 拷贝/ml。这种定量检测方法常用于监测 HIV 慢性感染者病情的发展，以及作为评价抗 HIV 药物治疗效果的指标。

（三）免疫功能检测

主要测定 CD1、CD8 细胞的数量。HIV 特异性地侵犯辅助 T 细胞（CD4 细胞），引起人体细胞免疫严重缺陷，导致顽固的机会性感染、恶性肿瘤和神经系统损害。HIV 感染后一般首先出现 CD4 淋巴细胞轻度至中度降低，该细胞总数可持续数年不变，反映病毒为免疫应答所抑制。历经一段时间后，CD4 细胞逐渐进行性下降，表明病毒逐渐逃脱了免疫应答的抑制。当外周血有核细胞计数小于 500 个/μl，CD4 细胞下降至 $0.2×10^9/L$（200 个/μl）或更低时，则可出现机会性感染。

（四）艾滋病诊断

1.对于受检血清初筛试验

[如酶联免疫吸附试验（ELISA）、免疫酶法或间接免疫荧光试验（IF）等方法]检查阳性，再经确证试验[如蛋白质印迹法（WB）等方法]复核确诊者，诊断为 HIV 感染者。

2.确诊病例

（1）艾滋病病毒抗体阳性，又具有下述任何一项者，可为实验确诊艾滋病病人。①近期内（3～6 个月）体重减轻 10%以上，且持续发热达 38℃1 个月以上；②近期内（3～6 个月）体重减轻 10%以上，且持续腹泻（每日达 3～5 次）1 个月以上；③卡氏肺囊虫性肺炎（PCP）；④卡被西肉瘤（KS）；⑤明显的真菌或其他条件致病菌感染。

（2）若抗体阳性者体重减轻、发热、腹泻症状接近上述第一项标准且具有以下任何一项，可为实验确诊艾滋病病人。①CD4 / CD8 淋巴细胞计数比值<1，CD4 细胞计数下降；②全身淋巴结肿大；③明显的中枢神经系统占位性病变的症状和体征，出现痴呆、辨别能力丧失或运动神经功能障碍。

二、输血相关病毒性肝炎

（一）乙型肝炎

乙型肝炎（HB）是乙型病毒性肝炎的简称，是由乙型肝炎病毒（HBV）引起的常见传染病。乙型肝炎主要通过血液和体液传播，临床表现多样化，以慢性多见，易引起肝硬化，部分病例可转变为原发性肝细胞癌。

乙型肝炎病毒的检测：

（1）血清学检测：ELISA 为目前最常用的检测乙型肝炎病毒标志物的方法，检测项目有 HBsAg、抗-HBs、HBeAg、抗-HBe、抗-HBc、抗-HBc-IgM、 pre-S1 和 pre-S2。ELISA 方法技术上成熟，为目前各家医院广泛采用。

基本原理：将抗原或抗体包被载体后加入血清和相应的酶标抗体或抗原，如血清中有相应的抗原或抗体，则形成抗原抗体酶标复合物，最后加入显示剂产生显色反应，根据不同的方法学原理判断结果。

（2）HBV DNA 检测：①定性：待测血清中 HBV 颗粒经裂解液裂解变性后，以酚／氯仿法提取 HBV DNA 模板，以此模板经 PCR 扩增，产物经电泳后以溴乙啶染色，在紫外线灯下阳性条带可发橙黄色的荧光，与标准分子量条带对比进行结果判断。②定量：有荧光定量 PCR 等方法，通常采用外标法，借助已知标准曲线得出结果。

（3）血清 DNA 聚合酶检测：DNA 聚合酶是反映病毒复制的指标，但近年来已被检测 HBV DNA 所取代。由于抗病毒药物的广泛使用和机体免疫逃避机制的作用，使病毒产生变异，如拉米夫定治疗后病毒产生的 YMDD 变异。因此，此类病人耐药株的检测（如 HBV-LAM-DR 的检测）就显得尤为重要。

（二）丙型肝炎

丙型肝炎由丙型肝炎病毒（HCV）感染所致。丙型肝炎主要由血液/体液传播，占输血后肝炎的 70%。HCV 携带者在我国较 HBV 携带者为少，在健康人群中抗-HCV 阳性率为 0.7%～3.1%。HCV 感染呈全球分布，各地区的 HCV 基因型存在一定的差异。丙型肝炎常可导致慢性肝炎和肝硬化，并与肝细胞癌有关。

丙型肝炎病毒的检测：

（1）血清学检测：通过基因重组表达或人工合成的多肽抗原检测 HCV 特异性抗体（抗-HCV IgG、IgM）。①C-100 抗体的检测：是应用最早且最广泛的方法。包被抗原为基因工程表达的 HCV 非结构区（NS）基因编码的 5-1-1 和 C-100-3。采用 ELISA 法对抗-HCV-IgG、IgM 进行检测，因患者体内出现相应抗体较晚，故此法不利于早期诊断。②重组免疫印迹法（RIBA）：为克服 C-100 ELISA 法检测抗-HCV 抗体特异性差和敏感性低的缺点，Chiron 公司开发了含四种抗原的 RIBA 法（4-RIBA）。③核心蛋白抗体的测定：用于抗-HCV

抗体的第2代和第3代ELISA检测试剂盒,所用包被抗原均有核心区多肽C22、NS3区多肽C33、C100-3和5-1-1、C200等,不仅提高了抗-HCV抗体检测的敏感性和特异性,同时还有助于早期诊断。

(2)病原体直接检测:①HCV RNA检测反转录PCR(RT-PCR):从病人血清中提取病毒RNA,经反转录酶作用合成cDNA,再用两对引物先后扩增,以求扩增出极微量的病毒RNA。由于5端非编码区序列最为保守,故这两对引物的序列均应选自该区。定量PCR:目前常采用PCR荧光法定量检测HCV RNA,定量检测HCV RNA在判断预后和评价抗病毒药物疗效等方面有重要意义。HCV基因分型:用于传染源追踪及治疗方案的选择。原位杂交检测肝组织中HCV RNA:用地高辛标记的HCV cDNA作探针进行原位杂交,肝细胞质内出现杂交信号为阳性。②抗原的检测:免疫组化法检测肝组织中的HCV抗原。

(三)丁型肝炎

丁型肝炎病毒的检测:

血清学检测:

(1)HDAg的检测:采用免疫荧光法或直接酶标法检测肝细胞核或胞质中的HDAg,血清标本经去垢剂处理后也可用于HDAg检测。

(2)抗-HDV检测:ELISA是目前实验室检测抗-HDV-IgG、IgM的常用方法,但方法敏感性和准确性都不够理想。

(3)核酸检测:HDV RNA检测(PCR法)——HDV RNA为实验室诊断丁型肝炎的主要方法。用PCR能直接检出血清中的HDV RNA,灵敏度为0.1pg HDV RNA。

丁型肝炎患者血清甚至肝组织抗-HDV、HDAg或HDV RNA阳性。抗-HDV不是中和抗体,常以此反映各地区HDV感染情况。抗-HDV-IgM在诊断急性HDV感染中有重要意义,并能区分与HBV混合感染或重叠感染。混合感染常出现一过性抗-HDV-IgM,然后出现或不出现抗-HDV-IgM;重叠感染则表现为低水平或波动性抗-HDV-IgM,抗-HDV-IgG则为高滴度。在急性感染早期可于血清中检测到 HDV RNA，因维持时间短，阴性不能排除丁型肝炎；慢性感染者中检测到 HDV RNA，提示血液有传染性。

（四）庚型肝炎

庚型肝炎病毒的检测：

（1）RT-PCR 法：目前，HGV 感染的诊断以 RT-PCR 为主，采用 5'-NCR、NS3 区和 E_2 区的套式引物扩增待测标本中的 HGV 基因片段，引物的敏感性依次为 5'-NCR＞NS3＞E_2。

（2）ELISA 法：用合成多肽抗原或重组抗原包被酶标板，测定血清抗-HGV（IgG 或 IgM）。目前国内使用较多的为 ELISA 法，但检测可靠性欠佳。从国外研究情况看，要想诊断现症 HGV 感染的患者和病毒携带者，唯一可靠的方法是 RT-PCR 法。

三、其他经输血传播性疾病

（一）寄生虫病

1.丝虫病（filariasis）

丝虫（filaria）在国内仅有班氏丝虫和马来丝虫，雌雄异体。蚊子叮咬吸血吸入微丝蚴，再次叮人时感染期幼虫（丝状蚴）侵入淋巴管、淋巴结，发育成成虫。成虫交配，雌虫子宫内虫卵发育成微丝蚴，进入淋巴液、血循环。不治疗时，微丝蚴血症期可维持 10 年左右，甚至终身。

检验诊断：①病原体检查：晚 10 时至次晨 2 时取血查微丝蚴，活组织检查成虫。②抗体检测：ELISA 法或间接荧光抗体试验（IFA）。

2.弓形虫病（toxoplasmosis）

人是弓形虫（toxoplasma）的中间宿主。弓形虫生活史包括滋养体（速殖子）、包囊（缓殖子）、裂殖体、配子体、卵囊五个期。卵囊由终宿主（猫或猫科动物）粪中排出，被中间宿主吞入后侵入淋巴或血循环，播散至全身各组织细胞，形成滋养体。细胞破裂，滋养体散出再侵入其他组织细胞。当宿主产生免疫力时可形成包囊，在中间宿主体内可存在数月、数年甚至终身。

检验诊断：①病原体检测：检获滋养体或包囊即可确诊，但检出率较低。②ELISA 法检测 IgG 类、IgM 类抗体。

3.黑热病

是由杜氏利什曼原虫引起，经白蛉传播的地方性传染病。利什曼原虫生活史分两种形态：杜利小体（无鞭毛体），寄生于人和其他脊椎动物的单核巨噬细胞内；鞭毛体，在白蛉体内由杜利小体转变而成。

检验诊断：①病原体检测：骨髓、肿大的淋巴结穿刺液涂片，瑞一吉染色，找杜利小体，阳性率可达 85%；骨髓培养（NNN 培养基）阳性率可大于90%。②ELISA 法或 IFA 等检测抗体。

4.疟疾（malaria）

由疟原虫（间日疟、三日疟、恶性疟、卵形疟）引起。其无性生殖（裂殖体）全部在人体内进行，有性生殖除小部分在人红细胞内发育外，主要过程在雌性按蚊体内完成。按蚊吸血时，其唾液腺中的疟原虫孢子进入人体，侵入肝细胞，进行裂体增殖。裂殖子从破坏的肝细胞释放入血，侵入红细胞，进行裂体增殖并形成配子体。输入带疟原虫的血或使用被疟原虫污染的注射器均可传播此病。

检验诊断：①病原体检查血涂片查疟原虫，采血时间为发作后数小时内。②检测疟原虫抗体。

（二）螺旋体病

1.回归热

由回归热螺旋体（包柔体属）引起，主要由体虱（头虱、臭虫）传播（蜱传回归热由蜱传播）。此病原体革兰染色阴性，厌氧，长 7～30nm，宽 0.3～0.5μm，有 3～10 个粗大不规则螺旋。人被虱叮咬因抓痒将虱体压碎，螺旋体经皮肤创面侵入体内，在血循环中大量繁殖。患者血液具有传染性，输血可传播本病。

检验诊断：发作期血或骨髓涂片染色或暗视野检查。

2.莱姆病（LD）

由伯氏疏螺旋体引起。革兰染色阴性，长 $10\sim30\mu m$，宽 $0.18\sim0.25\mu m$，硬蜱叮咬时螺旋体经唾液或粪便传播。病人的血、脑脊液中均可分离到病原体。

检验诊断：①间接免疫荧光法（IFA）查螺旋体。②ELISA 法检测 IgM、IgG 类抗体。③蛋白印迹法（WB）法查相应抗体。④病原体培养。⑤核酸检查等。

3.梅毒（syphilis）

是由苍白密螺旋体（俗称梅毒螺旋体）引起的一种性传播疾病。此螺旋体长 $6\sim20\mu m$，宽 $0.25\sim0.50\mu m$，有 $8\sim14$ 个排列均匀的螺旋。病人为传染源，主要通过性交传播，也可通过接吻、哺乳、输血传播。孕妇如患梅毒，可通过胎盘或产道传给胎儿。

检验诊断：①病原体检测：暗视野显微镜直接查找螺旋体：阳性报告"镜下查到具梅毒螺旋体特征性形态和运动的病原体"，阴性结果必须重复实验或作血清学试验；Fontana 染色：光镜下可查到棕褐色螺旋体；抗原检测：用荧光素标记梅毒螺旋体梅毒亚种的单克隆抗体对待测标本染色，经荧光显微镜检查可见发出绿色荧光的螺旋体；核酸检测：利用 PCR 对疑为梅毒孕妇的羊水、新生儿血清或脑脊液检测，敏感性与特异性均为 100%。②血清学检测：筛选试验：即非密螺旋体抗原试验，对试验阳性结果需用密螺旋体抗原试验确认，方法有不加热血清反应素（USR）试验、甲苯胺红不加热血清学试验（TRUST）、快速血浆反应素（RPR）环状卡片试验以及自动反应素试验（ART）；确证试验：即密螺旋体抗原试验，常用方法有荧光密螺旋体吸收试验（FTA-ABS）以及梅毒螺旋体微量血凝试验（TPHA）。

（三）立克次体病

由普氏立克次体通过体虱传播引起的急性传染病称为流行性斑疹伤寒。其传播方式为"人—虱—人"模式。普氏立克次体侵入人体后寄生于小血管内皮细胞胞质，当立克次体血症时也可附着于红细胞和血小板上。在某些患者，病原体也可长期潜伏于单核吞噬细胞系统内，但通过输血而传播本病的机会甚少。

检验诊断：常用实验室检查为外—斐反应、立克次体凝集试验、ELISA、间接血凝试验等。

（四）病毒（virus）感染

1.嗜人 T 淋巴细胞白血病

病毒 I 型、II 型（HTLV-I、HTLV-II）感染 HTLV-I 自成人 T 淋巴细胞白血病（ATL）患者外周血 T 淋巴细胞中分离，HTLV-II 自毛细胞白血病患者脾 T 淋巴细胞分离，病毒仅侵犯 CD^{4+} T 淋巴细胞。HTLV-I 主要流行区为日本西南部、加勒比海地区和非洲中部，HTLV-II 在上述地区也较多。我国一般人群 HTLV-I 抗体阳性率为 0.08％。日本 HTLV-I 感染区献血员的 HTLV-I 抗体阳性率为 8％。

HTLV-I、II 的传播途径主要是输注血液及血制品、性传播和经胎盘、产道、哺乳等传播。

检验诊断：①外周血淋巴细胞检查：出现不规则核或花瓣状核异形淋巴细胞，糖原染色（PAS）、酸性磷酸酶、碱性磷酸酶、非特异性酯酶均阳性，过氧化物酶阴性。免疫表型为 CD^{2+}、CD^{3+}、CD^{4+}、CD^{8+}。②检测 HTLV-I、II 抗体间接免疫荧光法（用产生病毒的细胞株制抗原片）、ELISA（用病毒抗原包被）、蛋白质印迹法（相对纯化的病毒蛋白做 PAGE）。③分子杂交与 PCR：将 HTLV-I、II 基因片段制成探针，与从病人淋巴细胞提取的核酸杂交。

2.人类巨细胞病毒（HCMV）感染

巨细胞病毒（CMV）属疱疹病毒属，含双链线形 DNA，直径 110nm，有囊膜。在人二倍体成纤维细胞中生长时，可使细胞变圆、增大，胞质与核内可见包涵体。病人和隐性感染者可长期或间歇地自唾液、尿、宫颈分泌物排出病毒。传播途径有胎内感染（通过胎盘）、直接接触感染（接触患者尿、粪、唾液、精液、乳汁、宫颈分泌物）、输血、器官移植等。因 CMV 存活期短，新鲜血较库存血传播 CMV 机会多。

检验诊断：①病原体检测：尿沉渣涂片经吉姆萨染色查找巨大细胞及核内嗜酸性包涵体。②抗体检测：ELISA 法测抗-CMV-IgG、抗-CMV-IgM。③核酸检测：标记 DNA 探针杂交法或 PCR 法检测 CMV DNA。

3.Epstein-Barr 病毒（EBV）感染

EBV 最早是从非洲儿童恶性淋巴瘤细胞中分离，属疱疹病毒科、嗜淋巴细胞病毒属，核酸为 DNA。至少有 9 种蛋白质抗原在受染细胞表达，即 EBV 核抗原（EBNA）1、2、3A、3B、3C、LP 和潜伏膜蛋白（LMP）1、2A、2B，另有 EBV 早期抗原（EA）、衣壳抗原（VCA）、膜抗原（MA）等，均可诱导机体产生相应抗体。

患者恢复后病毒血症可长达数月，故如为献血员，其献血期限至少必须延至病愈后 6 个月。

检验诊断：①检测抗原：病毒潜伏感染时表达抗原，如 EBNA、LMP；病毒增殖性感染相关的抗原，如 EA、VCA、MA。②检测抗体：测定抗 EBNA、VCA、EA 的抗体。③检测核酸：原位核酸杂交法或 PCR 法查 EBV DNA。

4.输血传播的病毒（TTV）感染

（1）TTV 生物学特征：TTV 为元包膜的单负链线形 DNA 病毒，病毒体呈球形，直径为 30～50nm，初步归类为细小 DNA 病毒科。基因组长约为 3.8kb，含有两个 ORF（0RF1 和 ORF2），分别编码 770 个和 203 个氨基酸。

（2）传播途径：TTV 主要通过血液或血制品传播。主要是采用 PCR 法检测血中 TTV DNA。但国内多采用 ELISA 法，用人工合成的多肽作为抗原包被酶标板检测血清中 TTV-IgG 或 IgM。本法敏感性较低，目前技术不够成熟。部分研究者已从事 TTV 基因表达的研究，人们期待着敏感、特异的 TTV 抗体检测试剂盒应用于临床。

第十章 血细胞分析仪检验

第一节 血细胞分析仪检验原理

目前，各类血细胞分析仪主要有两大功能：①血细胞计数功能；②白细胞分类功能。其主要检测原理为电阻抗法、激光散射法及多种方法联合应用等。

一、血细胞计数原理

1.电阻抗法

血细胞分析仪计数血细胞多采用电阻抗法，这也是目前血细胞分析仪设计的基础。其基本检测原理是：血细胞具有相对非导电性质，悬浮在电解质溶液中的血细胞颗粒通过计数小孔时可引起电阻及电压的变化，出现脉冲信号。脉冲的数量代表细胞的数量，脉冲的大小代表细胞的大小，从而对血细胞进行计数和体积测定，电阻抗原理又称库尔特原理。

2.流式细胞术与激光散射法

将细胞悬液注入鞘液流中央，单个细胞随悬液和鞘液流两股液流整齐排列，恒速定向通过石英毛细管。激光照射时，产生与细胞特征相应的各种角度的散射光。①低角度散射光（或称前向散射光）的信息反映细胞的数量和体积大小。②高角度射光（或称侧向散射光）的信息反映细胞的内部颗粒、细胞核等复杂性。如细胞用荧光染料染色，激光照射可产生不同波长的荧光散射。综合分析各种散射光信息，即可进行细胞计数及分类。激光散射法是现代五分类血细胞分析仪的主要检测原理之一。

二、白细胞分类（群）计数原理

1.白细胞三分群计数原理

根据电阻抗原理，不同体积的白细胞通过小孔时产生的脉冲大小有明显的差异。依据脉冲的大小，电阻抗法血细胞分析仪可对白细胞进行分群。电阻抗法是三分群血细胞分析仪的主要原理，电阻抗法还可与光学检测原理组合应用于五分类血细胞分析仪中。

2.白细胞五分类计数原理

激光散射法为现代五分类血细胞分析仪的主要检测原理之一，激光散射法在区别体积相同而类型不同的细胞特征时，比电阻抗法血细胞分群更为准确。

1)容量、电导、光散射法　容量、电导、光散射法技术是在血细胞保持与体内形态完全相同状态下进行的检测。首先加溶血剂溶解红细胞；加入抗溶血稳定剂以中和溶血剂的作用，使白细胞表面、胞质及细胞大小等特征仍保持与体内相同状态。采用鞘流技术，使溶血后液体内的白细胞单个通过激光检测区接受检测。

2)激光与细胞化学法　应用激光散射和过氧化物酶染色技术进行白细胞分类。

3)流式细胞术及核酸荧光染色法　采用半导体激光及流式细胞术原理，并依据每个细胞产生的 3 种信号来进行分类，即前向散射光、侧向散射光和侧向荧光。前向散射光反映细胞体积；侧向散射光反映细胞内容物，如胞核颗粒；侧向荧光反映细胞 DNA 和 RNA 含量。

三、血红蛋白检测原理

血细胞分析仪的 HGB 测定原理基本相同。当稀释血液中加入溶血剂后，红细胞溶解并释放出 HGB，HGB 与溶血剂中的某些成分结合形成血红蛋白衍生物，进入 HGB 测试系统，在特定的波长（一般在 530～550nm）下进行比色。吸光度的变化与稀释液中 HGB 含量成正比，仪器通过计算可显示出 HGB 的浓度。由于溶血剂配方不同，不同类型血细胞分析仪所形成的血红蛋白衍生物也不同，吸收光谱各异，但最大的吸收峰接近 540nm。ICSH 推荐使用氰化高铁法，HiCH 最大吸收峰在 540nm，各型号血细胞分析仪必须以 HiCH 值为标准进行校正。由于很多系列血细胞分析仪使用的溶血剂内均含有氰化钾，与 HGB 作用后形成氰化血红蛋白，其特点是显色稳定，最大的吸收峰接近 540nm，而吸收光谱与 HiCH 有明显不同，因此，在仪器校正时应特别注意。

第二节 血细胞分析仪检验参数及临床应用

一、检验参数

血细胞分析仪的检验参数主要包括血细胞的三大系列：红细胞系列参数、白细胞系列参数和血小板系列参数。

表 10-1 血细胞分析仪红细胞系列检验参数及意义

检验参数	缩写	意义	单位
红细胞计数	RBC	直接测定单位体积全血血红蛋白浓度	$10^{12}/L$
血红蛋白浓度	HGB	直接测定单位体积全血血红蛋白浓度	g/L
血细胞比容	HCT	全血红细胞相对容积比	%
平均红细胞体积	MCV	全血红细胞平均体积，由红细胞直方图导出	fl
平均血红蛋白量	MCH	全血红细胞平均血红蛋白含量	pg
平均血红蛋白浓度	MCHC	单位体积红细胞平均血红蛋白含量	g/L
红细胞分布宽度	RDW	红细胞群体积分布范围，由红细胞直方图导出	%
单个红细胞平均血红蛋白浓度	CHCM	为仪器质控设置	g/L
红细胞血红蛋白分布宽度	HDW	红细胞内血红蛋白浓度分布范围	g/L
球形细胞平均体积	MSCV	全血球形细胞平均体积	fl

表 10-2 血细胞分析仪白细胞和血小板检验参数及意义

检验参数	缩写	意义	单位
白细胞计数	WBC	直接计数单位体积全血白细胞数	10^9/L
中性粒细胞百分率	NE	中性粒细胞占全部白细胞百分比	%
中性粒细胞绝对数	NE#	NE#=NE%×WBC	10^9/L
淋巴细胞百分率	LYM	淋巴细胞占全部白细胞数百分比	%
淋巴细胞绝对数	LYM#	LYM#=LYM%×WBC	10^9/L
单核细胞百分率	MO	单核细胞占全部白细胞数百分比	%
单核细胞绝对数	MO#	MO#=MO%×WBC	10^9/L
嗜酸粒细胞百分率	EO	嗜酸粒细胞占全部白细胞数百分比	%
嗜酸细胞绝对数	EO#	EO#=EO%×WBC	10^9/L
嗜碱粒细胞百分率	BA	嗜碱粒细胞占全部白细胞数百分比	%
嗜碱粒细胞绝对数	BA#	BA#=BA%×WBC	10^9/L
血小板计数	PLT	直接计数单位体积全血血小板数量	10^9/L
血小板平均体积	MPV	全血血小板平均体积，由血小板直方图导出	fl
血小板比容	PCT	全血血小板相对容积比	%
血小板分布宽度	PDW	血小板群体积分布范围，由血小板直方图导出	%
大血小板比率	P-LCR	体积≥12fl 的血小板比率	%

二、临床应用

红细胞计数作为单一参数的诊断价值较小，利用红细胞数量鉴别红细胞减少症和红细胞增多症，必须结合血细胞比容，以保证其临床价值。

（1）鉴别缺铁性贫血（IDA）和轻型 β-珠蛋白合成障碍性贫血　按病因学分类，小细胞低色素性贫血包括 IDA、铁粒幼细胞性贫血及珠蛋白合成障碍性贫血，RDW 对鉴别这三种贫血有重要意义。

（2）早期诊断 IDA　由于各种原因造成机体内铁缺乏，导致 HGB 合成障碍而引起的小细胞低色素性贫血，其病程可分为缺铁初期、缺铁性红细胞生成期及 IDA 三个阶段。随着贫血程度的加重，RDW 逐渐增高。

（3）贫血的形态学分类　目前多采用 MCV、MCH、MCHC 对贫血进行分类，但却忽视了由于红细胞体积异质性对 MCV 准确度的影响，不能全面反映红细胞的病理变化。

第三节 血细胞分析仪检验图形及临床应用

血细胞直方图是用于表示细胞群体分布情况的曲线图形,横坐标为血细胞体积,纵坐标为不同体积细胞的相对频率。血细胞直方图不仅可提供直观的检验结果,也有利于监控仪器工作状态。但是,由于不同类型仪器设置的参数和应用的试剂不同,即使是同一份标本,其血细胞直方图也有差异。

一、白细胞直方图

1.正常白细胞直方图　电阻抗型血细胞分析仪,在 35~450fl 范围内将白细胞分为 3 群,分别为淋巴细胞区(小细胞群)、单个核细胞区(中间细胞群)、中性粒细胞区(大细胞群)。出现异常直方图时,常伴随相应部位的报警信号,如"H(high,高)"或"L(low,低)"等,分别提示检测结果高于或低于参考区间。

2.白细胞直方图的意义

(1)图形变化决定进一步检查的内容　根据图形变化,决定是否进一步镜检,提示在显微镜分类时注意异常细胞的存在。

白细胞直方图变化无特异性　如中间细胞群可包括大淋巴细胞、原始细胞、幼稚细胞、嗜酸粒细胞、嗜碱粒细胞,其中任一细胞增多,均可使直方图产生相似的变化。因此,异常的直方图只是粗略判断细胞比例变化或有无异常细胞,进而在显微镜检查中注意这些变化,或在正常人体检中筛选是否需要进行血涂片检查。白细胞直方图的临床应用见表10-3。

表 10-3 白细胞直方图的临床应用

因素	直方图	意义
NE 增高	NE 峰明显增大，NE 右侧区域异常	各种原因引起的 NE 增多、LY 减低症等
NE 减低	LY 峰明显增大，NE 峰明显缩小	婴幼儿、再生障碍性贫血、NE 缺乏症、LY 增多症、传染性单核细胞增多症、CLL 等
EO/MO 增高	中间细胞区的细胞峰明显增高，并出现报警	可能存在异型淋巴细胞、浆细胞、原始细胞、EO 增高、BA 增高等
ALL	在某一区域出高大细胞峰，同时报警。白细胞总数明显增高，原始和幼稚细胞增高	不同类型白血病可出现相似的直方图，同一标本在不同仪器分析，其直方图也有所差异
CML	单个核细胞区和中性粒细胞区左侧范围有一高大的细胞峰，图形是呈一平台状	如疗效佳，白细胞总数减低，直方图可恢复正常；若发生急变，直方图又可异常

NE：中性粒细胞；LY：淋巴细胞；EO：嗜酸粒细胞；MO：单核细胞；BA：嗜碱粒细胞；ALL：急性淋巴细胞白血病；CLL：慢性淋巴细胞白血病；CML：慢性粒细胞白血病

（3）反映某些人为或病理因素干扰白细胞计数和分类计数 外周血出现有核红细胞或巨大血小板、采血时由于技术原因造成血小板聚集、某些病理因素使红细胞膜对溶血剂有抵抗作用，致红细胞溶血不完全、标本中有大量红细胞膜碎片等，都可使白细胞直方图在 50fl 以下区域出现一个或大或小的峰；因此当检验结果出现这种图形时，提示白细胞计数和分类计数均不准确，需要采取相应的手段进一步检测。几种白细胞直方图变化见图 10-1，图 10-2，图 10-3，图 10-4。

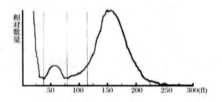

图 10-1 中性粒细胞增多

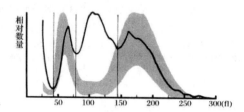

图 10-2 嗜酸粒细胞增多

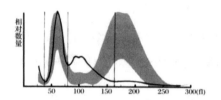

图 10-3 单核细胞增高、中性粒细胞减少

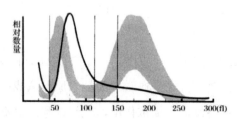

图 10-4 淋巴细胞增多、中性粒细胞减少

二、红细胞直方图

1.正常红细胞直方图　仪器在 36～360fl 范围内分析红细胞，横坐标表示红细胞体积，纵坐标表示不同体积红细胞出现的相对频率。正常红细胞主要分布在 50～200fl 范围内，在直方图上可见 2 个细胞群体，从 50～125fl 区域

有一个几乎两侧对称、较狭窄的正态分布曲线，主峰右侧约分布在 125～200fl 区域的细胞，为大红细胞和网织红细胞。红细胞体积大小发生变化，直方图峰可左移或右移，或出现双峰。

2.红细胞直方图的意义　不同类型贫血时，红细胞体积的变化使红细胞体积分布图形发生变化，结合其他参数对鉴别诊断颇有价值（表 10-4，图 10-5、10-6、10-7、10-8、10-9、10-10）。

表 10-4 血细胞分析仪红细胞直方图的临床应用

贫血类型	波峰	峰底	RDW	血涂片	可能原因
小细胞均一性	左移	基本不变	正常	小细胞为主，大小较一致	轻型珠蛋白生成障碍性贫血
小细胞不均一性	左移	变宽	增大	小细胞为主，大小不一	缺铁性贫血
	左移	变宽，可有双峰	明显增大	小细胞为主，大小明显不一	铁粒幼细胞性贫血，缺铁性贫血治疗有效时
大细胞均一性	右移	基本不变	正常	大细胞为主，大小较一致	溶血性贫血、白血病前期、再生障碍性贫血等
大细胞不均一性	右移	变宽	增大	大细胞为主，大小不一	巨幼细胞贫血，叶酸、维生素 B12 治疗初期等
	右移	变宽，可有双峰	明显增大	以大细胞为主，大小明显不一	巨幼细胞贫血，叶酸、维生素 B12 治疗有效时
正细胞均一性	不变	基本不变	正常	细胞形态正常，大小一致	慢性病、急性失血、再生障碍性贫血、骨髓发育不良等
正细胞不均一性	不变	变宽	增大	细胞形态正常，大小不一	血红蛋白异常、再生障碍性贫血等
	不变	明显变宽	明显增大	细胞形态正常，大小明显不一	早期或混合性营养不良等

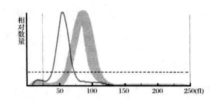

图 10-5 轻型 β-珠蛋白生成障碍性贫血

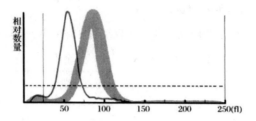

图 10-6 缺铁性贫血治疗前

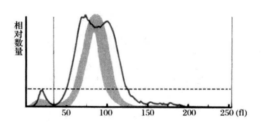

图 10-7 缺铁性贫血治疗后

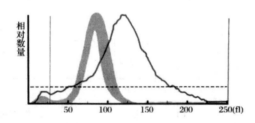

图 10-8 巨幼细胞性贫血

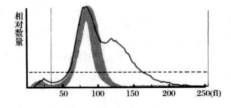

图 10-9 巨幼细胞性贫血治疗后

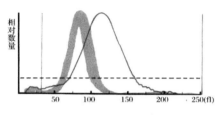

图 10-10 溶血性贫血

三、血小板直方图

1.正常血小板直方图　在 2～30fl 范围内分析血小板。正常血小板直方图呈左偏态分布，主要集中在 2～15fl（图 10-11）

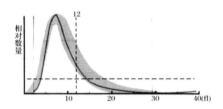

图 10-11 电阻抗法血小板直方图

2.血小板直方图的意义　由于红细胞与血小板的检测在同一通道，小红细胞、细胞碎片及血小板自身的聚集等对血小板计数及平均血小板体积的影响较大，血小板直方图能反映这些变化，根据图形的变化可了解血小板计数的准确性。

四、血细胞散点图

（一）白细胞散点图

由电阻抗法发展起来的多项技术（激光、射频及染色等）联合检测白细胞，由于不同白细胞大小及内部结构（如胞核的大小、胞质颗粒的多少及酶的数量）不同，综合分析后的检验数据也不同，从而得出不同的白细胞散射图及较为准确的白细胞五分类结果。从图形的变化可以估计被检测血液中某类细胞的变化。

白细胞散点图的意义与直方图基本相同。尽管散点图的图形变化比直方图更能反映某类细胞的变化，但特异性不强。因此异常散点图与异常直方图相比，只是较为明确地提示检查者判断某类细胞的比例变化或有无异常细胞，进而在显微镜检查中注意这些变化，或在正常人体检中筛选是否需要进一步血涂片检查。

（二）红细胞散点图

红细胞散点图显示了光散射与细胞体积、血红蛋白浓度的关系，该图能反映体积在 30～180fl 之间、红细胞血红蛋白浓度在 190～490g/L 的红细胞。对一个正常标本，大部分红细胞出现在散点图的中央。红细胞散点图是非线性的，因此直观的判断可能比较困难，但它提供了红细胞原始的测定数据，红细胞计数的结果也来源于此图。

第四节 血细胞分析仪性能评价与全面质量控制

一、性能评价

血细胞分析仪安装后或每次维修后，必须按照 ICSH 公布的血细胞分析仪评价指标对分析仪的技术性能进行测试与评价，这对充分发挥血细胞分析仪的正常作用、为临床提供准确检验信息起重要作用。

1.稀释效应　稀释效应是评价血细胞分析仪的测定值与稀释倍数是否成比例关系，借此可求出仪器的最佳线性范围。测定值与稀释倍数之间的线性范围应包括正常及常见的病理范围，且越大越好。

稀释效应测定一般应包括 RBC、WBC、HGB、PLT 四项，将不同浓度的血液稀释混合后，各吸取 0.m1 加生理盐水 9.9ml,用以进行 RBC 和 PTL 测定；其余的血细胞悬液加入溶血剂，用以测定 HGB 和 WBC。理想的结果是不同稀释程度的测定结果在直角坐标纸上为一条通过原点的直线。

2.精密度　精密度包括批内精密度、批间精密度和总精密度。批内精密度是对同一批样本重复测定结果的评价，批间精密度是对两批或两批以上样本重复测定结果的评价，总精密度是指同一份标本多次测量的结果接近的程度，包含随机误差和携带污染双重变异因素。评价项目的结果应覆盖整个病理范围，应选择低、中、高值不同浓度的标本。低、中、高值标本必须分开进行测定，避免携带污染等因素的影响。

3.可比性　可比性是指血细胞分析仪和常规应用方法所测结果的一致性。评价时应随机选择较多的样本例数，如果比较后无差别，即认为仪器法与常规法有可比性，反之则无。

4.标本老化　标本老化是指随着静脉标本采集后时间的增加，测定结果的变化量。应采集 10 份标本，其中 5 份为正常个体，5 份为影响各种分析参数的异常个体。标本分别贮存在室温和 4℃,并在 0、30min、1h、2h、3h、4h、

5h、6h、12h、24h、48h 和 72h 内检测。以百分率或以绝对值-时间作图，观察被检测参数的变化。

5.仪器对异常标本和干扰物的灵敏度　尽可能多测试非选择性并能代表所有临床实践预期范围的标本，对异常标本或已知干扰物质的标本可用仪器进行特殊研究。

6.仪器参考区间的设置　目前，国内对于仪器参考区间的设置不协调，其来源也不一致。原则上各单位要根据自身的条件、仪器的型号，建立不同人群的参考区间，而且参考区间经过若干年后应根据条件重新修订。

二、分析中质量控制

血细胞分析仪在对血液标本进行分析时，要始终对仪器进行监控，确保仪器处于良好的工作状态，以保证检验报告的可靠性。

1.每天开机时的检查　开机后要检查仪器的电压、气压等各种指标在仪器自检后是否在规定范围内，试剂量是否充足，本底测试是否通过等。

2.标本检测　血液标本无凝血，吸样前充分混匀。半自动仪器自动稀释器要定期校正。

3.严格执行标准化操作程序　标准化操作程序是临床实验室的法规，必须人人遵守，任何人不得擅自更改。认真做好仪器日常保养工作，并做好记录。

4.重视室内质量控制　①每天坚持做质控，检查当日质控物各参数是否在规定范围内，只有在规定范围内才允许检测患者标本。也可用患者红细胞的浮动均值作为室内质控内容之一。显微镜下作分类时观察 RBC、WBC 及 PLT 形态和数量，也是核对各参数是否可靠的质量控制措施之一。②加强质控小组的责任，发出检验结果之前，应由高年资医（技）师或质控员审核报告单。查看各项参数是否与临床诊断相符、数据间是否有矛盾、仔细观察直方图的变化，以确定实验结果可否签发、是否需复查或重采标本。

三、分析后质量控制

1.保留标本备查 血样标本测定完毕，应保留标本备查，以备临床对检验结果有怀疑时的复查、核对，有利于寻找检验结果异常的原因。

2.分析各参数之间关系 各项参数之间有内在联系，如 RBC、HCT 与 MCV，HGD、RBC 与 MCH；RDW 与血涂片红细胞形态变化等有明显的相关关系。结果异常时应结合临床资料进行综合分析，如 HGB 值过高或过低，是否可用输血、大量失血或出血、溶血来解释；白细胞与血小板数值是否与血涂片上白细胞、血小板分布情况相一致等相互参照，对保证质量有重要意义。

3.受检者生理状态对检验结果的影响 注意避免由于生理状态引起各参数变化造成的偏差，如每天不同时间（早、中、晚）白细胞总数有一定差别、妊娠 5 个月以上和新生儿白细胞总数明显增高、运动后 PLT 升高及某些药物的干扰等。因此，对非急诊患者应固定检查时间。

4 加强与临床联系 检查检验数据是否符合临床诊断及患者情况，如超出生理变化范围，要及时与临床医师取得联系，关注其疾病发展方向，应对检验结果做出合理的解释。

5.记录和报告难以解释的检验结果 对难以人工检测复核和临床难以解释的血细胞分析仪异常检验结果，必须记录并报告临床，这将有助于检验人员和临床医护人员积累实践经验，发现新的临床病例或临床意义。

6.积极参加室间质量评价 通过参加室间质量评价可将本室的血细胞分析仪的准确度和精密度与同类仪器进行比较，及时发现问题，有利于保证检验质量。

第十一章 白细胞检验

第一节 白细胞检验

循环血液中的白细胞包括嗜中性粒细胞、嗜酸性粒细胞、嗜碱性粗细胞、淋巴细胞、单核细胞 5 种。

一、嗜中性粒细胞

中性粒细胞（Neutrophil，N）来源于骨髓造血干细胞，根据其功能和形态特点，人为地将粒细胞的成熟过程划分为干细胞池、生长成熟池和功能池 3 个阶段。前两个阶段在骨髓中增殖分化，后一个阶段是指成熟的粒细胞在血液或组织中发挥作用的阶段。干细胞池的细胞形态目前尚未阐明。生长成熟池中的嗜中性粒细胞已经可以从细胞形态上加以辨认。一个原粒细胞经 3～5 次分裂，经过早幼粒细胞阶段最后可增殖为 8～32 个中幼粒细胞。中幼粒细胞再经晚幼粒细胞最后形成成熟的分叶核粒细胞，晚幼粒细胞和成熟粒细胞不再有细胞分裂功能。成熟后的分叶核粒细胞并不立即释放至外周血中，而是在骨髓贮存池中贮留 3～5d（贮存池中的粒细胞数量可为外周血中的 15～20 倍），然后释放至外周血进入功能池。进入外周血的粒细胞约半数随着血液循环运行（即循环过细胞池），其余则附着于小静脉或毛细血管管壁上（即边缘粒细胞池）。循环池和边缘池的粒细胞经常随机交换，形成动态平衡。中性粒细胞贮留时间大约 10～12h，半衰期 6～7h，平均 6.3h。然后在毛血管丰富的脏器如肺、肝、脾、消化道等以随机方式逸出血管壁进入组织（组织粒细胞池）。组织中的粒细胞约是血管内的 20 倍。进入组织的粒细胞不再返回血液循环，在组织中的生存期约为 1～3d。衰老死亡的中性粒细胞主要在单核巨噬细胞系统被破坏，少数通过唾液、痰液、消化道、泌尿生殖道排出。从外周血中消亡的中性粒细胞则由骨髓贮存池中的成熟粒细胞释放加以补充，维持循环血液中细胞数量的相对恒定。正常情况下，每小时约有 10％的粒细胞进行更新。中性粒细胞具有趋化、变形、黏附、吞噬和杀菌等多种功能，在机体防御和抵抗病原菌侵袭过程中起着重要作用。能趋化中性粒细胞的物质有 C3a、C5a、C567、细菌释放的代谢产物、病毒感染的细胞或坏死组织的分解产物等。当病原菌感染时，成熟的中性粒细胞在趋化物质的作用下，以手镜形移动方式趋向炎性病灶区。与病原菌接触后，中性粒细胞的胞膜向内陷入，病原菌被逐渐陷进细胞内，形成吞噬体。吞噬体与粒细胞胞浆中的溶酶体颗粒接触后相互融合，溶酶体释放酶类物质和蛋白质，起到杀死病原菌的作用。

二、嗜酸性粒细胞

嗜酸性粒细胞的增殖和成熟过程与中性粒细胞相似。但成熟的嗜酸性粒细胞在外周血中很少，仅为全部白细胞的 0.005～0.05，绝对值不超过 0.5×10^9/L（500 个／mm³），约占白细脑总数的 1％左右，大部分存在于骨髓和组织中。嗜酸性粒细胞与免疫系统之间有着密切的关系，它可以吞噬多种物质，如酵母细胞壁，带有抗体的红细胞、抗原抗体复合物、细菌等。异物被吞噬后，被嗜酸性颗粒中的过氧化物酶氧化分解。嗜酸性粒细胞的趋化因子主要有 C3a、C5a、C567（其中 C5a 最为重要）、免疫复合物、寄生虫、某些细菌、肿瘤细胞及从肥大细胞或嗜碱性粒细胞来组胺等。

三、嗜碱性粒细胞

嗜碱性粒细胞仅占白细胞总数的 0～0.01。它也是由骨髓干细胞所产生。主要生理功能是参与超敏反应。嗜碱性粒细胞表面有 IgE 的 Fc 受体，当与 IgE

结合后即被致敏，再受相应抗原攻击时即引起颗粒释放反应。嗜碱性颗粒中含有多种活性物质，如组胺、肝素、慢反应物质、嗜酸性粒细胞趋化因子、血小板活化因子等。组胺能使小动脉和毛细血管扩张和增加其通透性。它反应快而作用时间短，故又称快反应物质。肝素具有抗凝作用；慢反应物质与前列腺素有关，它可以改变血管的通透性，并使平滑肌收缩，特别是使支气管和细支气管的平滑肌收缩。从而引起支气管哮喘发作；嗜酸性粒细胞趋化因子则对嗜酸性粒细胞起正向趋化作用；血小板活化因子能使血小板释放 5-羟色胺。嗜碱性粒细胞对各种血清因子、细菌、补体和激肽释放酶等物质有趋化作用。

四、淋巴细胞

淋巴细胞在人体中分布较广，成人的淋巴细胞总量约占体重的 1.5％。淋巴细胞因发育和成熟的途径不同，可分为胸腺依赖淋巴细胞（T 淋巴细胞）和骨髓依赖淋巴细胞（B 淋巴细胞）两种类型，T 淋巴细胞的前体细胞依赖脑腺发育为有功能活性的 T 淋巴细胞，参与细胞免疫功能。约占血液中淋巴细胞的 50％～70％，寿命较长，可存活数月甚至数年。T 细胞主要参加淋巴细胞的再循环，再循环活动具有加强免疫反应、散布记忆细胞、充实淋巴组织、并使进入体内的抗原与抗原反应细胞广泛接触等作用。B 淋巴细胞的前体细胞则是通过骨髓（胎儿期是在肝）发育成熟为 B 淋巴细胞，参与体液免疫功能。约占血液中淋巴细胞的 15％～30％，寿命较短，仅存活 4～5d。B 淋巴细胞经抗原激活后转化为浆细胞前体。浆细胞在形态上与淋巴细胞不同，属骨髓依赖淋巴细胞分化来的终末细胞，在体液免疫中发挥重要作用。另外，还有非 T非 B 淋巴细胞，即 K 细胞和 NK 细胞，它们分别执行着不同的功能。

五、单核细胞

单核细胞与中性粒细胞有共同的前体细胞即粒—单核细胞系祖细胞（CFU-GM）。有人认为 CFU-GM 在低水平的集落刺激因子影响下，向单核细胞系分化。经原单核细胞、幼单核细胞阶段发育为成熟的单核细胞而进入血液。成熟的单核细胞在血液中仅逗留 1~3d 即逸出血管进入组织或体腔内，转变为巨噬细胞，形成单核—巨噬细胞系统。血液中的单核细胞在功能上还不成熟。进入组织转变为巨噬细胞，其功能才完全趋于成熟。巨噬细胞体积增大，细胞表面微绒毛增多，有免疫球蛋白的 Fc 受体，胞浆中颗粒和线粒体数目增多，这些颗粒大部分是溶酶体。吞噬细胞的吞噬功能很强，能活跃地吞噬经过调理作用的生物体（如细菌），为单核—巨噬细胞系统的主要功能期。

第二节 白细胞检验的基本方法

一、白细胞功能检验

（一）墨汁吞噬试验

1.原理

血液中中性粒细胞及单核细胞对细菌、异物等具有吞噬作用。在一定量的肝素抗凝血中，加入一定量的墨汁，经 37℃温育 4h，涂片染色镜下观察吞噬细胞对墨汁的吞噬情况，并计算吞噬率及吞噬指数。

2.参考值

成熟中性粒细胞吞噬率 74%±15%，吞噬指数 126±60，成熟单核细胞吞噬率 95%±5%，吞噬指数 313±86。

（二）白细胞吞噬功能试验

1.原理

分离白细胞悬液，将待测的吞噬细胞与某种可被吞噬而又易于查见计数的颗粒物质如葡萄球菌混合，温育一定时间后，细菌可被中性粒细胞吞噬，可在镜下观察中性粒细胞吞噬细菌的情况，根据吞噬率和吞噬指数即可反映吞噬细胞的吞噬功能。

2.参考值

吞噬率（%）＝吞噬细菌的细胞数/200 个（中性粒细胞）×100%；正常人为 62.8%±1.4% 吞噬指数＝200 个中性粒细胞吞噬细胞总数/200 个（中性粒细胞）；正常人为 1.06±0.05。

（三）血清溶菌酶活性试验

1.原理

溶菌酶能水解革兰阳性球菌细胞壁乙酰氨基多糖成分，使细胞失去细胞壁而破裂。以对溶菌酶较敏感的微球菌悬液为作用底物，根据微球菌的溶解程度来检测血清或尿中溶菌酶的活性。

2.参考值

血清（5～15）mg/L，尿（0～2）mg/L（比浊法）。

（四）硝基四氮唑蓝还原试验

1.原理

硝基四氮唑蓝（NBT）是一种染料，其水溶性呈淡黄色。当被吞入或掺入中性白细胞后，有产生过氧化物酶的作用，可接受葡萄糖中间代谢产物葡萄糖-6-磷酸在己糖磷酸旁路代谢中 NADPH 氧化脱下的氢，而被还原成非水溶性的蓝黑色甲臢颗粒，呈点状或片状沉着在脑浆内有酶活性的部位，可在显微镜下观察并计数阳性细胞百分比。

2.参考值

正常成人的阳性细胞数在 10% 以下。若有 10% 以上中性粒细胞能还原 NBT，即为 NBT 还原试验阳性，低于 10% 则为阴性。

（五）白细胞趋化性试验

1.原理

在微孔滤膜的一侧放入粒细胞，另一侧放入趋化因子（细菌毒素、补体 C3a、淋巴因子等），检测离体粒细胞潜过滤膜到达趋化因子这一侧定向移动的能力。

2.参考值

趋化指数 3.0～3.5。

（六）吞噬细胞吞噬功能试验

1.原理

活体巨噬细胞、单核细胞在体内外均有吞噬细菌、异物的功能，在体外将细胞与异体细胞或细菌混合孵育后，染色观测其吞噬异体细胞或细菌的数量，可了解其吞噬功能。利用中药斑蝥在人的前臂皮肤上发疱，造成非感染性炎症，诱使单核细胞游出血管大量聚集于疱液内，抽取疱液则成为天然提纯的吞噬细胞悬液。以鸡红细脑为靶细胞，在体外 37℃条件下观察吞噬细胞对鸡红细胞的吞噬消化活性，取试管内的细胞进行涂片染色和镜检并计算吞噬百分率和吞噬指数。

2.参考值

吞噬百分率（62.77±1.38）％，吞噬指数 1.058±0.049。

二、白细胞代谢及其产物检验

（一）末端脱氧核苷酰改转移酶检测。

1.酶标免疫细胞化学显示法

（1）原理：末端脱氧核苷酰转移酶（TdT）是一种 DNA 聚合酶，它不需要模板的指导，就可以催化细胞的脱氧核苷酸，使其转移到低聚核苷酸或多聚核苷酸的 3'OH 端，合成单链 DNA。兔抗牛 TdT 抗体能和人细胞的 TdT 产生交叉反应，可采用免疫荧光技术或酶标免疫细胞化学技术，用辣根过氧化物酶—抗酶复合物在细胞涂片上定位，显示细胞内的 TdT。

（2）结果：阳性反应为棕黄色颗粒，定位在细胞核上。TdT 为早期 T 淋巴细胞的标志，在正常情况下不成熟的胸腺淋巴细胞出现阳性反应，正常人外周血细胞中极少或无活性。

2.同位素检测法

（1）原理：以 ^3H 或 ^{14}C 标记的脱氧核苷三磷酸等的 DXTP 为基质，用低聚朋氧核苷（dA）等人工同聚物作为引物，由于酶反应与引物重合，使基质不溶于三氯醋酸，可用玻璃纤维盘将其吸附，从未被放射性核素标记的反应基质中分离出反应的生成物，计测放射活性。除去不加引物所测定的内源性反应所引起的活性之后，可测算酶的活性。

（2）参考值：正常人骨髓细胞的活性为 DGTP 掺入 $1×10^8$ 个细胞的量为（0～0.09）mmol/L。

（二）N-碱性磷酸酶检测。

1.原理

用 P-硝基酚磷酸盐（P-NPP）作为细胞碱性磷酸酶（APase）总活性检测的基质，在反应中生成 P-硝基酚，测量 400nm 时的吸光密度，借以检测出细胞 A-Pase 的总活性。此外，可通过 CASP 作为基质来测定 N-碱性磷酸酶（N-Apase）的活性。通过酶反应，生成半胱胺，这是用二硝基苯（DNTB）置换 5-硫-硝基酚酸；检测 412nm 的吸光密度，借以检测 N-APase 的总活性。在基质液中加入用 N-丁醇：水（1：3）的混合液提取粗酶液，室温下放置 60min，记录酶反应，求出酶反应的速度。一般情况下，N-APase 的 P-NPP 与 CASP 的水解速度之比（VP-NPP/VCASP）在 1.1～2.0 的范围内，平均为 1.8。因此，N-APase 的活性许可用 VP-NPP-1.8VCASP 求出，再从（VP-NPP-1.8VCASP）VP-NPP 计算 N-APase 的百分率。

2.参考值

正常人的粒细胞、淋巴细胞中不能检出 N-APase 的活性

（三）酸性 α-醋酸酯酶检测

1.原理

血细胞中的酸性 α-醋酸酯酶（ANAE），在弱酸性（pH5.8）条件下能将基质液中的 α-醋酸萘酯水解，产生 α-萘酚。产生的 α-萘酚再与六偶氮副品红偶联形成不溶性暗红色偶氮副品红茶酚沉淀，定位于胞质内酶活性处，呈现单一的或散在的红色点块状或颗粒状。

2.结果

酸性 α-醋酸酯酶（ANAE）主要分布在 T 细胞和单核细胞内；粒细胞、B 细胞、红系细胞、巨核细胞和血小板中含量较少。T 细胞为 ANAE 阳性细胞，胞质内有大小不等、数量不一的紫红色颗粒或斑块，B 细胞为 ANAE 阴性细胞，胞质呈黄绿色，胞质内无红色斑块；单核细胞为 ANAE 阳性，其胞质内有细小红褐色颗粒斑块。

三、白细胞动力学检验

（一）氚标记脱氧胸苷测定

1.原理

分离的粒细胞并在培养过程中加入 PHA 或特异性抗原刺激后，进入有丝分裂期，此时加入 ^{3}H-TdR，可被细胞摄入参与 DNA 合成，其掺入量与 DNA 合成的量以及增殖细胞数成正比，用液体闪烁计数器测定 ^{3}H-TdR 的掺入量，即可判定粒细胞的增殖水平。

2.参考值

SI＜2。

（二）泼尼松刺激试验

1.原理

正常时骨髓中粒细胞储备量大于外周血中的 10～15 倍，泼尼松具有刺激骨髓中性粒细胞由储备池向外周血释放的功能。如果受检者骨髓的粒细胞储备池正常，服用泼尼松后经过一定时间储备池大量释放至血流而使外周血中性粒细胞的绝对值明显增高。反之，则无此作用或作用不明显。可间接测定骨髓粒细胞池粒细胞的储备功能。

2.参考值

服药后中性粒细胞最高绝对值＞20×10⁹/L（服药后 5h 为中性粒细胞上升到高峰的时间）。

（三）肾上腺素激发试验

1.原理

白细胞（主要是指中性粒细胞）进入血流后，约半数进入循环池，半数黏附于血管壁成为边缘池的组成成分。此部分白细胞在外周血白细胞计数中不能得到反映。注射肾上腺素后血管收缩，黏附于血管壁上的白细胞脱落，从边缘池进入循环池，致外周血白细胞数增高，其作用持续时间为 20～30min。

分别在注射前和注射后 20min 取血，计数中性粒细胞数。

2.参考值

粒细胞上升值一般低于（1.5～2）$\times 10^9$/L。

（四）二异丙酯氟磷酸盐标记测定

1.原理

二异丙配氟磷酸盐标记（DF^{32}P）是利用含有放射性磷的二异内酯氟磷酸作为胆碱酯酶的抑制剂，与细胞上的胆碱酯酶结合，即使细胞崩解，也不再与其他细胞相结合。故对测定血液循环中细胞池的大小以及滞留的时间均非常方便。用于粒细胞动力学研究时，一旦采血制成离体标记物后，即作静脉注射。经过一段时间再次采血。分离粒细胞，通过追踪观察其放射活性的变化，可测知外周血中有关粒细胞池的参数。

2.参考值

粒细胞总数的测定：标记粒细胞半衰期（T$_{1/2}$）：4～10h；血中滞留时间：10～14h。全血粒细胞池（TBGP）：（35～70）$\times 10^7$/kg 循环粒细胞池（CGP）：（20～30）$\times 10^7$/kg；边缘粒细胞池（MGP）：（15～40）$\times 10^7$/kg；粒细胞周转率（GTR）：（60～160）$\times 10^7$/（kg·d）单核细胞总数的测定：标记单核细胞半衰期：4.5～10.0h 全血单核细胞池（TBMP）：（3．9～12．7）$\times 10^7$/kg；循环单核细胞池（CMP）：（1.0～2.7）$\times 10^7$/kg；边缘单核细胞池（MMP）：（2.4～11.7）$\times 10^7$/kg；单核细胞周转率（MTR）：（7.2～33.6）$\times 10^7$/kg。

（五）DNA 合成的检测

1.原理

与氚—胸腺嘧啶标记法的原理一样，用 5-溴脱氧尿嘧啶（5-BrdU）掺入 S 期细胞的 DNA，然后用抗 5-BrdU 抗原的特异性抗体，通过免疫荧光技术，用 FCM 准确测定 DNA 合成速率。

2.结果

快速提供有关细胞周期各时相分布的动态参数，间接了解 DNA 的合成情况。

（六）DNA 含量的检测

1.原理

碘化丙啶（PI）荧光染料可嵌入到双链 DNA 和 RNA 的碱基对中与之结合。用 PI 染 DNA 后能在指定波长的光波激发下产生红色荧光，利用 FCM 可将细胞按不同的荧光强度即 DNA 含量分类并绘出 DNA 直方图。细胞在增殖周期的不同阶段，其 DNA 含量是不同，从 DNA 直方图中可以得出细胞周期不同阶段的细胞百分数。

2. 结果

细胞 DNA 含量。V1 细胞中 DNA 含量多少用 DNA 指数（DI）来表示。

根据 DI 值来判断细胞 DNA 倍体的方法是：以正常同源组织细胞作为样品 2CDNA 含量细胞的内参标准。DNA 倍体的判断标准为 DI＝0.1±2CV。二倍体：DI＝1.0±2CV（直方图上仅 1 个 G_0/G_1 峰）。非整倍体（aneuplid, AN）：DI 值<0.91，>1.10。DNA 指数（DI）＝样品 G_0/G_1 期 DNA 量平均数/标准二倍体 DNA 量平均数。细胞周期各时相细胞比率包括：G_0/G_1 期、S 期和 G_2M 期，计算各时相细胞的百分比。其中 S 期细胞百分比也叫 SPF。SPF（%）＝[S（G_0/G_1＋S＋G_2M)]×100％细胞增殖指数（PI）（%）＝[（S＋G_2M）÷（G_0/G_1＋S＋G_2M)]×100％。临床评价：DNA 非整倍体细胞是肿瘤的特异性标志，从 FCM 的 DNA 图形分析，可得知血细胞和骨髓细胞 DNA 的相对含量，从而了解白血病细胞的倍体水平及增殖活动。以纵坐标表示细胞数，横坐标表示 DNA 相对含量，可绘出 DNA 不同含量血细胞分布曲线，得到 G 期、S 期和 G_2＋M 期细胞的百分比，尤其对白血病病人血细胞动力学的了解更为重要。急性白血病患者在未经治疗时其骨髓细胞（大多数为白血病细胞）S％（S 期细胞 DNA 的百分含量）明显低于正常骨髓。用流式细胞仪对白血病化疗后监测药效是目前较为灵敏的方法，对比化疗后的细胞内 DNA 含量表化，可迅速得出是否敏感的结论，从而指导临床对初治或复发白血病病人选用和及时更换化疗方案。白血病病人外周血白血病细胞多处于 G_0 或 G_1 期。S 期细胞百分率（S％）高者对常用周期特异性药物较为敏感，患者的完全缓解率高，但容易复发。S％低者对化疗不敏感，但一旦缓解，不易复发。根据增殖期细胞对周期特异药物比静止期细胞为敏感，应用 G-CSF 来复苏 G_0 期白血病细胞，有利于提高化疗效果。

四、粒细胞抗体检测

（一）荧光免疫法检测

1.原理

受检血清中的抗体和粒细胞结合后，加标记荧光物质的羊抗人 IgG 血清，可使粒细胞膜显示荧光，然后在荧光显微镜下观察阳性比率和荧光强度。

2.结果

阳性反应表示受检血清中存在粒细胞抗体。

（二）化学发光法检测

1.原理

用化学发光技术测定单个核细胞与抗体被覆的粒细胞相互作用产生的代谢反应，间接测定抗粒细胞抗体。

2.结果

用发光仪测定增强的化学发光反应，用发光指数表示结果。

（三）流式细胞技术检测

1.原理

采用正常人"O"型抗凝血分离出单核细胞和粒细胞，经 1％多聚甲醛固定，二者再等量混合制成细胞悬液，加受检血清孵育，再加结合异硫氰酸荧光素（FITC）和抗人 F（ab）2IgG，采用流式细胞分析仪进行分析来检测同种反应性粒细胞抗体。

2.结果

荧光强度与粒细胞抗体量呈线性关系，根据荧光强度的大小即可得出粒细胞抗体的量。

第三节 白细胞计数

一、目视计数法

（一）原理

用稀醋酸溶液将血液稀释后，红细胞被溶解破坏，白细胞却保留完整的形态，混匀后充入计数池，在显微镜下计数一定体积中的白细胞，经换算得出每升血液中的白细胞数。

（二）试剂

2%冰醋酸；冰醋酸 2ml，蒸馏水 98ml；10g/L 亚甲蓝溶液 3 滴。2%冰醋酸稀释液为低渗溶液，可溶解红细胞，醋酸可加速其溶解，并能固定核蛋白，使白细胞核显现，便于辨认。21%盐酸：浓盐酸 1ml 加蒸馏水 99ml。

（三）器材

与红细胞计数相同。

（四）方法

取小试管 1 支，加白细胞稀释液 0.38ml。用血红蛋白吸管准确吸取末梢血 20μl。擦去管尖外部余血，将吸管插入盛 0.38ml 稀释液的试管底部，轻轻吹出血液，并吸取上清液洗涮 3 次，注意每次不能冲混稀释液，最后用手振摇试管混匀。充液，将计数池和盖玻片擦净，盖玻片盖在计数池上，再用微量吸管迅速吸取混匀悬液充入计数池中，静置 2～3min 后镜检。用低倍镜计数四角的 4 个大方格内的白细胞总数。对于压线的白细胞，应采取数上不数下、数左不数右的原则，保证计数区域的计数结果的一致性和准确性。

（五）计算

白细胞数/升＝4个大方格内白细胞总数/4×10×20×10^6＝4个大方格内白细胞数×50×10^6；式中：÷4得每个大格内白细胞数；×10由0.1μl换算为1μl；×20乘稀释倍数，得1μl血液中白细胞数；×10^{6}由1μl换算为1L。

（六）正常参考值

成人：(4～10)×10^9/L(4000～10000/μl)；新生儿：(15～20)×10^9/L(15000～20000/μl)；6个月～2岁（11～12）×10^9/L（11000～12000／μl）。

二、目视计数的质量控制

稀释液和取血量必须准确。向计数池冲液前应先轻轻摇动血样2min再冲池，但不可产生气泡，否则应重新冲池。白细胞太低者（白细胞＜5×10^9/L），可计数9个大方格中的白细胞数或计数8个大方格内的白细胞，然后在上面的计算公式中除以9（或除以8）。或取血40μl，将所得结果除以2，白细胞太高者，可增加稀释倍数或适当缩小计数范围，计算方法则视实际稀释倍数和计数范围而定。计数池中的细胞分布要均匀。判定白细胞在计数池的分布是否均匀，可以采用常规考核标准（RCS）来衡量。

第四节 嗜酸性粒细胞直接计数

一、原理

用适当稀释液将血液稀释一定倍数，同时破坏红细胞和部分其他白细胞，保留嗜酸性粒细胞，并将其颗粒着色，然后病人计数池中，计数一定体积内嗜酸性粒细胞数，即可求得每升血液中嗜酸性粒细胞数。

二、试剂

嗜酸性粒细胞稀释液有多种,现介绍常用的两种:乙醇-伊红稀释液 20g/L；伊红 10.1ml；碳酸钾 1.0g；90%乙醇 30.0ml；甘油 10.0ml；柠核酸钠 0.5g；蒸馏水加至 100.0ml。本稀释液中乙醇为嗜酸性粒细胞保护剂；甘油可防止乙醇挥发；碳酸钾可促进红细胞和中性粒细胞破坏，并增加嗜酸性粒细胞着色；柠檬酸钠可防止血液凝固；伊红为染液，可将嗜酸性颗粒染成红色。本试剂对红细胞和其他白细胞的溶解作用较强，即使有少数未被溶解的白细胞也被稀释成灰白色半透明状，视野清晰，与嗜酸性粒细胞有明显区别。嗜酸性过细胞颗粒呈鲜明橙色，在此稀释液内 2h 不被破坏。该试剂可保存半年以上，缺点是含 10%甘油，液体比较黏稠，细胞不易混匀，因此计数前必须充分摇荡。伊红丙酮稀释液 20g/L；伊红 5ml；丙酮 5ml；蒸馏水加至 100ml。本稀释液中伊红为酸性染料；丙酮为嗜酸性粒细胞保护剂。该稀释液新鲜配制效果好，每周配 1 次。

三、操作

取小试管 1 支，加稀释液 0.36ml。取血 40μl，轻轻吹入上述试管底部，摇匀，放置 15min，然后再摇匀。取少量混悬液滴入两个计数池内，静置 5min，待嗜酸性粒细胞完全下沉后计数。低倍镜下计数 2 个计数池中所有的 18 个大方格中的嗜酸性粒细胞数，用下式求得每升血液中的嗜酸性粒细胞数。

四、计算

嗜酸性粒细胞数/L＝[18 个大方格中嗜酸性粒细胞数/18]×10×10×10^6＝18 个大方格中嗜酸性粒细胞数×5.6×10^6。×10 表示血液稀释 10 倍；×10 表示计数板深 0.1min，换算成 1mm。×10^6 由每 μl 换算成每升。

五、注意事项

凡造成白细胞计数误差的因素在嗜酸性粒细胞计数时均应注意。如用伊红丙酮稀释液，标本应立即计数（＜30min），否则嗜酸性粒细胞渐被破坏，使结果偏低。血细胞稀释液在混匀过程中，不宜过分振摇，以免嗜酸性粒细胞破碎。若用甘油丙酮之类稀释液，稠度较大，不易混匀，须适当延长混匀时间。注意识别残留的中性粒细胞。若嗜酸性粒细胞破坏，可适当增加乙醇、丙酮剂量；反之，中性粒细胞破坏不全时，可适当减少剂量。住院病人嗜酸性粒细胞计数，应固定时间，以免受日间生理变化的影响。

六、正常参考值

国外报道为（0.04～0.44）×10^9/L；国内天津地区调查健康成人嗜酸性粒细胞数为（0～0.68）×10^9/L，平均 0.219×10^9/L。

第五节 红斑狼疮细胞检查

一、红斑狼疮细胞的形成

红斑狼疮患者的血液中有一种红斑狼疮因子（简称 LE 因子），该因子是一种特殊的蛋白质，存在于 γ 球蛋白中。在体外可使白细胞退化，导致细胞核染色质失去正常结构，变成游离肿胀的圆形或椭圆形烟雾状的均匀性物质。均匀体可吸引吞噬细胞（常为中性粒细胞），并被吞噬细胞所吞噬形成红斑狼疮细胞。也有的均匀体同时吸引数个吞噬细胞于周围，形成花形细胞簇。形成红斑狼疮细胞有几个条件：病人血清中存在有 LE 因子。受损的或退变的细胞核，即被作用的细胞核，通常为中性粒细胞或淋巴细胞核，该细胞核没有特异性，由病人本身或白血病患者细胞供给均可。具有吞噬能力的白细胞通常为中性粒细胞，亦可为单核细胞，嗜酸性或嗜碱性粒细胞。在体外经一定温度及时间。

二、红斑狼疮细胞检查

抽取患者血液 2～3ml，注于干燥洁净试管内，于室温待凝。凝固刚形成时，用竹签将凝块搅碎，并将残余凝块除去。以 2000 转 / min 离心沉淀 10min，使白细胞聚集在同一层面，以利于狼疮细胞形成。置 37℃温箱内温育 2h。将白细胞层附近的血浆和白细胞（包括部分红细胞）取出少许，置红细胞比积管内，以 2000 转/min 离心 10min。吸去上层液，轻轻吸取白细胞层，制成薄片 3～4 张。以瑞氏染液染色、镜检。

三、红斑狼疮细胞的形态特征

（一）前期

LE 因子在体外与破损白细胞接触，数分钟后白细胞的核即开始肿胀，溶解成前红斑狼疮细胞。而后胞浆崩溃，颗粒不清，胞膜消失，核成谈红色烟雾状均匀体，游离于血清中。

（二）花簇期

由于 LE 因子的调理素作用，吸引了若干完整健康的中性粒细胞，围绕于均匀体周围呈花簇状。

（三）吞噬期（LE 细胞形成）

均匀体完整地被中性粒细胞或其他细胞所吞噬，从而形成一个典型的 LE 细胞，典型的红斑狼疮细胞形态为一个吞噬了一个或数个圆形烟雾状的均匀体的中性分叶核细胞，此均匀体的大小可相当于 1/3 至 3～4 个红细胞，边缘模糊，染棕红色，嗜中性粒细胞本身的核，被挤在一边，染为深紫红色。仅在均匀体的周围可见少许细胞浆。偶尔亦可在单核细胞、中性晚幼粒细胞及中性杆状核粒细胞中见到同样的吞噬现象。有时也可见均匀体着色不很均匀，但仍有疏松肿胀感，与被挤在一边的普通细胞核有明显的差别。均匀体偶分二叶，但边缘光滑清楚。直径多在 10～30μm 之间，也可见一个细胞吞噬两个均匀体，或两个细胞共吞一个均匀体的现象。

附注：整个操作时间不得超过 3h，红斑狼疮细胞形成后会因时间过长而引起细胞溶解，检出率下降。应与果陷细胞区别，果陷细胞多为单核细胞吞噬淋巴细胞的核所形成，核仍保持原细胞核的结构和染色特点，在此涂片上一般找不到游离的均匀体和玫瑰花形成簇，果陷细胞在任何骨髓涂片和血涂片都可见到无诊断意义。

四、结果报告

找到红斑狼疮细胞（有典型 LE 细胞）。未找到红斑狼疮细胞。若仅见均匀体或花形细胞簇，应多次反复观察，必须找到典型 LE 细胞，才能报告阳性。

第六节　白细胞检验的临床应用

一、慢性粒细胞白血病

慢性粒细胞白血病（CML）简称慢粒，是起源于造血干细胞的克隆性增殖性疾患，以粒系增生为主。本病在亚洲发病率最高，占成人白血病总数的40％，占慢性白血病的 95％以上，国内统计资料表明，慢粒仅次于急粒和急淋，占第 3 位，以 20～50 岁多见。本病的自然临床过程是慢性期进展为加速期，最后发展成急变期，一旦急变，往往在 3～5 个月内死亡。慢性期起病缓慢，初期症状不明显，逐渐出现乏力、盗汗、消瘦及低热。最突出的体征是脾肿大，可有中等度肿大，胸骨压痛也较常见，随病程进展出现贫血并逐渐加重。发病 1～4 年内有 70％病人转变为加速期及急变期，总的病程平均为3.5 年，常规治疗不能延长生命。本病在细胞遗传学上有恒定的、特征性的 Ph染色体及其分子标志 bcr/abl 融合基因。

（一）检验

1.血象

红细胞和血红蛋白早期正常，少数甚至稍增高，随病情发展渐呈轻、中度降低，急变期呈重度降低。贫血呈正细胞正色素性，分型中见有核红细胞、多染性红细胞和点彩红细胞。白细胞数显著升高，初期一般为 $50×10^9$/L，多数在（100～300）$×10^9$/L，最高可达 $1000×10^9$/L。可见各阶段粒细胞，其中以中性中幼粒及晚幼粒细胞增多尤为突出，分别可占 15％～40％及 20％～40％，杆状核及分叶核也增多，原始粒细胞（Ⅰ型＋Ⅱ型）低于 10％，嗜碱性粒细胞可高达 10％～20％，是慢粒特征之一。嗜酸性粒细胞和单核细胞也可增多。随病情进展，原始粒细胞可增多，加速期可＞10％，急变期可＞20％。血小板增多见于 1/3～1/2 的初诊病例，有时可高达 $1000×10^9$/L，加速期及急变期，血小板可进行性减少。

2.骨髓象

有核细胞增生极度活跃，粒红比例明显增高可达 10～50：1。粒细胞分类类同于周围血象，这是慢粒慢性期的特点。显著增生的粒细胞中，以中性中幼粒、晚幼粒和杆状核粒细胞居多。原粒细胞和早幼粒细胞易见，原粒细胞＜10％。嗜碱和嗜酸性粒细胞增多，有时可见到与葡萄糖脑苷细胞和海蓝细胞相似的吞噬细胞。幼红细胞早期增生，晚期受抑制，巨核细胞增多，骨髓可发生轻度纤维化。加速期及急变期时，原始细胞逐渐增多。慢粒是多能干细胞水平上突变的克隆性疾病，故可向各系列急性变，以原粒细胞增多者为急粒变，约占 50％～60％，以原始淋巴细胞（原淋＋幼淋）增多者为急淋变，约占 30％。此外还可有侵粒急变为原始单核、原始红细胞、原始巨核细胞、早幼粒细胞、嗜酸或嗜碱粒细胞等急性白血病。急变期红系、巨核系均受抑制。慢粒的粒细胞有形态异常，细胞大小不一，核质发育不平衡，有些细胞核染色质疏松，胞质内有空泡或呈细胞破裂现象，偶见 Auer 小体，疾病晚期可见到 Pelger-Huet 异常，分裂细胞增加，可见异常分裂细胞。

（二）慢性粒细胞白血病的临床分期及诊断标准

慢性期：具下列四项者诊断成立：贫血或脾大；外周血白细胞≥30×10^9/L，粒系核左移，原始细胞（Ⅰ型＋Ⅱ型）＜10％。嗜酸粒细胞和嗜碱粒细胞增多。

可有少量有核红细胞；骨髓象：增生明显活跃至极度活跃，以粒系增生为主，中、晚幼粒和杆状粒细胞增多，原始细胞（Ⅰ型＋Ⅱ型）≤10％；中性粒细胞碱性磷酸酶积分极度降低或消失；Ph 染色体阳性及分子标志 bcr/abl 融合基因；CFU-GM 培养示集落或集簇较正常明显增加。加速期：具下列之二者，可考虑为本期：不明原因的发热、贫血、出血加重和（或）骨骼疼痛脾进行性肿非药物引起的血小板进行性降低或增高原始细胞（Ⅰ型＋Ⅱ型）在血中和（或）骨髓中＞10％外周血嗜碱粒细胞＞20％骨髓中有显著的胶原纤维增生出现 Ph 以外的其他染色体异常对传统的抗慢粒药物治疗无效

CFU-GM 增殖和分化缺陷，集簇增多，集簇和集落的比值增高。急变期：具下列之一者可诊断为本期：原始细胞（Ⅰ型＋Ⅱ型）或原淋＋幼淋，或原单＋幼单在外周血或骨髓中≥20％外周血中原始粒＋早幼粒细胞≥30％骨髓中原始粒＋早幼粒细胞≥50％有髓外原始细胞浸润。此期临床症状、体征比加速期更恶化，CPU-GM 培养呈小簇生长或不生长。

（三）细胞化学染色

NAP 阳性率及积分明显减低，甚至为 0 分。慢粒合并感染、妊娠及急变期，NAP 积分可升高。治疗获得完全缓解时，若 NAP 活力恢复正常，预示预后较好。

（四）免疫学检验

慢粒急变后标记表达较复杂。慢粒髓细胞变多表现 CD33、CD13、CD15、CD14 及 HLA-R 阳性，淋巴细胞变往往有 CD3、CD7、CD2、CD5、CD10、CD19、CD20、CD22、SIg 及 HLA-DR 阳性；巨核细胞变可现 CD41a、CD41b 及 PPO 阳性。

（五）血液生化

血清维生意 B12 浓度及其结合力显著增高是本病特点之一，血及尿液中尿酸含量增高，血清乳酸脱氢酶、溶菌酶和血清钾亦增高。

（六）诊断

CML 诊断不困难，凡有不明原因的持续的细胞数增高、有典型的血象和骨髓象变化、NAP 阴性、脾肿大、骨髓细胞 Rh 阳性或检测到 BCR-ABL 基因，诊断即可确定。确诊后应予以准确的分期。慢粒的骨髓常发生轻度纤维化，应与骨髓纤维化相鉴别。

二、阴性恶性组织细胞病

恶性组织细胞病，简称恶组，是异常组织细胞增生所致的恶性疾病，本病任何年龄均可以发病，15～40岁占多数（68.4%），男女之比约3：1。本病的病因和发病机制仍不清楚。恶组在病理上表现有异常组织细胞浸润，常累及多个脏器，包括非造血组织。故除常见的肝、脾、淋巴结、骨髓等处侵及以外，其他许多器官和组织如肺、胸膜、心、消化道、胰、胆囊、肾、皮肤、乳房、神经系统及内分泌腺等也可受累。异常的组织细胞呈斑片状浸润，有时也可成粟粒、肉芽肿样或结节状改变，一般不形成肿块，很少见纤维组织增生。有吞噬血细胞现象。无原发灶与转移灶之分，这与实体瘤有所区别。病灶的多形性、异形性及吞噬性是恶组病理组织学的共同特点。临床起病急骤，以高热、贫血、肝、脾、淋巴结肿大、全血细胞减少、出血、黄疸和进行性衰竭为主要特征。其中又以发热最为突出，常为首发和最常见（97.2%）症状。病人多在半年内死亡。有些患者可因某一部位的病变比较突出，而产生相应的表现，如皮下结节，乳房肿块，胸腔积液，胃肠道梗阻，骨质破坏等。由于临床表现的多样性，因此本病极易造成误诊和漏诊。

（一）检验

1.血象

大多有全血细胞减少，早期即有贫血，多为中度，后呈进行性加重。网织红细胞计数正常或轻度增高。白细胞计数在疾病早期高低不一，疾病中、晚期减少。血小板多数减少。晚期随着疾病的进展，全血细胞减少更加严重。白细胞分类中少数可有中、晚幼粒细胞，部分病例（17.71%）在片尾可找到异常组织细胞和不典型单核细胞。浓缩白细胞涂片，可提高异常组织细胞的检出率。中性粒细胞碱性磷酸酶阳性率和积分明显低于正常或阴性。当大量异常组织细胞在外周血中出现，白细胞数可高至（10～100）×109/L以上，则称为"白血病性恶性组织细胞病"。

2.骨髓象

骨髓多数增生活跃，仍可见各系正常造血细胞。增生低下，病例多已达晚期。常可发现多少不一的异常组织细胞，这是本病的最重要的特征。这类细胞呈分散或成堆分布，由于病变分布不均，多次多部位骨髓穿刺可提高阳性检出率。根据恶性组织细胞的形态学特征，可归纳为以下五个类型：

异常组织细胞：细胞大小不等，一般体积较大，直径可达 20～30μm，形态畸异。核圆形、椭圆形或不规则形，有时有分支状，偶有双核者。染色质呈细致网状。核仁显隐不一，有的较大。胞质较丰富，着色深蓝或浅蓝，深蓝者常无颗粒，浅蓝者可有数目不等的小颗粒，并可出现空泡。该类细胞无吞噬细胞现象。此型细胞对诊断有价值。

多核巨组织细胞：这类细胞与异常组织细胞基本相似，其特点是体积巨大，胞核更多。胞体直径 50～95μm，外形极不规则，通常含核 3～6 个，彼此贴近或呈分叶状。核仁显隐不一。胞质浅蓝，无颗粒或有少数颗粒，此型细胞较少见，对诊断有重要意义。

淋巴样组织细胞：如淋巴细胞大小、外形和淋巴细胞或内皮细胞相似。细胞呈圆形、椭圆形、不规则圆形或狭长弯曲如拖尾状。胞核常偏于一侧，染色质较细致，偶见核仁，胞质浅蓝色，有时可含细小颗粒。

单核样组织细胞：形似单核细胞，但核染色质较粗，胞质浅蓝色，有时含细小颗粒。

吞噬性组织细胞：体积可以很大，单核或双核，椭圆形偏位，染色质疏松，核仁大而清楚，胞质中含有被吞噬的成熟红细胞或其碎片、幼红细胞、血小板及中性粒细胞等，一个吞噬性细胞最多可吞噬 20 余个红细胞。

以上所列五种形态学类型组织细胞，以异形组织细胞和（或）多核巨组织细胞对恶组有诊断意义。吞噬性组织细胞因在其他疾病中也可出现，因此缺乏特异性诊断价值。

（二）细胞化学染色

中性粒细胞碱性磷酸酶积分显著减低，苏丹黑 B 和 β-葡萄糖醛酸酯酶呈阴性反应，恶组细胞酸性磷酸酶、非特异性酯酶呈弥漫性中度到强阳性。以醋酸 α 萘酚为基质的特异性酯酶染色，单核细胞和异常组织细胞都为阳性，如改用 AS-D 萘酚作为基质，单核细胞可被氟化钠所抑制，而恶性组织细胞非特异性酯酶染色仍为阳性。恶组细胞胞质溶菌酶阳性，粒细胞碱性磷酸酶阳性率及积分均明显低于正常值，有助于感染性疾病引起的反应性组织细胞增多的鉴别。

三、类白血病反应

类白血病反应是指机体对某些刺激因素所产生的类似白血病表现的血象反应。类白血病反应简称类白反应。其特点：血象类似白血病表现但非白血病，白细胞数显著增高，或有一定数量的原始和幼稚细胞出现；绝大多数病例有明显的致病原因，以感染和恶性肿瘤多见，其次是某些药物的毒性作用或中毒；在原发疾病好转或解除后，类白反应也迅速自然恢复；本病预后良好。根据外周血白细胞总数的多少可将类白反应分为白细胞增多性和白细胞不增多性两型，临床以增多性类白反应多见。若按病情的缓急可分为急性和慢性两型。

第七节 血细胞计数仪在临床检验中的应用

一、血细胞计数原理

血液细胞自动分析仪的类型很多，从全自动型（全血直接吸入）到半自动手工稀释型约有数十种。但其基本原理主要有电阻型、光学型和离心式3种。

二、电阻式原理

其原理是根据血细胞非传导的性质，以电解质溶液中悬浮颗粒在通过小孔时引起的电阻变化为基础，当被稀释的血细胞悬液在负压的吸引下穿过一个小孔（aperture）时，会引起通过微孔的恒定电流发生变化，该瞬间的电阻变化所产生的脉冲信号大小与细胞体积的大小成正比，经放大鉴别后被累加记录下来。因此在计数细胞的同时，每一个细胞的体积也被同时测量出来。测定白细胞的微孔孔径常为 100μm，测定红细胞和血小板的微孔孔径常在 50～70μm 之间。

三、光学式原理

也叫光散射式细胞计数。血液被稀释后，让悬浮在稀释液中的细胞排成单列顺序通过一个流通检测器，这时，细胞处于一束狭窄的聚焦光路中，每个血细胞穿过时，就会阻断一次光束，一定数量的细胞不断地打断光束，使检测器检出单位时间内光线阻断的次数，从而计算出细胞的数量。光散射法还可依据每个细胞通过时所产生的散射角度来判断每个细胞的体积和形态等特征。从而进行白细胞分类。

四、离心式原理

也叫干式细胞计数仪。将血充入含有吖叮橙（AC）荧光染色剂的毛细管内，使血液中的有形成分着色，在蓝紫光的激发下，各种细胞呈现出不同的荧光色，然后将毛细管放在一特制的离心机中离心，其有形成分根据比重不同分布于不同的细胞层中，由下至上分别为红细胞（比重 1.09）、中性粒细胞（1.08）、淋巴细胞（1.07）、血小枝（1.06）。红细胞不着色，仍为暗红色，粒细胞呈橘黄色，单核细胞/淋巴细胞呈绿色，血小板呈淡黄色，通过对不同颜色细胞层的定量分析，即可获得精确的血液学参数。目前，此种血细胞分析仪只限于两分类，适用于中小医院使用。

五、血细胞计数仪的使用

（一）安装

新购入的仪器在安装时应注意以下事项：仔细阅读使用说明书，详细了解仪器的性能和各种安装参数，特别是电源部分，某些进口仪器具有 110/220V 电压选择，应该按国内的电压设置。仪器应安装在一个洁净的环境内，特别是高档仪器，应有相对隔离的房间，有条件的医院应安装空调设备。门窗关闭以防尘土。仪器应放置在平稳的试验台上，位置应相对固定。阳光不易直射，环境温度应在 15℃～30℃以内，避免在阴暗潮湿处安放仪器。应尽量避免与放射科、CT、理疗仪器、超和电动机等用电量较大的仪器共同使用同一支电源线，以免造成干扰及瞬间电压过低。电压较低的地区应安装稳压电源。部分仪器带有易损零配件的备件如管道、保险丝、灯泡和小胶皮垫等，应仔细保管，以便在需要时更换方便。各类型仪器有相同处也有不尽一致的地方，局限性也各不一致，在安装和使用时应充分注重它们的条件和特点，不要凭以前的经验安装和使用。

（二）校正

新购入的血细胞计数仪都需要进行校正，但是有些仪器在出厂前已为用户校正完毕，用户在使用标准品进行测定时，得到的数值均在允许范围以内，一些早期生产的血细胞计数仪，如 COUL-TREZF 型等，在使用前应作阈值选择，以分别确定该仪器做白细胞和红细胞计数的最佳阈值。一些新型的血细胞计数仪则可通过校正系数或调整计数时间等方法完成校正工作。

（三）阈值的选择

最初的电子血细胞计数仪不仅计数人血细胞，也可以计数其他细胞和颗粒，所以也称粒子计数器。因所计数的各种粒子，包括红细胞、白细胞、血小板的体积大小相差不一，所以应分别选择出计数各种粒子的最佳阈值。计数人血细胞的最佳阈值选择。按仪器要求的稀释倍数稀释血标本，为消除稀释误差可一次性稀释成 50ml 样品。测白细胞应先加入溶血剂，将标本放于计数样品台上，从阈值选择"1"开始，在每个阈值点上计数数次，记录每个阈值点上的计数值或均值。以细胞数为纵坐标，以阈值点为横坐标，画一曲线。如曲线中平坦部分太宽，则表示仪器不太敏感，曲线中平坦部分太窄则仪器工作重复性不好，误差大。应找出曲线平坦部位较为适中的曲线中间点或中间点偏低一侧的阈值点作为该项细胞计数的最佳工作点。阈值设置太高，会使体积较小的细胞不被计入，阈值设置太低则会使体积更小的颗粒、细胞碎片和仪器电子噪音误作细胞而被计入，使得结果偏高。因此仪器选定阈值对细胞计数的准确性是很重要的，该类型仪器以每半年重复校正 1 次阈值为好。新型的血细胞计数仪多数已由厂家按计数人血细胞的标准选择好了阈值的上下限，不需使用者更改。

（四）校准物校正法

许多国外仪器生产厂家为自己的仪器准备了商品校准物，如 4C-PLUS、S-CAL、HEA-MA-QC 等。这种商品校准物一般包含 8～10 余项参数的平均值和范围，并有高、正常、低三种不同的浓度，有效期一般为 3 个月左右。国内目前有各检验中心制备的标准血红蛋白和白细胞等 3～4 种质控标准物。使用校准物时应将标本按要求进行稀释，每个指标应做 5 个稀释，测定 5 次，每个参数的 CV＜3％，求出每个参数的均值，它们应在校准物给定的范围以内。如不在该给定范围之内，首先应仔细查找原因，包括试剂、电压、稀释、操作、校准物本身等，一切外源性因素排除之后，要在有经验的技术人员仔细阅读说明书后，才可考虑调整仪器的校正机关。

（五）使用参考仪器校正法

取一份或几份不同浓度的新鲜 EDTA 抗凝血，选定一台经过校正的血细胞计数仪作为参考仪器，用该参考仪器对该份 EDTA 抗凝血进行定值，每项指标至少测定 10 次，求其平均值和 95％的可信限范围（CV＜3％）。以各项目的平均值作为标准，按校准物校正来校正新购入的仪器。此方法虽易于开展，但所选择的参考仪器必须严格掌握。如本单位无合格的仪器，可选用本市或本地区的经过校正的仪器，或经本地区及上级临床检验中心多次质控考核合格的仪器作为参考仪器。此外，也可采用显微镜下计数的方法，分光光度计法，温氏离心法来分别测定红白细胞，血红蛋白和红细胞比容。要求经验丰富的技术人员在最佳条件下反复测定多次，得到各项目的参考值范围。但是由于方法学上的差异，不易得到一个稳定的，精密度良好的参考值。故不推荐用显微镜计数法来校正电子血细胞计数仪。

（六）质量评价

1.精密度检测

精密度分批内精密度、批间精密度和总精密度，均以变异系数（CD）表示，最有使用价值的是总精密度，它是批内精密度、仪器稳定性和样品之间诸多因素的综合指标。批内精密度是一种评价仪器多次测定同一样品的重复性试验指标，即每次测定结果与均值接近的程度。用同一份标本，至少测定 10 次，用统计学方法求出均值和标准差，并计算出变异系数。一般血细胞计数仪主要项目的精密度：RBC：CV＜3％；WBC：CV＜3％；HGB：CV＜2％；

HCT：CV＜2％；PLT：CV＜5％。总精密度考核方法是随机取样按常规法做各种指标的测定 20 份，然后隔 2h，4h 再重复测定，共测 3 次最后求出 CV 值。如按常规法测白细胞数（×109/L）20 份，隔 2h、4h 后，分别重新测定，共测 3 次。

2.准确度检测

仪器的准确度可通过参考方法的对比试验来考评，也可用定值的参考品来考核，定值参考品简便易行，可用于经常性的监察，显微镜计数法也可作为考核血细胞计数仪准确性的辅助手段。用显微镜计数法考核仪器的准确度时，可用重复 20 次的均值求出偏差百分数来估计仪器的准确度。但由于方法上差异，一般不推荐使用显微镜计数来评价仪器的准确度。

第十二章 血栓与止血检验

第一节 血管壁检验

一、出血时间测定（BT）

（一）原理

指皮肤受特定条件的外伤后，出血自行停止所需要的时间。该过程反应了皮肤毛细血管与血小板的相互作用，包括血小板活化和释放以及血小板聚集等反应。当与这些反应相关的血管和血液因素，如 VWF 因子等有缺陷时，出血时间可出现异常。

（二）出血时间测定器法

1.器材

血压计。出血时间测定器为双刃刀片弹簧装置，两把刀片每片长均为6mm、深为 1mm。干净滤纸。秒表。

2.操作

血压计袖带缚于上臂，加压。成人维持在 5.3kPa（40mmHg），儿童维持在 2.6kPa（20mmHB）处。在肘前窝下二横指处常规消毒，紧绷皮肤，避开血管疤痕，水肿，置出血时间测定器使它粘于皮肤表面，注意刀片的长度与前臂相平行，按其按钮，使刀片由测定器内刺入皮肤，启动秒表。每隔半分钟，用干净滤纸吸取流出血液，直至出血自然停止，控秒表计时。

3.注意事项

采血部位应保持血液自动流出。由于刀片刺入长度和深度均固定，结果较为准确。滤纸吸血时，注意勿接触伤口。试验前一周内不能服用抗血小板药物，如阿司匹林等，以免影响结果。

（三）DUKE 法

1.操作

充分按摩耳垂，使之充血，常规消毒。用采血针在耳垂下缘刻一深 2～3mm 的伤口，并开动秒表计时，让血液自然流出，不需加压。每隔半分钟用干净滤纸吸干流出的血液，直至血液不流为止。立即记录所需时间或查看滤纸上的血滴数，将血滴数除 2 即为出血时间。

2.注意事项

DUKE 法的灵敏度比出血时间测定器法差得多，应逐渐淘汰。应首选出血时间测定器法。

二、阿司匹林耐量试验（ATT）

（一）原理

口服少量阿司匹林，可使某些血栓和出血患者出血时间延长。这是因为阿司匹林可抑制血小板的发生四烯酸代谢中的环氧化酶，从而使前列腺素、环丙过氧化物、及血栓烷 A_2（TXA_2）的生成受阻，PGI_2-TxA_2 平衡失调。此时 PGI_2 的作用强于 TXA_2。使血管呈扩张状态，血小板不能正常聚集，致使出血时间延长。

（二）器材

阿司匹林片（0.3 克／片），其他同 BT 测定。

（三）操作

试验前 5～7d 内禁服任何含阿司匹林成分的药物或其他影响出血时间

的药物。服药前测定出血时间。口服阿司匹林 0.6g，6 岁以下服 0.3g，同时饮水 200ml。服药后 2h 测定出血时间，如结果可疑时，可于 4h 以后再测定出血时间一次。结果判断：服药后 2h、4h 出血时间都比服药前延长 2min 以上为阳性。

（四）注意事项

服药前出血时间明显延长者或临床有明显出血症状者，或有阿司匹林禁忌者做本试验。阿司匹林有引起出血副作用，对准备手术或术后 1 周内及血友病患者忌做本试验。

第二节 血小板的数量和功能的检查

一、血小板计数和血小板平均体积的测定

（一）血小板（PLT）测定

1.原理

将血液用适当的稀释液作一定量稀释后，混匀注入计数池内计数，再计算出每升血液中的血小板数。

2.试剂

草酸铵稀释液分别溶解草酸铵 1.0g 及 EDTA-Na20.012g,合并加蒸馏水至 100ml，混匀。稀释液分别溶解尿素 10g，枸橼酸钠 0.5g 于蒸馏水中，合并后加蒸馏水至 100ml，再加 40％甲醛溶液 0.1ml 混匀过滤，冰箱保存。

3.操作

取清洁小试管一支，加稀释液 0.38ml。准确吸取毛细血管血液 20μl，混匀，溶血后再混匀 1min。取上述混匀的血小板悬液 1 滴，注入计数池内，静置 10～15min。用高倍镜计数，中央红细胞计数区分 5 个中方格内血小板。

4.计算

5 个中方格内的 PLT×5×10×20×106 即为每升血中血小板数。

5.注意事项

血小板稀释液配好后应过滤，防止微粒和细菌污染。试管及吸管也应清洁干燥。针刺应稍深，使血流通畅。拭去第一滴血后首先采血作血小板测定，操作应迅速，防止血小板聚集和破坏。采取标本后尽快计数，以免影响结果。血液加入稀释液内要充分混匀，滴入计数池后一定静止 10～15min。室温高时注意保持计数池周围的湿度，以免水分蒸发而影响计数结果。计数时光线要适中，不可太强，应注意有折光性的血小板和杂质、灰尘相区别。附在血细胞旁边的血小板也要注意，不要漏掉。

（二）平均血小板体积测定（MPV）

1.原理

全血经适当稀释后，使混悬于导电稀释液中的血小板通过微孔，除了根据血小板通过微孔时产生的脉冲数计算出血液中血小板数量外，还可根据脉冲高低绘出体积分布图，同时计算出平均血小板体积（MPV）

2.器材与试剂

血小板计数仪。与血小板计数仪相匹配的稀释液（原装）。

3.操作

由于仪器，试剂不同，操作方法也不同，详见说明书。

二、血小板功能的检查

（一）血小板黏附试验（PAdT）

1.原理

血液通过玻璃球后，由于血小板黏着在玻璃球和塑料管上以及形成的血小板聚集体被滞留在玻璃球内，因此过柱后血液中的血小板数降低，此为血小板黏附及聚集所致，故又称滞留试验。

2.器材

硅化小试管和 1ml 注射器，可用二甲基二氯硅烷处理。玻璃珠柱取内径长 9.4cm 的塑料管内装直径 0.3～0.5mm 玻璃珠 1.5g，塑料管两端封以孔径 0.05mm 尼龙布，含有玻璃珠的塑料管上有 3 条标线将此管分作 4 等份。

3.操作

将玻璃珠柱两端分别与针头注射器连接。行静脉穿刺，当血液接触玻璃珠时立即开动秒表，掌握好血液通过玻璃珠的速度。在 4 等份的玻璃柱中，血液通过每段的速度为 5s，共 20s。再以同样的速度抽 6～7s，然后拔出针头采集通过玻璃珠柱前后的血液，作血小板计数。

4.计数

血小板黏附率（％）＝（接触玻璃珠前后血小板之差/接触前血小板数）×100

5.注意事项

取血过程必须顺利，掌握血液通过玻璃珠柱的速度。流速太快，黏附率低，流速太慢会使黏附率增高。玻璃珠柱为一次性用具，用后即弃去。等到用玻璃珠柱应置于干燥器中贮藏，受潮后黏附率下降。

（二）血小板聚集试验（PAGT—简易试管法）

1.原理

ADP 与血小板膜上特殊受体结合，可使血小板聚集。因此，在血小板悬液中，加入一定浓度的 ADP，观察血小板聚集的速度和颗粒大小，即可了解血小板聚集的功能。试剂：pH7.2 磷酸盐缓冲液 0.067mol/L 磷酸二氢钾 11ml，加 0.067mol/L 磷酸氢二钠 39ml。ADP 贮存液 ADP55mg,磷酸盐缓冲液 100ml，冰箱保存。ADP 应用液 ADP 贮存液 0.1ml，磷酸盐缓冲液 0.9ml。

2.操作

常规采集抗凝血 3ml，以 1000r/min 分离浓血小板血浆（PRP）取小试管 2 支，每管加浓血小板血浆 0.5ml，第一管加 ADP 应用液 0.05ml，第二管加磷酸盐缓冲液 0.05ml 作对照。在室温下轻轻振荡 1～3min，观察有无血小板颗粒或团块，并取一滴混合液于玻片上，用显微镜观察有无聚集现象。

3.结果

（一）血小板均匀散在无聚集现象。（＋）血小板明显大小不一的颗粒或团块状聚集。

4.注意事项

取血必须顺利，以免血小板自发聚集。血浆内血小板必须恒定（200～300）×109/L，血小板太少易影响聚集。pH 低于 6.3，温度低于 25℃，可抑制血小板聚集。试验前一周内，病人禁服阿司匹林类药物，阿司匹林有抑制血小板释放反应，抑制其聚集。本试验从采血到完成必须在 2h 内计数完毕，特别是室温高时。

（三）血块收缩试验（CRT）

1.原理

（血浆法）在富含血小板血浆中加上钙和凝血酶，血浆凝固，收缩蛋白使血小板伸出伪足。者"抛锚"于纤维蛋白素上，血小板向心性收缩使纤维蛋白网眼缩小，血清被析出。测定血清的体积可求出血块收缩的能力。

2.器材及试剂

0.05mol/L 氯化钙溶液或 20U/ml 凝血酶溶液。带刻度的小试管。

3.操作

制备浓血小板血浆（常规操作）。取浓血小板血浆 0.6ml 加入有刻度的小试管中，置 37℃水浴中孵育 3min，再加入 0.2ml 0.05mol/L 氯化钙或 0.2ml 凝血酶液（20U/ml）。混匀后，置 37℃水浴 2h 后，用木棒轻轻将血浆凝块弃去，观察析出血清的体积。

4.计算

血块收缩％＝析出血清体积×100%/浓血小板体积

5.注意事项

刻度试管需有清楚的容量刻度。温度必须恒定在 37℃，过高过低都影响结果。

第三节 凝血因子检验

一、凝血因子筛选试验

（一）全血凝固时间（CT）测定

1.原理

离体静脉血与普通玻璃试管接触后，因子XII和内源凝血系统被激活，最后生成纤维蛋白而血液凝固，即为凝固时间，它是内源凝血系统的一种筛选试验。

2.参考值

5～12min（玻璃试管法）；10～19min（塑料试管法）；15～32min（纯化实验）

（二）活化凝血时间（ACT）测定

1.原理

同试管法 CT 测定，在试管中加入白陶土脑磷脂的混悬液以充分激活因子XII、XI，并为凝血反应提供丰富的催化表面，以提高本试验的敏感性。

2.参考值

1～3min。

（三）复钙时间（RT）测定

1.原理

在去 Ca^{2+} 血浆中，重新加入适量的钙，内源凝血过程得以重新恢复使血浆凝固所需的时间称为 RT。

2.参考值

2～4min。

（四）活化部分凝血活酶时间（APTT）测定

1.原理

在 37℃下，以白陶土激活因子Ⅻ和Ⅺ，以脑磷脂代替血小板提供凝血的催化表面，在因子Ⅳ参与下，观察缺乏血小板血浆凝固所需的时间。

2.参考值

30～40s。

（五）因子定性试验

在 Ca^{2+} 作用下，因子能使可溶于 5mol/L 尿素溶液的可溶性纤维蛋白聚合物变为不溶性的纤维蛋白，因此含因子的血浆凝固后不溶于 5mol/L 尿素溶液。如果受检血浆中缺乏因子，则聚合物可溶于 5mol/L 尿素溶液。参考值：24h 内纤维蛋白凝块不溶解。

（六）Russell 蝰蛇毒时间（RVVT）检测

1.原理

蝰蛇毒是因子Ⅹ的强激活剂，不需要因子Ⅶ的参与即可与因子Ⅴ、Ⅹ及磷脂结合生成外源凝血酶原酶使血液凝固。

2.参考值

13～14s 被测血浆超过正常对照 3s 为异常。

二、凝血因子缺乏纠正试验

（一）凝血酶原消耗时间（PC）

1.原理

生理条件下，血液凝固后血清中仅剩余少量的因子Ⅱ，测定此血清的 PT 便明显延长，当血浆中凝血因子（Ⅶ、Ⅸ、Ⅺ、Ⅻ）或 PF3 显著减少致内源性凝血酶原酶生成发生障碍时，则血液凝固后血清中剩余较多的因子Ⅱ。测定此血清的 PT 则缩短。本试验是检查内源凝血系统第一阶段和 PF3 有无缺陷的筛选试验之一。

2.参考值

25～100s，以<20s 为异常。

（二）简易凝血活酶生成试验及其纠正试验

1.简易凝血活酶生成试验（STGT）

原理用受检者稀释全血作为 STGT 中所需要的全部凝血因子的来源，自身红细胞溶解产物即红细胞素替代 PF_3，按一定时间加入基质血浆，测定凝血活酶生成所需的时间，以检查内源凝血系统凝血活酶生成有无障碍。参考值：（12±1）s，以>15s 为异常。临床意义 L：STGT 延长见于：缺乏因子Ⅷ如血友病 A、VWD、DIC 等。缺乏因子Ⅸ如血友病 B、维生素 K 缺乏症、DIC、肝脏疾病、n5R 抗凝剂等。缺乏因子ⅩⅠ如肝脏疾病、DIC 等。缺乏因子Ⅻ如 hageman 特征，DIC 和肝脏疾病。血循环中存在抗凝物质，如抗因子Ⅷ、Ⅸ抗体和应用肝素等。

2.STGT 纠正试验

原理：在 STGT 延长>15s 情况下，可用含因子Ⅷ和ⅩⅠ、Ⅻ的正常吸附血浆；含因子Ⅳ和ⅩⅠ、Ⅻ的正常血清；含因子ⅩⅠ、Ⅻ的正常吸附血清及正常新鲜血浆做纠正材料，进行 STGT 纠正试验，以确定缺乏的凝血因子的类型。

三、凝血因子激活标志物检测

（一）凝血酶原片段 1＋2（F_{1+2}）测定

原理：以抗 F_{1+2} 抗体包被酶标板，加入标准品或样品后，再加入带有辣根过氧化物酶的凝血酶抗体，充分作用后，凝血酶抗体上所带的辣根过氧化酶在过氧化氢溶液存在条件下分解加入的邻苯二胺，使之显色，颜色的深浅与样品 F_{1+2} 的含量呈正比。

参考值；（0.67±0.19）nmol/L。

（二）纤维蛋白肽 A 测定（FPA）

原理：用皂土处理标本除去纤维蛋白原，含纤维蛋白肽 A（FPA）标本先与已知过量的兔抗人 FPA 抗体结合，部分液体被移至预先包被 FPA 的酶标板上，剩余的未结合 FPA 抗体与 FPA 结合，结合于固相的兔抗 FPA 抗体被羊抗兔 IgG 结合，在过氧化氢存在的条件下使 O-PD 基质显色，颜色的深浅与 FPA 含量呈负相关关系。

参考值：$1.2 \sim 3.0 \mu g/L$。

（三）可溶性纤维蛋白单体复合物测定（SFMC）

原理：同凝血酶 1＋2 片段。

参考值：（48.5±15.6）mg/L（酶联免疫法）；（50.5±26）mg/L（免疫放射法）；阴性（定性试验）。

（四）组织因子（因子Ⅲ）测定（TF）

原理：本试验采用双抗夹心法，预先以鼠抗人 TF 的单克隆抗体包被试验板孔，样品中的 TF 与包被抗体结合后，再以生物素标记的第二抗体识别与结合的 TF。

参考值：$30 \sim 220 ng/L$。

第四节 凝血因子抗原测定

一、凝血因子Ⅱ：CAg 测定（免疫火箭电泳法）

（一）器材及试剂

电泳仪；两分规；Tris-巴比妥缓冲液（pH8.8）；9g/L 琼脂糖取琼脂糖 0.9g，加 Tris-巴比妥缓冲液 100ml，加热溶解；因子Ⅱ抗血清；10g/L 磷钼酸溶液。

（二）操作

制板先将 9g/L 琼脂糖隔水煮沸溶解，然后置 56℃水浴中备用，另取一只小烧杯，根据抗血清的效价和每次实验所需的量，加入所需因子Ⅱ抗血清，置 56℃水浴中片刻，加入所需要的 9g/L 琼脂糖于小烧杯中，充分混匀。取 10cm×10cm 玻璃板两块，中间放上 8cm×8cm、厚 1.5mm 的有机玻璃框，三边用夹子固定好，于上口迅速倒入含抗血清的琼脂糖，每块约 10ml。置 10～15min，凝固后除去一块玻璃板，在另一块玻璃板距其下缘 1.5nm 处打孔。孔径 3mm，孔间距 5mm，共打 10 孔。标准品制备。取 30 个以上正常人的枸橼酸钠抗凝的新鲜血浆（作为 100%），混匀后在 40℃条件下分装，保存于-4℃冰箱内，一般可保存 2～3 个月。每次测定时取出一支，用 Tris-巴比妥缓冲液作原倍、1：2、1：4、1：8、1：16 稀释。待检血浆也应用枸橼酸钠抗凝，以 3000r/min 离心 10min，分离血浆。用 Tris-巴比妥缓冲液将待检血清 1：2 稀释。加样。每孔加入待检稀释血浆 10μl，每板均同时各加 5 种不同稀释度的正常人混合血浆 10μl 作标准曲线。电泳。在电压 110V 下，电泳 18h 后，浸入磷钼酸溶液中 20～30min。测定火箭峰高度。用二分规测量火箭蜂的高度（以加样孔的上缘到峰顶）。将正常人混合血浆的 5 个读数，通过回归得到标准曲线，再乘以 2（为稀释倍数）。

二、凝血因子Ⅷ：CAg 测定（免疫火箭电泳法）

（一）原理

因子Ⅷ：CAg 是Ⅷ：C 的抗原部分。在含有因子：C 抗血清的琼脂板中，加入一定量待检血浆（内含抗原），在电场作用下，抗原和抗体反应能形成火箭样沉淀峰。此峰的高低与抗原浓度呈正比，从而计算出Ⅷ：CAg 的含量。

（二）器材及试剂

电泳仪；两分规，Tris-巴比妥缓冲液（pH8.8）取巴比妥钠 4.88g、巴比妥 1.235g、Tris2.890g，加蒸馏水溶解，最后加蒸馏水至 1000ml；9g/L 琼脂糖 0.9g，加 Tris-巴比妥缓冲液 100ml，加热溶解，兔抗人Ⅷ；CAg 的抗血清，10％磷钼酸溶液。

（三）操作

制板。与Ⅱ：Ag 测定相似，不同点：Ⅱ：Ag 测定加入所需因子Ⅱ抗血清，而Ⅷ：CAg 测定加入所需兔抗人Ⅷ：CAg 的抗血清。标准品的制备同Ⅱ：Ag 测定（前述）。待检血浆处理同Ⅱ：Ag 测定（前述）。加样。同Ⅱ：Ag 测定（前述）。电泳。同Ⅱ：Ag 测定（前述）。测定火箭峰高度。用两分规测量火箭峰高度（以加样孔上缘至峰顶为准）。将正常人混合血浆的 5 个读数，通过回归得到标准曲线，然后求出各待校样本的Ⅷ：CAg 的含量，再乘以 2（为稀释倍数）。

三、抗凝血酶Ⅲ抗原测定（AT-Ⅲ：Ag，免疫火箭电泳）

（一）原理

待检血浆中 AT-Ⅲ抗原在含有 AT-Ⅲ抗体的琼脂糖凝胶中电泳时，抗原与相应抗体形成特异性的火箭样免疫沉淀峰。该沉淀峰的高度与待检血浆中 AT-Ⅲ抗原含量成正比。

（二）器材及试剂

兔抗人 AT-III血清；巴比妥一盐酸缓冲液（pH8.2，0.05mol/L）取巴比妥钠（MW206.18）10.3g 溶于 800ml 蒸馏水中，加 1.0mol/L HCl 14ml 混匀，测定 pH，并以盐酸调至 pH8.2，然后用蒸馏水补足 100ml。电泳仪。两分规。标准血浆。10g/L 磷钼酸溶液。10g/L 琼脂糖 1.0g，加巴比妥一盐酸缓冲液100ml。

（三）操作

根据抗体效价和一般火箭电泳要求制板、打孔。将标准血浆用生理盐水作倍比稀释（原倍、1：2、1：4、1：8、1：16）。待检血浆要用生理盐水作 1：5 稀释。每孔加入待检稀释血浆 5μl 作标准曲线。电泳。在 140V 下，电泳 6h，浸入 10g/L 磷铝酸溶液中 20～30mm。测定火箭峰高度。用两分规测量火箭峰的高度，以加样孔上缘至峰顶准。将标准的 5 个读数通过回归得到标准曲线，然后求出各待检样本的 AT-III的含量。

（四）注意事项

样本采用枸橼酸钠抗凝而不能用肝素抗凝血浆。保存待检血浆从冰箱中取出后应立即置 37℃水浴中融冻，但不能反复冻融。

四、抗凝血酶III活性测定（AT-III：C，凝胶片空斑法）

（一）原理

AT-III：C 能和凝血酶生成复合物，使凝血酶丧失转化纤维蛋白原为纤维蛋白的酶活性，这一反应在肝素存在下可加速。为此使待检样品在含肝素的凝血酶凝胶板中扩散一定时间后，再覆盖上纤维蛋白溶液，可发现凝胶板的本底因纤维蛋白存在而呈淡乳白色，而被 AT-III抑制的部分则呈现大小不等的圆形空斑。该空斑大小和待检样本中 AT-III活性的对数值成正比。

（二）试剂

现有商品试剂盒（内有牛凝血酶干粉、人纤维蛋白原干粉、标准血浆、琼脂糖等）。

（三）操作

具体操作详见试剂盒说明书，并严格按说明书步骤操作。

（四）计算

量取标准血浆的空斑直径（X）为横坐标，相应的 AT-Ⅲ；C（Y）的对数值为纵坐标，在半对数坐标纸上作图得标准曲线。待检样本的空斑直径可在标准曲线上查出相应的 AT-Ⅲ：C 对数值。

第五节 抗凝物质的检验

一、蕲蛇酶时间测定（AT）

（一）原理

蕲蛇酶是一种具有类似凝血酶活性的蛋白水解酶，它仅断裂纤维蛋白原 α（A）链的精 16-甘 17 之间的肽链，释放出纤维蛋白肽 A，剩下的纤维蛋白 I（α、β、γ），在因子 Xa 的参与下使血浆凝固，它不受肝素影响，即使在肝素存在下本试验结果仍正常。

（二）试剂

蕲蛇酶溶液 0.5mg/支，加蒸馏水溶解，109mmol/L 枸橼酸纳溶液

（三）操作

取待检枸橼酸纳抗凝血浆 0.1ml，加入蕲蛇酶溶液 0.1ml，开动秒表记录凝固时间，以上操作应在 37℃水浴中进行。

二、普通肝素和低相对分子质量肝素检测

AT 是血浆中以丝氨酸蛋白酶为活性中心凝血因子（凝血酶、Xa 等）的抑制物，在正常情况下，AT 的抑制作用较慢，而肝素可与 AT 结合成 1：1 的复合物，使 AT 的精氨酸反应中心暴露，此反应中心与凝血酶、FXa 的丝氨酸活性部位相作用，从而使激活的因子灭活，这样 AT 的抑制作用会大大增强。低相对分子质量肝素（LMWH）对 FXa 和 AT 间反应的催化作用较其对凝血酶和 AT 间反应的催化更容易，而标准肝素对两者的催化作用相同。在 AT 和 FXa 均过量的反应中，肝素对 FXa 的抑制速率直接与其浓度成正比，用特异性 FXa

发色底物法检测剩余 Fxa 的活性，发色强度与肝素浓度成负相关。参考值：OU/L。

三、复钙交叉试验

复钙交叉试验（CRT），血浆复钙时间延长可能是由于凝血因子缺乏或血液中存在抗凝物质所致。延长的复钙时间如能被 1/10 量正常血浆纠正，则提示受检血浆中缺乏凝血因子；如果不被纠正，则提示受检血浆中存在抗凝物质。参考值：若受检血浆与 1/10 量正常血浆混合，血浆复钙时间不在正常范围内（2.2～3.8min），则认为受检血浆中存在异常抗凝物质。

四、凝血因子Ⅷ抑制物检查

（一）原理

将待检血浆中与已知量的正常人因子Ⅷ血浆（稀血小板）混合，温育一定时间后，测定剩余因子Ⅷ的活性，将待检温育混合物和正常人温育混合物的因子Ⅷ活性进行比较，以 Bethesda 单位来计算抑制物的含量。一个 Bethesda 单位相当于灭活 50％因子Ⅷ的量。

（二）试剂

0.05mol/L 咪唑缓冲液（pH7.3）。取 0.34g 咪唑及 0.585g 氯化钠，溶于约 80ml 蒸馏水中，在 pH 计下，用 0.1mol/L HCI 调节 pH7.3，最后加蒸馏水至 100ml，混匀。白陶土—脑磷脂悬液。低血小板的正常人混合血浆。缺乏因子Ⅷ血浆。0.025mol/L 氯化钙溶液。秒表。

（三）操作

用咪唑缓冲液（pH7.3）制备待检 1：2（一份待检血浆加入一份缓冲液）和 1：3（一份待检血浆加二份缓冲液）的稀释血浆。温育混合液的制备：正常对照：取 0.2ml 正常对照血浆加 0.2ml 缓冲液。待检者 1：2 稀释血浆 0.2ml

加正常对照血浆 0.2ml。待检者 1：3 稀释血浆 0.2ml 加正常对照血浆 0.2ml。将上述混合物置 37℃ 水浴中温育 2h。用测定因子Ⅷ：C 的方法，测定以上各种温育混合液中Ⅷ：C 水平。计算剩余Ⅷ：C（％）＝温育后Ⅷ：C/温育前Ⅷ：C×100％。

五、狼疮抗凝物质的筛选试验和确诊试验

狼疮抗凝物质（LAC）的筛选试验和确诊试验是改良的 Russell 蝰蛇毒稀释试验，在贫血小板的血浆中分别加入狼疮抗凝物质的筛选试剂和确诊试剂，记录两者凝固时间的比值。参考值：狼疮抗凝物质筛选试验检测值/确诊试验检测值为 0.8～1.2。

六、血浆蛋白 S 抗原检测

血浆蛋白 S 抗原（PS：Ag）测定，免疫火箭电泳法：其原理与蛋白 C 抗原含量检测类似。由于血浆总 PS（TPS）包括游离 PS（FPS）和与补体 C4 结合的 PS（CAbP-PS），对抗人蛋白 S 抗体均有相似反应。火箭电泳法是在琼脂板上同时测定 TPS 和 FPS,后者则在受检血浆中加入一定量聚乙二醇,C4bP-PS 会沉淀下来，用上清部分再作电泳，即可得到 FPS 值。参考值：TPS：（96.6±9.8）％；FPS：（40.4±11.6）％。

七、组织因子途径抑制物检测

组织因子途径抑制物（TFPI）检测，ELISA 法：用抗人组织因子途径抑制物抗体作为第一抗体包被酶标板,血浆或其他液体中的 TFPI 便可与之结合，再以生物素标记的抗 TFPI 单抗体作为第二抗体，并加入链亲和素结合的辣根过氧化物酶。利用链亲和素特异性结合特性，即可形成双抗体夹心酶联免疫复合物，最后加入底物显色，显色的深浅与受检血浆中 TFPI 的含量成正比，从标准曲线中可计算出 TFPI 的含量。参考值：97.5±26.6μg/L。

八、蛋白C系统检测

（一）蛋白C活性（PC：A）测定

原理：由于PC：A具有灭活因子Ⅴa和Ⅷa的作用从而使APTT延长，其延长的程度与PC：A呈直线关系。参考值：64%～147%（发色底物法）。临床意义：同PC：A。

（二）蛋白C抗原（PC：Ag）测定

在含抗人PC抗体的琼脂板中，加入一定量的受检血浆于检测孔中，定量抗原在电场作用下由负极向正极泳动，在一定时间内形成火箭样沉淀峰。峰的高度与抗原浓度成正比。参考值：80%～120%（Laurell免疫火箭电泳法）。

（三）蛋白S抗原（PS：Ag）测定

原理：基本同PC：Ag测定原理。血浆总PS（TPS）包括游离PS（FPS）和补体C4结合的PS，（C4bp-PS）。火箭电泳法在琼脂板上同时测定TPS和PPS。后者则在待测血浆中加一定量聚乙二醇，则C4 bp-PS会沉淀下来，上清部分即为FPS。

参考值：TPS：（96.6±9.8）%；FPS：（40.4±11.6）%

第六节 纤溶系统检查

一、优球蛋白溶解试验（ELT）

（一）原理

血浆经稀释后，加稀乙酸使 pH 降低至 4.5 时优球蛋白沉淀，经离心可除去纤溶抑制物。而沉淀的优球蛋白组织中，含纤维蛋白原、纤溶酶原和纤溶酶原激活物等。将此沉淀物溶解于缓冲液中，再加氯化钙或凝血酶使其凝固，置 37℃下观察凝块完全溶解所需时间。

（二）试剂

109mmol/L 枸橼酸钠溶液。1%乙酸溶液。硼酸缓冲液（pH9.0）取氯化钠 9g，硼酸钠 1g，加蒸馏水溶解后加水至 1000ml。0.025mol/L 氯化钙溶液。

（三）操作

取 109mmol/L 枸橼酸钠 0.2ml，加 1.8ml 血液，混匀，并分离血浆。取尖底离心管 1 支，加蒸馏水 7.5ml，加 1%乙酸约 0.12ml，使 pH 为 4.5，置冰浴中。取 0.5ml 血浆加到上述置冰浴中的离心管中，混匀，继续量冰浴中 10min，使优球蛋白充分析出。用 3000r/min 离心 5min，去上清，倒置离心管于滤纸上，吸去残余液体。加硼酸缓冲液（pH9.0）0.5ml 于沉淀中，置 37℃水浴中，轻轻搅拌使之完全溶解。加入 0.025mol/L 氯化钙 0.5ml，开动秒表记录凝固时间。置 37℃水浴中，观察凝块完全溶解，并记录时间。

（四）注意事项

采血时止血带不宜扎得过紧，时间不超过 5min。第 2、3 步骤要在 15min 内完成。观察溶解标本以不见絮状为准。当纤溶极度亢进时，体内纤溶酶原，基本被消耗尽时，本试验可呈假阳性。

二、组织纤溶酶原激活物测定（t-PA：A，发射底物法）

（一）原理

在 t-PA 和加速剂作用下，纤溶酶原转变为纤溶酶，后者使发色底物 S-2390 释放出发色基团对硝基苯胺（PNA）。PNA 显色的深浅与纤溶酶和 t-PA 呈正比。

（二）器材及试剂

现已有商品试剂盒供应，内含标准品 t-PA，去 t-PA 人血浆、人纤溶酶源发射物 S-2390 浓缩的 TB 缓冲液、加速剂、浓抗凝剂、浓酸化液等。酶标仪、酶标板。

（三）操作

具体操作详见试剂盒说明书，并严格按说明书步骤操作。

（四）计算

必要时用 t-PA 活性标准品作标准曲线。待检血浆 t-PA：A 可从标准线中查出。

（五）注意事项

采血最好不用止血带，加压后会引起 t-PA 进入血液。取血后尽快在低温分离血浆。样品必须酸化处理，否则受纤溶酶原激活抑制物（PAI）的影响较大。

三、α₂-纤溶酶原激活抑制物活性测定（α₂-PAI：A，发射底物法）

（一）原理

加入定量的纤溶酶原激活物（PA），与待检血浆中 PAI 作用，形成失去活性的复合物，剩余的 PA 中加入定量的纤溶酶原，使其转变成纤镕酶。后者水解发射底物释放出对硝基苯胺（PNA），PNA 的深浅可计算出标本中纤溶酶含量，而待检样品中纤溶酶量与 PNA 呈负相关，间接可测定 PAI：A 的水平。

（二）器材及试剂

现已有商品试剂盒供应，内含标准 PAI：A，去 PAI 血浆，其他与 t-PA：A 测定发射底物法相同。酶标仪，菌标板等。

（三）操作

具体操作详见试剂说明书，并严格按说明书步骤操作。

（四）计算

必须同时用 PAI 标准品测定，并绘制标准曲线，待检血浆 PAI：A 可从标准曲线中查得。注意事项：采取静脉血时最好不用止血带或止血带不宜扎得过紧。所用器具需用塑料制品。

四、α₂-纤溶酶抑制物活性测定（α₂-PI：A）

（一）原理

在待检血浆中加入过量的纤溶酶，后者即可与 α₂-PI：A 结合成复合物。然后加入发色底物，剩余的纤溶酶可水解底物释放出 PNA。其显色深浅与血浆中剩余的纤溶菌呈正相关，这样可计算出血浆中 α₂-PI：A 含量。

（二）试剂

现已有商品试剂盒供应，内含纤溶酶，发色底物，甘油盐酸；酶标仪及酶标板等。

（三）操作

具体操作详见试剂盒说明书。

（四）注意事项

在分析前,所有试剂必须预温在37℃水浴中,但纤溶酶则应保持在15℃～25℃

第七节 血浆凝血酶原时间测定（PT）

一、血浆凝血酶原时间测定（一期法）

（一）原理

在待测血浆中加入过量的组织凝血活酶（兔脑、人脑、胎盘、肺组织等）浸出液和 Ca^{2+}，使凝血酶原转变为凝血酶，后者使纤维蛋白原转变为纤维蛋白。它不仅反映凝血酶原水平，也反映因子Ⅴ、Ⅶ、Ⅹ和纤维蛋白原在血浆中的水平，故可作为一种外源性凝血系统的筛选试验。

（二）器材和试剂

组织凝血活酶浸出液：常用兔脑粉浸出液；0.025mol/L 氯化钙溶液；秒表、硅化试管、硅化注射器。

（三）操作

在试管内加入 109mol/L 枸橼酸钠溶液 0.2ml，然后加入待检者血（或正常对照）1.8ml，混匀，低速离心，分离血浆。取小试管 1 支，加入待测血浆和组织凝血活酶浸出液各 0.1ml，37℃预温，再加入 0.025mol/L 氯化钙溶液 0.1ml（也应预温在 37℃水浴中），立即开启秒表，不断轻轻倾斜试管，记录至液体停止流动所需要的时间。重复以上操作 2～3 次，取平均值，即为凝血酶原时间，同时做正常人对照。

（四）正常参考值

凝血酶原时间：11～13s。应有正常对照，病人结果超过正常对照 3s 以上有临床意义。凝血酶原时间比值（prothrombin，PTR）：即被测血浆的凝血酶原时间/正常血浆的凝血酶原时间的数值。正常为 1±0.1，相关凝血因子减少时此比值增大。

（五）注意事项

采血后宜在 1h 内完成，置 4℃冰箱保存不应超过 4h，-20℃下可放置 2 周，-70℃下可放置 6 个月。水浴温度控制在 37±1℃，过高或过低均会影响结果。抽血要顺利，抗凝要充分，决不可有凝血块，这将影响凝血酶原时间的准确性。市场上供应的组织凝血活酶制剂应注明 ISI 值。

二、纠正试验（甲苯胺蓝纠正试验）

（一）原理

甲苯胺蓝可中和肝素的抗凝作用。当凝血酶时间延长，在待检血中加入甲苯胺蓝，若延长的凝血酶时间恢复正常，表示肝素或类肝素增多，否则为其他抗凝血酶类物质。

（二）试剂

1g/L 甲苯胺蓝溶液。109mmol/L 枸橼酸钠溶液。凝血酶溶液与上述凝血酶时间测定相同。秒表。

（三）操作

取待检枸橼酸钠抗凝血浆 0.1ml，加 1g/L 甲苯胺蓝液 0.1ml，摇匀，置 37℃水浴中温育。即刻加入凝血酶溶液 0.1ml，用秒表记录凝固时间，重复 2～3 次，取平均值。

（四）结果

在凝固时间（TT）延长的患者，加入甲苯胺蓝后 TT 缩短 5s 以上者，提示待检血浆有肝素或类肝素增多。

第八节 甲襞微循环检验

微循环通常认为是微动脉与微静脉之间的微血管血液循环。微循环的血管口径一般在 100μm 以下。广义地说，微循环还包括淋巴循环，因此有血液微循环和淋巴微循环之说，各个不同的组织器官有各自不同的微血管构形，由此组成各自微循环单位，它是各组织器官内最小的功能形态单位，其基本功能是为全身各脏器、组织运送氧气及营养物质，排泄代谢产物并且调节组织间液与血液的平衡，因此健全的微循环功能是保证体内重要脏器执行正常功能的首要前提。它除可诊断血管自身的病变外，还有助于一些其他疾病的疗效观察。

手指（足趾）甲襞微血管的形态与结构：甲襞是覆盖在手指（足趾）甲根部的皮肤皱褶。又称甲皱，它的表面被鳞状上皮覆盖，其中有皮肤真皮凸起形成的乳头，每一乳头区有一支或几支毛细血管，称毛细血管袢。毛细血管袢由较细的输入支和较粗的输出支组成。血液从输入支基底部流入，经袢顶从输出支基底部流出，由乳头下静脉丛收集。甲襞微循环活体观察时所能抵达的深度为乳头下静脉丛。

观察结果及临床意义：手指（足趾）甲襞微循环观察的常见指标有以下15 项：清晰度：正常人甲襞毛细血管轮廓清晰。在病理情况下，毛细血管发生收缩扩张至管周图像模糊，渗出及水肿形式，常见于过敏反应、局部水肿、妇女月经来潮等。排列：正常时毛细血管排列整齐，在结缔组织疾病、休克、DIC 等可出现不规则显得紊乱的毛细血管排列，在系统性红斑狼疮，类风湿关节炎患者可见微血管极度紊乱的排列。外形：正常时呈发夹形。各种异形如呈弯曲、螺旋状、扭曲、分叉、花形等应少于30％袢管外型明显异常使微循环血液容易淤滞受阻，过敏体质、结缔组织病时可见巨大畸形微血管、高血压、动脉硬化患者也可见较多异常。数目：单位长度内（1mm）的微血管数是反映组织微循环血灌注的重要指标。正常值为 7～9 条/mm。在危重病人中血容量不足，外周循环衰竭时微血管痉挛可造成数目明显减少。管袢数增多则多见于明显缺氧时如肺心病、红细胞增多症。老年健康人也可见轻度增加。长度：个体差异较大，一般为150～250μm同体自身比较价值较大，在休克早期、中毒、过敏、妊娠中毒症时可缩短。管径：正常人输入支管径（11±2）μm，输出支（14±3）μm，高血压、休克时输入支管径缩小；结缔组织病、缺氧、酸中毒的心力衰竭时输出支管径扩张、遗传性毛细血管扩张症时管袢扩张明显。袢顶：袢顶最大直径不能超过输出支，增大见于肝硬化和中医认为"血瘀症"患者。活血化瘀治疗后可改善。微血管运动计数称微血管自律运动。指单位时间内微血管口径发生节律性扩张，收缩现象，正常人约0～3次/min。微血管运动现象是微循环血液流动的重要动力。运动计数增多见于交感神经兴奋、发热、针刺、紧张等，减少见于深度麻醉、休克、DIC、败血症等。流速：主要测定红细胞流速，可分为线流、线粒流，粒流，粒缓流等几级，正常人线流＞1.0mm/s。线粒流、粒流为0.5～1.0mm／s。粒缓流＜0.5mm/s，影响流速的因素较多，特别要求皮肤温度的恒定。有明显循环障碍，高凝状态或血栓形成倾向及血黏度增高时流速减慢，血流速减慢时切变力减小，血细胞聚集加重，微循环灌注发生障碍，细胞供氧障碍，促使酸中毒形成。红细胞聚集：分为轻、中、重度聚集，轻度聚集时毛细血管中血流呈沙状，中度为颗粒状，且有血细胞，血浆分离现象，重度则呈不规矩团块。产生红细胞聚集常是慢性病患者的微循环变化，疾病危重、栓塞或血栓形成等则有淤泥状血流出现。血色：通常为鲜红，缺氧、血栓形成时血色发暗，甚至发紫。白色微血栓：为血小板或白细胞的黏附聚集体。凡是能引起血小板和白细胞黏附、聚集的因素均可引起白色微血栓形成，可作为抗血小板药物临床应用的一个指征。渗出：常使微循环观察的视野模糊，微血管周围轮廓不清，且伴有微血流淤滞，微血管痉挛等改变，渗出是微循环障碍的重要表现，可随病情的变化而改变。出血：主要是甲襞毛细血管袢顶出血，正常时无，除外伤可使其出血外，凝血功能障碍、纤溶系统过度激活、血小板缺乏、再生障碍性贫血时可出现明显的袢顶出血。乳头下静脉丛：主要收集甲襞毛细血管袢输出支流出的血流，正常成年人不易见到，老年人、儿童、右心衰竭或静脉回流受阻、静脉压升高、精神分裂症患者中可见。甲襞微循环的观察指标很多，除以上 15 项外，在实际应用中可按病种需要做必要的增补。检查时患者应处于安静状态，1h 前无剧烈运动，检查前不洗手，不用乙醇棉球擦洗观察局部，室温 22℃～24℃，相对湿度 70％左右，检查一般选左手环指，特别情况下再检查其他各指。做动态比较时，检查时间及视野应固定。

第九节 几种出血性疾病的检验诊断

一、血友病

血友病可分为血友病 A、血友病 B 和因子XI缺乏症三型，是属于凝血因子障碍而引起的出血性疾病的一类，以血友病 A 为常见，血友病 B 次之，根据临床上的出血特点和严重程度血友病 A、B 又分为重型、中型、轻型、亚临床型 4 种。血友病 A、B 属性联隐性遗传，因子XI缺乏症为不完全性常染色体隐性遗传。

（一）诊断筛选试验

凝血时间（试管法）重型延长、中型可正常，轻型，亚临床型正常。活化部分凝血活酶时间（APTT）重型、中型、轻型均延长，亚临床型可正常。活化凝血时间（ACT）在各型思考中均延长。

（二）确诊试验

因子活性及含量测定。血友病 A：Ⅷ；c，Ⅷ：CAg 降低。血友病 B：XI：C，XI：CAg，降低，因子XI缺乏症：XI：C，XI：CAg 降低。

（三）排除试验

出血时间正常。血小板数量、黏附、聚集功能及血块收缩均正常。血浆凝血酶原时间正常。VWF：Ag 含量正常。

二、血管性假血友病

血管性假血友病（VWD）是由于 VWF 质和（或）量异常引起的一种出血性疾病。本病大多为常染色体显性遗传，少数为常染色体隐性遗传。患者由于 VWF 质或量的异常，导致血小板不黏附到受损的血管内皮下，而且使因子Ⅷ：C 稳定性降低，故患者有不同程度的皮肤和黏膜出血，有的患者在外伤，手术中严重出血。

（一）诊断筛选试验

出血时间延长。瑞斯托霉素诱导的血小板聚集率降低，但 VWD Ⅱ B 型、血小板型则增高。血小板黏附率降低。APTT 延长或正常，因子Ⅷ：C 减低或正常。

（二）确诊试验

VWF：Ag 减低或正常。VWF 瑞斯托霉素辅因子活性常减低，但也可正常。交叉免疫电泳可见 VWF 多聚体化程度异常，部分患者正常。VWF 多聚体结构分析，根据有无大分子量多聚体对 VWF 进行分型。

（三）排除试验

血浆凝血酶原时间正常。血小板数量、形态正常、ADP 诱导的聚集率正常。

三、血小板无力症

血小板无力症属常染色体隐性遗传，其血小板膜糖蛋白Ⅱb-Ⅲ a（GP Ⅱ b-Ⅲa）复合物缺陷，不能与纤维蛋白原结合而丧失血小板的聚集功能，患者自幼皮肤及黏膜易于出血，出血症状轻重与血小板膜 GP Ⅱb-Ⅲa 复合物缺陷有关。

（一）诊断筛选试验

血小板数量、平均体积、比积及分布宽度基本正常，但血涂片上血小板呈单个散在分布。血小板黏附、聚集功能减低、血块收缩不良或正常。出血时间明显延长。

（二）确诊试验

血小板膜糖蛋白定量。依据 GP Ⅱb-Ⅲa 复合物缺陷的多少分为 3 型：Ⅰ型：GP Ⅱb-Ⅲa 复合物相对含量<5%；Ⅱ型：GP Ⅱb-Ⅲa 复合物相对含量为 5%～25%；Ⅲ型：GP Ⅱb-Ⅲa 复合物相对含量为 50%～100%。

（三）排除试验

PT 和 APTT 正常。纤维蛋白原含量正常。骨髓象检查除出血严重者有幼红细胞增生外其他均正常。

四、巨大血小板综合征

巨大血小板综合征系常染色体隐性遗传，患者血小板质膜上糖蛋白Ⅰb—Ⅺ（GPⅠb—Ⅺ）复合物先天缺陷，导致血小板黏附功能丧失而易于出血。纯合子患者常有轻度至中度的皮肤或黏膜出血。杂合子多无出血倾向，无肝脾肿大。

（一）诊断筛选试验

血小板数量减少，平均体积及分布宽度显著增大。血小板形态巨大、且大小不一。血小板黏附功能减低，血块收缩正常。对 ADP，凝血酶、胶原、肾上腺素、花生四烯酸诱导的血小板聚集试验正常，对瑞斯托酶素诱导的血小板聚集减低或不聚集。出血时间明显延长，少数可正常。

（二）确诊试验

血小板膜糖蛋白定量依据 GPⅠb—Ⅺ复合物缺陷分两型，Ⅰ型为 GPⅠb—Ⅺ含量极低或缺乏；另一型为含量正常但功能缺陷，不能结合 VWF。

（三）排除试验

血浆 VWF 含量正常。骨髓除血小板形态异常外其他正常。

第十节 血栓前状态检验

一、血浆血栓烷 B_2 检测

原理：血浆血栓烷 B_2（TXB_2）检测，ELISA 法：在 TXB_2 一牛血清白蛋白包被酶标反应板中，加入被检血浆或 TXB_2 标准品和 TXB_2 抗体。包被的 TXN 与被检血浆中 TXB_2 或标准品中的 TXB_2 竞争性与 TXB_2 抗体结合，包被的 TXB_2 与抗体结合的量与被检血浆中的 TXB_2 含量成负相关。加入过量酶标记第二抗体，再加底物显色，根据吸光度 A 值从标准曲线中即可计算出被检血浆中 TXB_2 的含量。

参考值：76.3±48.1ng/L。

二、血浆凝血酶原片段 1＋2 检测

原理：血浆凝血酶原片段 1＋2（F_{1+2}）检测，ELISA 法：用兔抗人 F_{1+2} 抗体包被于酶标反应板，加入待测样品（或标准品）后再加入辣根过氧化物酶标记的鼠抗人凝血酶原抗体，后者与固相载体复合物结合，以邻苯二胺显色，颜色深浅与 F_{1+2} 含量呈正相关。

参考值；（0.67±0.19）nmol/L。

三、血浆纤维蛋白肽 A 检测

原理：血浆纤维蛋白肽 A（FPA）测定，ELISA 法：将纯 FPA 包被酶标板，受检血浆先在皂土作用下，除去纤维蛋白原，然后与已知过量的兔抗人 FPA 抗体充分结合，将此液体移至预先包被上 FPA 的酶标板上，剩余未结合的 FPA 抗体可与固相 FPA 结合。将液相 FPA 抗 FPA 洗去后，加入辣根过氧化物酶标记的羊抗兔 IgG，与固相上的抗 FPA 结合，最后加入 OPD 基质显色，

颜色深浅与受检血浆中的 FPA 呈负相关。

参考值：男性不吸烟者为（1.83±0.61）μg/L 女性不吸烟者为（2.24±1.04）μg/L。

四、血浆凝血酶一抗凝血酶复合物检测

原理：血浆凝血酶一抗凝血酶复合物（TAT）检测，ELISA 法：用兔抗人凝血酶抗体包被酶标反应板，加入待测样品（或标准品）后再加入辣根过氧化物酶标记的鼠抗人 AT 抗体，后者与固相载体上的 TAT 结合，使 OPD 显色，颜色深浅与 TAT 复合物含量呈正相关。

参考值：（1.45±0.4）μg/L。

五、抗凝和溶栓治疗的监测

肝素和纤溶治疗有效后血浆 TAT 水平即可下降。在急性心肌梗死的患者接受溶栓治疗后，如血浆 TAT 水平仍高于 6μg/L，则有再梗死可能。

六、血浆纤溶酶-α_2-抗纤溶酶复合物检测

原理：血浆纤溶酶-α_2。抗纤溶酶复合物（PAP）检测，ELISA：将抗纤溶酶原抗体，包被于酶标反应板，加入受检血浆，血浆中纤溶酶原和纤溶酶-α_2-抗纤溶酶复合物中的纤溶酶原部分与包被抗体结合于固相载体上。加入过氧化物酶标记的抗 α_2-抗纤溶酶抗体，它只与已结合在包被抗体上的 PAP 中 α_2-抗纤溶酶部分结合。加上邻苯二胺显色，其颜色深浅与 PAP 含量成正相关。

参考值：＜0.8mg/L。

第十三章 尿液理学和化学检验

第一节 尿液理学检验

一、尿量

尿量是指 24h 内排出体外的尿液总量，有时也指每小时排出的尿液量。尿量的变化主要取决于肾小球的滤过、肾小管的重吸收和肾脏浓缩—稀释功能，也受精神因素、饮水量、活动量、年龄、药物应用和环境（气温、湿度）等因素的影响。因此，即使是健康人 24h 尿量的变化也较大。小儿尿量按 ml/kg 体重计算，明显高于成人。

【检测原理】使用量筒直接测量 24h 内排出体外的尿液总量。常用的方法如下。

1.累计法　分别测定 24h 内每次排出的尿液体积，然后计其总量。

2.直接法　将 24h 内每次排出的尿液，全部收集在-个容器内，然后用量筒测定其总量。

3.计时法　测定每小时排放的尿液量。

【方法学评价】尿量检测的方法学评价见表 13-1。

表 13-1 尿量检测的方法学评价

方法	评价
累积法	因多次测定，误差较大，容易漏测，影响测定结果的准确性
直接法	准确性较好，但需加防腐剂，否则尿液易变质，呈恶臭味
计时法	常用于危重患者年两的观察

【质量控制】①尿液采集必须完全而准确，不可丢失。②必须使用合格的标准量筒，或其他有精确刻度的液体容积测定器具。量具上应有清晰可见的容积刻度（精确至 1ml），便于测定时准确读数。③测定 24h 尿量时，读数误差不应大于 20ml。

【参考区间】①成年人：1～2L/24h 或 1ml/（h·kg 体重）。②儿童：按每千克体重计排尿量，约为成年人的 3～4 倍。

二、颜色和透明度

正常人尿液因含有尿色素、尿胆素、尿胆素、尿胆原及卟啉等物质，肉眼观察多呈黄色或橘黄色，病理情况下可呈不同的颜色。尿液颜色的改变也受食物、药物和尿量的影响。

正常尿液清晰透明。由于含有少量上皮细胞、核蛋白和黏蛋白等物质，尿液放置后可见微量絮状沉淀。尿液浑浊度与某些盐类结晶、尿液酸碱度、温度改变有关。还与含有混悬物质的种类和数量有关。一般以透明度表示，亦称为浑浊度，可分为清晰透明、轻度浑浊（雾状）、浑浊（云雾状）、明显浑浊 4 个等级。

【质量控制】颜色和透明度检验的质量控制见表 13-2

【参考区间】淡黄色、清晰透明。

表 13-2 颜色和透明度检验的质量控制

项目	质量控制
标本采集	①尿液标本应新鲜,否则因放置时间过长,细菌污染可使尿颜色加深,浑浊度增高②采集尿液的容器必须无色、洁净、无污染
判断标准	使用尿液分析仪、化学试带的标准要统一。手工操作者判读颜色和透明度标准也要统一
药物影响	收集尿标本前 3 天应禁服碘化物、溴化物等，以免产生假阳性反应

三、气味

【参考区间】挥发性酸的气味

四、尿渗量

尿渗量又称尿渗透量，是指尿液中具有渗透活性的全部溶质颗粒（分子或离子等）的总数量。尿渗量与尿液中粒子大小及所带电荷无关，它反映了溶质和水的排泄速度，用质量毫升摩尔浓度[mmol/kg H_2O（mOsm/kg H_2O）]表示。尿渗量确切地反映肾脏浓缩和稀释功能，是评价肾脏浓缩功能较好的指标。

【检测原理】溶液中有效粒子数量可以采用该溶液的沸点上升（从液态到气态）或冰点下降（液态到固态）的温度（ΔT）来表示，测定有冰点下降法（常用浓度计法）、蒸汽压降低法和沸点升高法等几种。目前常用浓度计法（又名晶体渗透浓度计法）。冰点是指溶液在固相和液相处于平衡状态的温度。1 个 Osm 浓度可使 1kg 水的冰点下降 1.858℃，因此摩尔渗透量：

$$mmol/kg \cdot H_2O = \frac{观察取得冰点下降度数}{1.858}$$

冰点渗透压计的工作原理是根据冰点减低结冰曲线计算出尿渗量。

【质量控制】尿渗量测定的质量控制包括仪器的标化、操作条件的控制和标本的正确处理。尿渗量测定的标本处理的质量控制见表 13-3

表 13-3 尿渗量测定的标本处理的质量控制

内容	质量控制
标本采集	尿液标本应收集于洁净、干燥、无防腐剂的带盖容器内，并立即送检
标本离心	离心除去标本中的不溶性颗粒，但注意不能丢失盐类结晶
标本保存	若不能立即测定，应将标本保存于冰箱内，测定前置温水浴中，使盐类结晶复溶

【参考区间】①尿渗量：600～1000mmol/（kg·H_2O）（相当于 SG1.015～1.025）。最大范围 40-1400mmol/（kg·H_2O）。②尿渗量/血浆渗量之比为（3.0～4.7）：1.0。

第二节 尿液常用化学检验

尿液的化学成分较复杂，许多病理情况都可导致尿液化学成分的变化。

一、酸碱度

正常新鲜尿液常为弱酸性。其酸碱度主要受肾小管分泌 H^+、NH_3 和铵盐的形成、HCO_3^- 的重吸收、饮食种类等因素影响，使 pH 经常波动在 5.4～8.0 之间。测定尿液酸碱度，可以间接反映肾小管的功能。

【检测原理】

1.指示剂法　用溴麝香草酚蓝试剂滴入尿液中，观察结果。黄色为酸性尿，绿色为中性尿，蓝色为碱性尿。试剂不便于保存及运输。

2.干化学法　试带的测试膜块区含有甲基红（pH4.6～6.2）和溴麝香草酚蓝（pH 6.0-7.6），两种酸碱指示剂适量配合可测试尿液 pH4.5～9.0 的变化范围。

3.pH 试纸法　pH 广泛试纸是多种指示剂混合的试带，浸入尿液中立即取出，并与标准色板比较，用肉眼判断尿液 pH。

4.pH 计法（电极法）　用 pH 电极直接精确测定尿液的 pH。

5.滴定法　用标准 NaOH 溶液滴定尿液标本，根据 NaOH 消耗量求得尿液总酸度。

【质量控制】

1.标本必须新鲜　放置过久可因细菌分解尿液成分或尿液中的 CO_2 挥发（大多数细菌分解尿素产生氨可使尿液呈现碱性）可使尿液 pH 增高；但在极少数情况下，细菌也分解尿液成分产生酸性物质，使尿液 pH 降低。

2.操作规范　在测定过程中，应严格按说明书操作，试带浸尿时间过长，尿 pH 呈减低趋势。

3.试带的保存　试带应密封、避光、干燥保存，注意保质期。试纸每月用弱酸或弱碱测试一次，按说明书操作，在规定时间内判读结果。

4.试剂的配制　滴定法所用的 NaOH 溶液浓度必须标准，并新鲜配制。

5.PH 计校准　pH 计应经常校准、保证仪器在良好状态下使用。

【参考区间】随机尿 pH4.6～8.0，一般为 5.5～6.5。

二、蛋白质

尿液蛋白质检验是临床尿液常规化学检验之一。正常情况下，肾小球滤过膜能够有效阻止相对分子质量在 4 万以上的蛋白质通过。虽然，相对分子质量<4 万的蛋白质能够通过滤过膜，但又被近曲小管重吸收。所以，健康成人每天排出的蛋白质含量极少（大约为 30～130mg），用一般的常规定性方法不能检测出来。当尿液蛋白质含量>100mg／L 或 150mg／24h 尿，蛋白质定性试验呈阳性反应，称为蛋白尿。

尿蛋白来源主要是两个途径，一是血浆蛋白，主要是清蛋白；二是来自泌尿系统的组织蛋白，如分泌性免疫球蛋白，溶菌酶等。蛋白尿几乎是任何肾脏疾病的标志，它主要反映肾小球（管）损害以及肾小球滤过率增加的程度。与侵入性或技术性要求较高的诊断方法，如肾穿刺或超声检查相比较，尿蛋白分析是-种简单和价廉的辅助诊断肾脏疾病的方法，而且尿蛋白分析在疾病的筛选和随访肾脏疾病中有特殊的价值。

（一）尿蛋白定性检验

尿液蛋白定性检验为尿蛋白质的筛检试验。常用方法有加热乙酸法、磺基水杨酸法、干化学法。

【检测原理】

1.加热乙酸法　加热可使蛋白质变性凝固，加酸可使尿液 pH 接近蛋白质等电点（pH 值 4.7），促使变性凝固的蛋白质进一步沉淀。此外，加酸还可溶解碱性盐类沉淀物，消除干扰。

2.磺基水杨酸法　又称磺柳酸法。磺基水杨酸为生物碱试剂，在酸性环境下，磺基水杨酸阴离子与尿液中带正电荷的蛋白质结合，形成不溶性蛋白盐而沉淀。

3.干化学法　又称试带法。根据指示剂蛋白误差原理进行尿蛋白检验。在一定条件下（pH3.2），指示剂阴离子与蛋白质（主要为清蛋白）阳离子结合生成复合物，引起指示剂的进一步电离，而发生颜色变化。颜色的变化与蛋白质含量成正比。

【参考区间】阴性。

（二）尿蛋白定量检验

尿蛋白定量检验为临床最常用的检测项目。一个好的尿蛋白定量方法必须具备以下条件：①操作简便、快速；②测定范围宽，并有较高的灵敏度；③不受清蛋白和球蛋白比例的影响；④特异性高。常用的尿蛋白定量方法较多，有比浊法、沉淀法、比色法、染料结合法、免疫测定法和电泳法等。

【检测原理】

1.沉淀法　利用蛋白质与生物碱试剂结合，在酸性条件下形成沉淀物，观察沉淀物的量，以估计蛋白质的含量。

2.双缩脲比色法　以钨酸沉淀尿中的蛋白质，用双缩脲法进行定量测定。

三、葡萄糖

尿糖一般是指尿液中的葡萄糖，也有微量乳糖、半乳糖、果糖、核糖、戊糖和蔗糖等。正常人尿液中有微量葡萄糖，定性试验为阴性。尿糖定性试验呈阳性的尿液称为糖尿。糖尿的发生与血糖浓度、肾小管重吸收的能力（肾糖阈）有关。当血糖浓度超过 8.88mmol/L 时，尿液中即开始出现葡萄糖，这时的血浆葡萄糖浓度水平称为肾糖阈。检查尿糖的目为：①检查糖尿病的代谢情况；②检测与评价糖尿病的治疗。

（一）尿糖定性检验

【检测原理】

1.干化学法　尿液葡萄糖在试带中葡萄糖氧化酶的催化作用下，生成葡萄糖酸内脂和过氧化氢。在过氧化物酶的催化下，过氧化氢使色原物氧化而呈色。

2.班氏定性法　含有醛基的葡萄糖，在高热及碱性溶液中，能将溶液中蓝色的 $CuSO_4$ 还原为 Cu_2O，出现黄色至砖红色沉淀物。

3.薄层层析法　利用薄层层析技术分离尿糖。

【质量控制】

1.检验前质量控制　①尿液容器要清洁，最好使用一次性尿杯。②尿标本不宜长时间存放，以免细菌繁殖消耗尿中葡萄糖，造成假阴性结果。

2.干化学法　①试带应避光干燥保存。②维生素 C 等还原性物质对测定有影响，而出现假阴性。③高浓度酮体尿可引起假阴性。④尿液比重增高，可降低试带对糖的灵敏度。⑤大量服用左旋多巴时，也可使尿糖结果偏低或出现假阴性。⑥尿糖测定假阳性极少见，除非尿液被过氧化物或次氯酸盐污染。

3.班氏定性法　①维生素 C 等还原性物质可使本法产生假阳性。②尿液内含有大量铵盐时，可妨碍 Cu_2O 的沉淀，应预先加碱煮沸去氨后再检验。③尿液内含有大量蛋白质（＞0.5g／L）时，应采用加热乙酸法去除蛋白质后，取滤液检验。

【参考区间】阴性。

（二）尿糖定量检验

【检测原理】常用的方法有葡萄糖氧化酶法和己糖激酶法。

【参考区间】0.56～5.0mmol/24h。

四、胆红素

血清中总胆红素由三部分组成：①未结合胆红素：在血中与清蛋白疏松

结合而运输，不溶于水，不能通过肾小球滤过膜；②结合胆红素：是未结合胆红素入肝后与葡萄糖醛酸结合形成葡萄糖醛酸胆红素，溶于水，可通过肾小球滤过膜由尿排出；③δ胆红素：是未结合胆红素与清蛋白共价结合物，通常在血中含量很低。正常人血中结合胆红素含量很低，滤过量极少，常用检验方法的结果为阴性。当血中结合胆红素增高，从尿中排出，使尿胆红素试验呈阳性。

【检测原理】

1.干化学法　在强酸件介质中，胆红素与试带上的 2，4-二氯苯胺重氮盐起偶联反应，生成红色偶氮化合物。

2.Harrison 氧化法　用硫酸钡吸附尿液中胆红素后，滴加酸性三氯化铁试剂，使胆红素氧化成胆绿素而呈绿色反应。

【参考区间】阴性

五、尿胆原和尿胆素

结合胆红素胆汁排泄至肠道后，在细菌的作用下逐步转化为尿胆原、粪胆原，从粪便排出成为粪便的主要色素。尿胆原从肠道重吸收回肝脏，大部分再以原形排入肠通，构成胆红素的肠肝循环，小部分尿胆原由肾脏排出成为尿中尿胆原。无色的尿胆原经电气氧化及光线照射后转变成黄色的尿胆素。

【检测原理】

1.尿胆原　①干化学法：尿胆原在酸性条件下，与对-二甲氨基苯甲醛反应，生成红色化合物。②湿化学法：同干化学法。

2.尿胆素　在无胆红素的尿标本中加入碘液，使尿中尿胆原氧化成尿胆素，当试剂中的锌离子与其作用，形成带绿色荧光的尿胆素-锌复合物。

【质量控制】

1.标本采集

（2）标本必须新鲜，以免尿胆原氯化成尿胆素。

（2）正常人尿胆原排出量每天波动很大，夜间和上午量少，午后则迅速增加，在午后 2～4 时达最高峰。

2.影响因素

（1）尿液中一些内源物质如胆色素原、吲哚、胆红素等可使尿胆原结果呈假阳性。一些药物也可产生颜色，干扰检验。

（2）尿胆原清除率与尿液 pH 有关，pH 为 5.0 时的清除率为 2ml/min；pH 为 8.0 时增加为 25ml／min。

（3）对于梗阻性黄疸患者，不能使用干化学法进行测定。

（4）长期应用抗生素治疗时可抑制肠道菌群，使尿胆原减少或缺如。

【参考区间】尿胆原：阴性或弱阳性。尿胆素：阴性。

第三节 尿液其他成分检验

一、微量清蛋白

微量清蛋白尿是指超过正常水平，但低于常规试带法可检出范围的清蛋白尿液。

【检测原理】尿微量清蛋白检测方法有免疫标记法（放免法、酶联免疫吸附法、时间分辨荧光法等）或免疫比浊法（散射比浊法、透射比浊法）。

1.放射免疫技术 有放射免疫分析及免疫放射分析。

（1）RIA 为免疫竞争抑制法，即以放射性核素标记清蛋白（Ag*）与被测标本中未标记清蛋白竞争清蛋白抗体（Ab），形成的标记抗原抗体复合物含量与被测清蛋白含量呈反比。

（2）IRMA 以放射性核素标记抗体（Ab*）与被测清蛋白（Ag）直接结合，再用固相免疫吸附载体结合去除游离的标记抗体，测定的标记抗原抗体复合物含量与被测清蛋白呈正比。IRMA 检测灵敏度、特异性优于 RIA。

2.酶联免疫吸附试验（ELISA）双抗体夹心法 固相载体上的清蛋白抗体（Ab）与被测清蛋白（Ag）结合，再加入酶标记清蛋白抗体（Ab*），形成 Ab-Ag-Ab*复合物，加入底物后显色值与清蛋白含量呈正比。

3.免疫比浊测定 免疫比浊测定用光学法测定免疫沉淀反应，包括速率散射比浊法和终点散射比浊法。速率散射法是以羊抗 Alb 抗体与待测标本中的 Alb 发生抗原抗体反应，形成有浊度的免疫复合物，利用形成浊度速率峰值转换为所对应待测标本中 Alb 含量；而终点散射法是让抗 Alb 抗体与待测标本中的 Alb 作用一定时间，使反应达到平衡后，用散射比浊仪测量其散射光值计算待测样本中 Alb 含量。

4.时间分辨荧光测定 时间分辨荧光测定与 ELISA 相似，标记物为荧光素。荧光素作为标记物受血清成分、试管、仪器组件等本底荧光干扰，以及激发光源的杂色光影响，使灵敏度受限制。时间分辨荧光中以镧系元素（Eu）螯合物作荧光标记物，其具有长荧光寿命，利用荧光位移及延迟测定技术，消除了非特异本底荧光干扰，检测灵敏度达 $0.2\sim1\mu g / L$。检测尿中清蛋白使用双抗体夹心法，固相包被抗清蛋白抗体，与加入的尿微量清蛋白结合，再加入 Eu3＋标记抗清蛋白抗体，加增强液后测荧光强度与清蛋白浓度成正比。

二、β_2-微球蛋白

β_2-微球蛋白是人类白细胞抗原 I 类抗原的轻链，除成熟红细胞和胎盘滋养层细胞外，其他细胞均含 β_2-MG。β_2-MG 主要由淋巴细胞产生，可通过肾小球滤过，但其 99.9％又在近曲小管以胞饮形式重吸收，故正常人尿液中含量很少。检测 β_2-MG 是可用于鉴别肾小管性和肾小球性蛋白尿。

【检测原理】β_2-MG 检测方法有免疫标记法或免疫比浊法。

1.放射免疫技术　放射性核素标记 β_2-MG 抗原或抗体，与被测 β_2-MG 竞争或结合，定量检测 β_2-MG 含量。

2.ELISA 双抗体夹心法　固相 β_2-MG 抗体及酶标记 β_2-MG 分别与被测 β_2-MG 结合，形成 Ab-Ag-Ab*复合物，加入底物后显色值与 β_2-MG 含量呈正比。

3.免疫比浊法　速率散射比浊法，在特种蛋白分析仪上测定。激光照射在看官抗体复合物上发生光散射，散射光强度与复合物含量呈正比，即待测 β_2-MG 含量越高，形成复合物越多，散射光越强。

4.胶乳增强散射免疫测定　检测原理基本同速率散射比浊法，只是将抗 β_2-MG 致敏在胶乳颗粒上，与待测 β_2-MG 结合形成较大的抗原抗体复合物，使散射光增强，提高检测的灵敏度。

【质量控制】β_2-MG 检测要采集随机尿或 24h 尿标本。由于 β_2-MG 在酸性尿液中极易破坏，因此尿液标本采集后应立即测定，若需要保存，需要将尿液的 pH 调节至 $6.5\sim7.0$，并冷冻保存。

【参考区间】$0.03\sim0.37mg/L$ 或 $370\mu g/24h$

三、α₁-微球蛋白

α₁-微球蛋白是相对分子质量 26000～36000 的蛋白质。α₁-MG 能自由通过肾小球滤过膜，极大部分在近曲小管重吸收并分解代谢。α₁-MG 目前主要采用放射免疫测定法。

【检测原理】放射性标记物 125α₁-MG 和待测标本（或标准品）中的 α1-MG，与不足量的 α₁-MG 抗体竞争结合。反应平衡后，加入分离剂进行 B/F 分离，检测结合部分（B）cpm 值，以 B/B0 为参数制作标准曲线，即可求得标本中 α₁-MG 的浓度

【参考区间】0.94～3.34mg／24h。

四、脂肪尿和乳糜尿

尿液中有脂肪小滴称为脂肪尿，尿液中含有淋巴液（乳糜微粒及蛋白质）而外观呈牛奶状称为乳糜尿，乳糜尿同时混有血液称为乳糜血尿。正常情况下尿液中无淋巴液成分，当泌尿系统淋巴管因阻塞、压迫、曲张而破裂时，乳糜液流入尿中产生乳糜尿。

【检测原理】根据脂肪可溶于乙醚特性，用乙醚等有机溶剂按一定比例与尿液混合抽提乳糜微粒、脂肪小滴，再用脂溶性染料苏丹Ⅲ对乙醚提取物进行染色，萃取物染色后涂片，镜下若见大小不等的橘红色球形脂肪小滴即可判为乳糜定性阳性。

【质量控制】检测前标本采集十分重要，要求尿液新鲜并及时送检。检测中应按照标准操作规程进行操作，注意尿液乙醚的混合体积比例和采集抽提层乳糜微粒的恰当位置。检测后应认真审核报合，及时与临床沟通。

【参考区间】阴性。

第十四章 肾功能检验

第一节 概述

一、肾脏的功能

（一）基本功能

1.泌尿功能

肾脏最重要的功能是泌尿。肾脏通过生成尿液不仅可以排泄机体代谢的终产物，如蛋白质代谢产生的尿素、核酸代谢产生的尿酸、肌肉肌酸代谢产生的肌酐和血红素的降解产物等，还可将摄入量超过机体需要的物质，如水、电解质等和进入体内的外源性异物，如绝大部分药物、影像学检查的造影剂和毒物等排出体外。同时调节体内水、电解质、酸碱平衡，维持机体内环境质和量的相对稳定，保证生命活动的正常进行。

2.内分泌功能

肾脏分泌的激素包括血管活性物质和非血管活性物质。前者包括肾素、前列腺素、缓激肽等，参与全身血压和水、电解质代谢的调节。后者包括1,25-二羟维生素 D3 和促红细胞生成素等。此外，肾脏是许多肽类激素和内源性活性物质的降解场所，如胰岛素、胰高血糖素、甲状旁腺素、泌乳素、生长激素、促胃蛋白酶和舒血管肠肽等。

3.其他

（1）参与氨基酸和糖代谢。

（2）维持血压。

（二）滤过功能

肾小球滤过功能是指当血液流过肾小球毛细血管网时，血浆中的水和小分子溶质，包括分子量较小的血浆蛋白，通过滤过膜滤入肾小囊形成原尿。原尿除了不含血细胞和部分血浆蛋白质外，其余成分和血浆相同。

1.肾小球滤液的生成机制及影响因素

决定肾小球滤过作用主要因素有：①结构基础为滤过膜滤过面积和通透性；②动力基础为有效滤过压；③物质基础为肾血流量。

（1）肾小球滤过膜滤过面积和通透性：人体两侧肾单位总数达 200 万个，总滤过面积约 $1.5m^2$，十分有利于滤过。肾小球滤过膜的独特结构使之具有一定的孔径和电荷选择性，既对小分子物质有极高的通透性，又对大分子物质有高度的截留作用。在滤过膜的三层结构中，内层为毛细血管的内皮细胞层，细胞间连接疏松，形成大量的圆形窗孔，孔径 40～100nm，血细胞不能通过，而对血浆蛋白几乎不起屏障作用；中间为非细胞性的基膜层，是由微纤维织成的网状结构，网孔直径约 4～8nm，由于基底膜本身的伸展性较大，除水及部分小分子溶质可以通过，分子量较小的血浆蛋白有时也能通过，这是滤过膜的主要屏障；外层是肾小囊上皮细胞，由突起的足细胞构成，网孔直径约 7nm，是滤过膜的最后一道屏障。

（2）有效滤过压：有效滤过压由三种力组成，根据三种力作用方向的不同，可列出下式：肾小球有效滤过压＝肾小球毛细血管血压－（血浆胶体渗透压＋囊内压）

（3）肾血流量：肾脏的血液供应十分丰富，正常人安静时的肾血流量（RPF）约 1200ml/min，相当于心排血量的 20％～25％。

2.滤过功能的调节

肾小球的滤过功能主要受肾血流量及肾小球有效滤过压的调节。肾血流量的调节既能适应肾脏泌尿功能的需要，又能与全身的血循环相配合，前者主要靠自身调节，后者主要靠神经调节和体液调节，尤其在应激状态时，参与全身血流量的重新分配的调节，以适应整体生理活动的需要。

（三）转运功能

在泌尿过程中，肾小球滤过生成的原尿需经肾小管和集合管进行物质转运，最后形成终尿。物质转运过程包括重吸收和排泄。

1.肾小管的重吸收

肾小管重吸收的方式可分为主动重吸收和被动重吸收。主动重吸收是指肾小管上皮细胞将肾小管液中的溶质逆浓度差或电位差转运到管周组织液的过程。一般机体所需要的物质，如葡萄糖、氨基酸、CL^-、Na^+、K^+、Ca^{2+}等，都是主动重吸收。被动重吸收是指肾小管液中的溶质顺浓度差或电位差进行扩散，以及水在渗透压差作用下进行渗透，从管腔转移至管周组织液的过程，例如，尿素和水。成人每天生成的原尿量约有 180L。但终尿量每天只有 1.5L 左右，肾小管的重吸收量可达 99％。

2.肾小管、集合管的排泄

有主动和被动两个过程。如酚红、青霉素、碘锐特及对氨基马尿酸等进入机体的异物，均可借助于同一组酶系主动排泄。被动排泄的物质有弱碱（氨、奎宁等），以及弱酸（水杨酸等），以及 Na^+ 重吸收偶联的 H^+、K^+ 排泄和非离子型扩散。肾小管和集合管转运功能的调节，主要是神经和体液因素（主要是血管升压素和醛固酮）对肾小管上皮细胞重吸收水分和无机离子的影响，这在保证体内水和电解质的动态平衡、血浆渗透压及细胞外血容量等的相对恒定均有重要意义。

二、肾功能的实验室检查

肾功能试验能反映患者的肾功能状况，并对肾脏受损部位提供有价值的证据。可是肾脏具有强大的贮备力。一方面可能会遇到肾功能试验结果正常，但却存在着相当程度的肾脏病理变化；另一方面也可能肾功能试验明显改变，但却由肾外病理因素所致。因此，实验室检查必须结合具体病例进行分析，才能获得可靠的结论。此外，定期复查肾功能，观察其动态变化，对估计预后有一定意义。

（一）影响因素

一般而言，肾功能试验可受到肾前性因素、肾脏本身或肾后因素的影响。

1.肾前病因

可使肾功能试验明显减低因素：

（1）严重脱水，如严重烧伤、幽门梗阻、肠梗阻、长期腹泻等。

（2）休克，如严重失血，特别是胃肠道出血等。

（3）心力衰竭，心脏输出量不足，影响肾血液供应等。

2.肾脏病因

既可影响到肾小球滤过率，如肾小球肾炎，也可影响到肾小管的重吸收和分泌功能，如慢性肾炎、慢性肾盂肾炎。此外，肾脏本身的血管系统的病变也可减低血流而影响肾功能结果。

3.肾后病因

有尿路阻塞，例如前列腺肥大，尿路结石、膀胱肿瘤等引起的肾功能减低。

（二）检查项目

肾功能检验一般分为两大类：

1.一般肾功能试验

（1）尿常规：尿比重、折射率和渗透量测定，尿蛋白、管型和细胞计数。

（2）浓缩试验和稀释试验。

（3）染料排泄试验：如酚红排泄试验。

（4）血中非蛋白氮测定。

（5）其他生物化学检查。

2.肾脏清除功能试验

（1）反映肾小球滤过率的清除试验：①内生肌酐清除试验（Ccr）；②菊粉消除试验；③尿素清除试验（Cur）。

（2）反映肾小管分泌功能或肾血流量清除试验（C_{PAH}）。

（3）过滤比例（FF）即肾小球滤过率和肾血浆流量之比。

（4）肾小管功能试验，肾小管最大回收量和肾小管最大分泌量。

第二节 肾小球过滤功能检验

一、内生肌酐清除率测定

（一）原理

肌酐是肌酸的代谢产物，在成人体内含肌酐约 100g，其中 98％存在于肌肉，每天约更新 2％，肌酸在磷酸肌酸激酶作用下，形成带有高能键的磷酸肌酸，为肌肉收缩时的能量来源和储备形式，磷酸肌酸放出能量经脱水而变为肌酐，由肾排出，人体血液中肌酐的生成可有内、外源性两种，如在严格控制饮食条件和肌肉活动相对稳定的情况，血浆肌酐的生成量和尿的排出量较恒定，其含量的变化主要受内源肌酐的影响，而且肌酐大部分是从肾小球滤过，不被肾小管重吸收，排泌量很少，故肾单位时间内，把若干毫升血浆中的内生肌酐全部清除出去，称为内生肌酐清除率（Ccr）。

（二）方法

（1）患者连续进食低蛋白饮食 3d，每日蛋白质应少于 40g，并禁食肉类（无肌酐饮食），试验当日不要饮茶或咖啡，停止用药，避免剧烈运动。

（2）于第 4 天早晨 8：00 时将尿浓排净，然后收集 24h 尿液，并加入甲苯 4～5ml 以防腐。在 4d 内（任何时候均可），采取抗凝血 2～3ml，与 24h 尿同时送检。

（3）测定尿及血浆中肌酐浓度，并测定 24h 尿量。

（三）计算

应用下列公式计算 24h 的内生肌酐清除率。24h 内生肌酐清除率（％）

$$24h内生肌酐生肌酐(\%) = \frac{尿肌酐浓度（\mu mol/L）\times 24h尿量（L）}{血浆肌酐浓度（\mu mol/L）} \times 100\%$$

因在严格控制条件下，24h 内血浆和尿液肌酐含量较恒定。为了临床应用方便，用 4h 尿及空腹一次性取血进行肌酐测定，先计算每分钟尿量（ml），再按下列公式计算清除率。每分钟肌酐清除率

$$每分钟肌酐清除率（\%）=\frac{尿肌酐浓度（\mu mol/L）\times 每分钟尿量（ml）}{血浆肌酐浓度（\mu mol/L）}\times 100\%$$

由于每人肾的大小不尽相同，每分钟排尿能力也所差异，为排除这种个体差异可进行体表面积的校正，因每人的肾大小与其体表面积成正比，可代入以下公式酌情参考应用。

$$矫正清除率（\%）=\frac{实际清除率\times 标准体表面积（1.73m^2）}{受试者的体表面积}\times 100\%$$

（四）体表面积计算

$A=H^{0.725}\times W^{0.425}\times 71.84$

式中 A 为体表面积（cm²），H 为身高（cm），W 为体重（kg）

二、菊粉清除率测定

（一）原理

菊粉是由果糖构成一种多糖体，静脉注射后，不被机体分解、结合、利用和破坏。因其分子量小为 5000，它可自由地通过肾小球，既不被肾小管排泌，也不被其重吸收，故能准确反映肾小球滤过率。

（二）方法

（1）试验时患者保持空腹和静卧状态。

（2）晨 7：00 时饮 500ml 温开水，放入留置导尿管，使尿液不断流出。

（3）7：30 取 10ml 尿液和 4ml 静脉血作为空白试验用，接着静脉输入溶于 150ml 生理盐水的菊粉 5g。溶液需加温到 37℃，在 15min 内输完，然后再以菊粉 5g 溶于 400ml 温生理盐水中进行维持输液，以每分钟 4ml 的速度输注。

（4）8：30 将导尿管夹住，8：50 取静脉血 4ml，随后放空膀胱，测定尿量。用 20ml 温生理盐水冲洗膀胱，并注入 20ml 空气，使膀胱内的流体排尽，

将排出的液体加入尿液标本内。充分混匀后取出 10ml 进行菊粉含量测定。

（5）9：10 第 1 次重复取血和尿标本，9：30 第 2 次重复取血和尿标本，其操作同（4）。

(6)将 4 次血与尿标本测定其菊粉含量。按下列公式进行计算：

$$\frac{尿的菊粉含量}{血浆菊粉含量×稀释倍数×尿量（ml）}×100\%稀释倍数=\frac{实际尿量+冲洗液量}{实际尿量}$$

（三）参考值

2.0～2.3ml/s

三、尿素清除试验

（一）原理

尿素是蛋白质代谢产生的氨在肝脏经鸟氨酸循环生成的最终产物，由肾脏排出体外。血液中的尿素通过肾小球滤过而进入肾小管。经过肾小管的尿素大部分被排出，还有一部分被肾小管重吸收而返回血流。所以尿素通过肾小球滤过并未完全被清除，尿素清除率较内生肌酐清除率要小，但仍是临床上简单而实用的肾功能试验之一。

尿素清除率随尿量多少而变。尿量越少，肾小管对尿素回收越多。尿量超过 2ml/min 时，尿量排泄量和尿素消除率达最大值。

（二）操作

1.标本收集

进行试验前受试患者可正常饮食，但不做剧烈运动，不饮茶或咖啡。采样前嘱患者饮水 300ml，半小时后令其排空尿液，弃去，记录时间。1h 后收集第 1 次尿液，令患者务必排尽尿液，记录时间。随即采血数毫升，置抗凝管内。同时嘱患者再饮水 300ml。在记时起的准 2h，再收集第 2 次尿液。

2.测定

准确计量两次尿量，计算每分钟尿量（ml/min）V_1 和 V_2。对两次尿样及血浆做尿素测定（测定方法见尿素测定），分别为 U_1、U_2 和 P。

（三）计算

（1）若 V_1 和 $V_2>2ml/min$，则尿素 U 和 P 之比较稳定。且与尿量成比例。尿素最大清除率：

$$Cm = \frac{U}{P} \times V \times \frac{1.73}{A}(ml/1.73m^2) \qquad （其中 A 为体表面积）$$

健康人最大清除率均数为 75ml/（min·1.73m²），折算为健康人清除百分率：

$$Cm = \frac{U}{P} \times V \times \frac{1.73}{A} \times \frac{100}{75}(\%)$$

（2）若尿量$<2ml/min$，则尿素标准清除率（Cs）：

$$Cs = \frac{U}{P}\sqrt{V \times \frac{1.73}{A}}[ml/(\min \cdot 1.73m^2)]$$

健康人标准消除率均为 54ml/（min·1.73m²），折算为健康人清除百分率：

$$Cs = \frac{U}{P}\sqrt{V \times \frac{1.73}{A}} \times \frac{100}{54}(\%)$$

（四）参考值

尿素最大清除率（Cm）为 $0.58-0.91ml(S·m^2)[60-95ml/（min·1.73m^2）]$；尿素标准清除（Cs）为 $0.36-0.63m^2/(S·m^2)[40-65ml/（min·1.73m^2）]$。尿素清除率为 60%～125%。

第三节 血清尿素检验

一、二乙酰-肟法

（一）原理

在酸性反应环境中加热，尿素与二乙酰缩合成色素原二嗪化合物，称为Fearon反应。因为二乙酰不稳定，故通常由反应系统中二乙酰-肟与强酸作用，产生二乙酰。二乙酰和尿素反应，缩合成红色的二嗪。

（二）试剂

1.酸性试剂

在三角烧瓶中加蒸馏水约100ml，然后加入浓硫酸44ml及85％磷酸66ml。冷至室温，加入氨基硫脲50mg及硫酸镉（$CdSO_4 \cdot 8H_2O$）2g，溶解后用蒸馏水稀释至1L，置棕色瓶中冰箱保存，可稳定半年。

2.二乙酰-肟溶液

称取二乙酰-肟20g，加蒸馏水约900ml，溶解后，再用蒸馏水稀释至1L，置棕色瓶中，贮放冰箱内可保存半年不变。

3.尿素标准贮存液（100mm/L）

称取干燥纯尿素（MW＝60.06）0.6g，溶解于蒸馏水中，并稀释至100ml，加0.1g叠氮钠防腐，置冰箱内可稳定6个月。

4.尿素标准应用液（5mmol/L）

取5.0ml贮存液用无氨蒸馏水稀释至100ml。

（三）计算

$$血清尿素(mmol/L) = \frac{测定管吸光度}{标准管吸光度} \times 5$$

血清尿素氮（mg/L）＝尿素（$mmol/L$）×28

二、酶偶联速率法

（一）原理

尿素在脲酶催化下，水解生成氨和二氧化碳，氨在 α-酮戊二酸和还原型辅酶Ⅰ存在下，经谷氨酸脱氢酶（GLDH）催化生成谷氨酸，同时，还原辅酶Ⅰ被氧化成氧化型辅酶Ⅰ。还原型辅酶Ⅰ在 340nm 波长处有吸收峰其吸光度下降的速度与待测样品中尿素的含量成正比，其反应如下：

$$尿素+2H_2O \xrightarrow{\ 尿素酶\ } 2NH_4^+ + CO_3^{2-}$$

$$NH_4^+ + \alpha-酮戊二酸 + NDAH^+H^+ \xrightarrow{\ GLDH\ } 谷氨酸 + NAD^+ + H_2O$$

（二）试剂

pH8.0；尿素酶 8000U/L；还原型辅酶Ⅰ（NADH）0.3mmol/L；ADP1.5mmol/L；Tris-琥珀酸缓冲液 150mmol/L；谷氨酸脱氢酶（GLDH）700U/L；α-酮戊二酸 15mmol/L。以上酶试剂可以自配或购买试剂盒。液体酶试剂在冰箱存放可稳定 10d，室温（15℃～25℃）只能存放 3d。尿素标准应用液同二乙酰-肟法。

（三）计算

$$尿素(mmol/L) = \frac{测定 \nabla A/\min - 空白 \nabla A/\min}{标准 \nabla A/\min - 空白 \nabla A/\min} \times 5$$

本法适用于各种类型的自动生化分析仪，其测定程序及其参数可参照原仪器所附的说明。

三、脲酶—波氏比色法

（一）原理

测定分两个步骤，首先用尿素酶水解尿素，产生 2 分子氨和 1 分子二氧化碳。然后，氨在碱性介质中与苯酚及次氯酸反应，生成蓝色的吲哚酚，此过程糖用硝普钠催化反应。蓝色吲哚酚的生成量与尿素含量成正比，在 630nm 波长比色测定。

（二）试剂

1.显色剂

苯酚 10g，硝普钠（含 2 分子水）0.05g，溶于 1000ml 去氨蒸馏水中，存放冰箱中，可保存 60d。

2.碱性次氯酸钠溶液

NaOH 5g 溶于去氨蒸馏水中，加"安替福民"8ml（相当于次氯酸钠 0.42g），再加蒸馏水至 1000ml，置棕色瓶内冰箱存放，稳定 2 个月。

3.尿素酶贮存液

尿素酶（比活性 3000～4000U/g）0.2g，悬浮于 20ml 50％（V/V）甘油中，置冰箱内可保存 6 个月。

4.尿素酶应用液

尿素酶贮存液 1ml 加 10g/L EDTA·2Na 溶液（pH6.5）至 100ml，置冰箱保存可稳定 1 个月。

（三）计算

$$尿素(mmol/L) = \frac{测定管吸光度}{标准管吸光度} \times 5$$

（四）参考值

2.9～8.2mmol/L（以尿素计）

第四节 血清肌酐检验

一、肌氨酸氧化酶法

（一）原理

样品中的肌酐在肌酐酶的催化下水解生成肌酸。在肌酐酶的催化下肌酸水解产生肌氨酸和尿素。肌氨酸在肌氨酸氧化酶的催化下氧化成甘氨酸、甲醛和 H_2O_2，最后偶联 Trinder 反应，比色法测定。

（二）试剂

1.试剂 1

TAPS 缓冲液（pH8.1）30mmol/L；肌酸酶（微生物）≥333μKat/L；肌氨酸氧化酶（微生物）≥333μKat/L；维生素 C 氧化酶（微生物）≥333μKat/L；HTIB5.9mmol/L。

2.试剂 2

TAPS 缓冲液（pH8.0）50mmol/L；肌酸酶（微生物）≥500μKat/L；过氧化物酶（辣根）≥16.7μKat/L；4-氨基安替比林 2.0mmol/L；亚铁氰化钾 163μm/L。

3.肌酐校准物

（三）计算

$$血清肌酐（\mu mol/L）=\frac{A_{U2}-A_{U1}}{A_{S2}-A_{S1}}\times 校准物浓度（\mu mol/L）$$

（四）参考值

男性：59～104μmol/L；女性：45～84μmol/L。

二、去蛋白终点法

（一）原理

血清（浆）中的肌酐与碱性苦味酸盐反应，生成黄色的苦味酸肌酐复合物，在 510nm 波长比色测定。

（二）试剂

1）0.04mol/L 苦味酸溶液

苦味酸（AR）9.3g，溶于 500ml 80℃蒸馏水中，冷却至室温。加蒸馏水至 1L，用 0.1mol/L 氢氧化钠滴定，以酚酞作指示剂。根据滴定结果，用蒸馏水稀释至 0.04mol/L，贮存于棕色瓶中。

2）0.75mol/L 氢氧化钠

氢氧化钠（AR）30g，加蒸馏水使其溶解，冷却后用蒸馏水稀释至 1L。

3）35mmol/L 钨酸溶液

①取聚乙烯醇 1g 溶解于 100ml 蒸馏水中，加热助溶（不要煮沸），冷却。②取钨酸钠 11.1g 溶解于 300ml 蒸馏水中，使完全溶解。③取 300ml 蒸馏水慢慢加入 2.1ml 浓硫酸，冷却。将①液加入②液中于 1L 容量瓶中，再与③液混匀，再加蒸馏水至刻度，置室温中保存，至少稳定一年。

4.10mmol/L 肌酐标准贮存液

肌酐（MW113.12）113g 用 0.1mol/L 盐酸溶解，并移入 1000ml 容量瓶中，再以 0.1mol/L 盐酸稀释至刻度，保存于冰箱内，稳定 1 年。

5.10μmol/L 肌酐标准应用液

准确吸取 10mmol/L 肌酐标准贮存液 1.0ml，加入 1000ml 容量瓶内，以 0.1mol/L 盐酸稀释至刻度，贮存于冰箱内。

（三）计算

$$血清（浆）肌酐（\mu mol/L）= \frac{标准管吸光度}{测定管吸光度} \times 100$$

$$尿液肌酐（\mu mol/L）=\frac{测定管吸光度}{标准管吸光度}\times100\times200\times24h尿量（L）$$

（四）参考值

男性：44～133μmol/L（0.5～1.5mg/dl）；女性：70～106μmol/L（0.8～1.2mg/dl）。

三、速率法

（一）原理

肌酐的化学速率法测定是根据肌酐与苦味酸反应，生成橘红色的苦味酸肌酐复合物的反应速率。该反应拟一级反应动力学。在碱性反应环境中，样品中的肌酐或干扰物质和苦味酸的反应速度不同，选择适宜的速率监测时间，可以提高肌酐测定的特异性。

（二）试剂

（1）0.04mol/L 苦味酸溶液。

（2）0.32mol/L 氢氧化钠溶液。

（3）碱性苦味酸溶液：根据工作用量，将 0.04mol/L 苦味酸和 0.32mol/L 氢氧化钠等体积混合，可加适量的表面活性剂（如 Triton-X-100），放置 20min 以后即可应用。

（4）100μmol/L 肌酐标准应用液。

（三）计算

$$肌酐（\mu mol/L）=\frac{A_{2测定}-A_{1测定}}{A_{2测定}-A_{1测定}}\times100$$

（四）参考值

男性：62～115μmol/L（0.7～1.3mg/dl）；女性：53～97μmol/L（0.6～1.1mg/dl）。

第五节 血清尿酸测定

一、尿酸氧化酶—过氧化物酶偶联法

（一）原理

尿酸在尿酸氧化酶催化下，氧化生成尿囊素和过氧化氢。过氧化氢与 4-氨基安替比林（4-AAP）和 3，5-二氯 2-羟苯磺酸（DHBS）在过氧化物酶的作用下，生成有色物质（醌亚胺化合物），其色泽与样品中尿酸浓度成正比。反应式如下：

$$尿酸 + O_2 + H_2O \xrightarrow{\text{尿酸酶}} 尿囊素 + CO_2 + H_2O_2$$
$$2H_2O_2 + 4-AAP + DHBS \xrightarrow{\text{过氧化物酶}} 有色物质 + H_2O$$

（二）试剂

（1）酶混合试剂

试剂成分在反应液中的参考浓度：尿酸氧化酶 160U/L；过氧化物酶 1500U/L；4-AAP 0.4mmol/L；DHBS 2mmol/L；磷酸盐缓冲液（pH7.7）100mmol/L。

以上各试剂为混合干粉试剂，在应用前用蒸馏水复溶，加水量根据干粉的分量而决定，复溶后的试剂在室温可稳定 48h，在 2℃～6℃可稳定 2 周，若发现干粉受潮结块或有颜色出现以及复溶后与定值质控血清测定值不符，说明试剂已变质，应弃去不用。

（2）300μmol/L 尿酸标准应用液。

（三）计算

血清尿酸（μmol/L）＝测定管吸光度/标准管吸光度×300

（四）参考值

男性：208～428μmol/L；女性：155～357μmol/L。

二、磷钨酸还原法

（一）原理

无蛋白血滤液中的尿酸在碱性溶液中被磷钨酸氧化成尿囊素及二氧化碳，磷钨酸在此反应中则被还原成钨蓝。钨蓝的生成量与反应液中尿酸含量呈正比，可进行比色测定。

（二）试剂

1.磷钨酸贮存液

称取钨酸钠 50g，溶于约 400ml 蒸馏水中，加浓磷酸 40ml 及玻璃珠数粒，煮沸回流 2h，冷却至室温，用蒸馏水稀释至 1L，贮存在棕色试剂瓶中。

2.磷钨酸应用液：取 10ml 磷钨酸贮存液，以蒸馏水稀释至 100ml。

3.0.3mol/L 钨酸钠溶液

称取钨酸钠（NaWO$_4$·2H$_2$O，MW329.86）100g，用蒸馏水溶解后并稀释到 1L。

4.0.33mol/L 硫酸

取 18.5ml 浓硫酸加入 500ml 蒸馏水中，然后用蒸馏水稀释至 1L。

5.钨酸试剂

在 800ml 蒸馏水中，加入 50ml 0.3mol/L 钨酸钠溶液、0.05ml 浓磷酸和 50ml 0.33mol/L 酸，混匀，在室温中可稳定数月。

6.1mol/L 碳酸钠溶液

称取 106g 无水碳酸钠，溶解在蒸馏水中，并稀释至 1L，置塑料试剂瓶内，如有浑浊，可过滤后使用。

7.6.0mmol/L 尿酸标准贮存液

取 60mg 碳酸锂（AR）溶解在 40ml 蒸馏水中，加热至 60℃，使其完全溶解，精确称取尿酸（MW168.11）100.9mg，溶解于热碳酸锂溶液中，冷却至室温，移入 100ml 容量瓶中，用蒸馏水稀释至刻度，贮存在棕色瓶中。

8.300μmol/L 尿酸标准应用液

在 100ml 容量瓶中，加尿酸标准贮存液 5ml，加乙二醇 33ml，然后以蒸馏水稀释至刻度。

（三）计算

血清尿酸（μmol/L）＝测定管吸光度/标准管吸光度×300

（四）参考值

男性：262～452μmol/L（4.4～7.6mg/dl）；女性：137～393μmol/L（2.3～6.6mg/dl）。

第六节 血清胱抑素 C 测定

一、原理

血清中胱抑素 C 与超敏化的抗体胶乳颗粒反应，产生凝集，使反应溶液浊度增加。其浊度的增加值与血清中胱抑素 C 的浓度呈正比，可在波长 570nm 处监测吸光度的增加速率，并与标准品对照，计算出胱抑素 C 的浓度。

二、试剂

（1）试剂 I：Tris 缓冲液。

（2）试剂 II：抗人胱抑素 C 多克隆抗体乳胶颗粒悬浊液。

（3）胱抑素 C 标准品。

三、样品

血清或血浆（EDTA 或肝素抗凝）。室温（25℃）保存可以稳定 6d，密封 4℃可稳定 12d。-80℃可稳定 14 个月以上。

四、操作

（1）主要参数：透射比浊法，反应温度 37℃，主波长 570nm，次波长 800nm，详细参数设定应根据自动分析仪和试剂盒说明书。

（2）血清 3μl，加试剂 I 125μl，混匀，孵育 5min，再加试剂 II 125μl 混匀。延迟时间 60s，检测时间 90s，记录吸光度增高速率（△A/min）。

五、计算

血清样品的ΔA/min，从校正曲线上查出胱抑素 C 的浓度（mg/L）。

六、校正曲线

试剂盒配套的高中低浓度的标准品，稀释成系列浓度，按照操作方法进行测定，读取各浓度标准管的ΔA/min，与相应的胱抑素 C 浓度绘制校正曲线。

七、参考值

0.59～1.03mg/L。

第十五章 羊水检验

第一节 标本采集与处理

羊水标本多由临床医师通过羊膜腹腔穿刺获得。标本量一般为20～30ml，采集后立即送检。羊水采集后存放于无菌的刻度离心管内，1200r/min 离心5min，在无菌条件下，分离上清液和细胞层（保留0.5ml羊水-细胞层），上清液可供化学和免疫学检验。

羊水检验结果的准确与否首先与标本采集的准确与否有密切关系，因此，标本采集时应注意采集的时机和并发症等（表15-1）。

表15-1 羊水标本采集的注意事项及评价

注意事项	评价
确定进针的位置	采集标本前应对孕妇进行腹部超声检查确定胎儿的位置，以明确穿刺时进针的位置
羊水采集的时机	在妊娠16-20周，此时胎儿小、羊水多（170-500ml），不易损及胎儿，且采集标本量仅为20ml，不会引起宫腔骤小而造成流产
诊断遗传性疾病	妊娠16-20周穿刺
诊断Rh溶血性	妊娠26-36周穿刺
评估胎儿成熟度	妊娠35-42周穿刺
羊膜腔穿刺并发症	羊膜炎、胎盘早剥、流产和穿刺损伤等

第二节 羊水理学检验

一、量

正常妊娠时，随着妊娠时间增加，羊水量逐渐增加，以达到保护胎儿的目的。羊水量的检测方法有 3 种，其评价见表 15-2。

表 15-2 羊水量的检测方法与评价

方法	评价
直接测量法	破膜后直接留取羊水测定其量，但此法对某些疾病不能做出早期诊断
超声诊断法	以测定最大羊水暗区垂直深度和羊水指数法表示羊水量
标记法	将已知计量的对氨基马尿酸钠等标志物注入羊膜腔内，根据标志物的稀释度间接换算出羊水量

【参考区间】①妊娠 8 周：5ml。②妊娠 10 周：30ml。③妊娠 20 周：400ml。④妊娠 38 周：1000ml。⑤足月妊娠：800ml。⑥过期妊娠：＜300ml。

二、羊水泡沫试验

【检测原理】羊水泡沫试验，也称振荡试验，是间接估计羊水中磷脂的方法。羊水中的肺泡表面活性物质饱和磷脂是既亲水又亲脂的两性界面物质，其在乙醇中振荡后形成的泡沫可维持数小时，并可在气液界面出现环绕试管边缘的稳定泡沫层。羊水中的蛋白质、胆盐、游离脂肪酸及不饱和磷脂也能形成泡沫，但乙醇能消除这些物质所形成的泡沫。羊水泡沫试验主要用于判断胎儿肺成熟程度。磷脂酰胆碱与鞘磷脂是肺表面活性物质的主要成分，是观察胎儿肺成熟的重要指标。

【方法学评价】胎儿肺成熟度的检测方法有 L/S 比值、羊水泡沫试验、羊水吸光度、羊水微黏度、叩击试验、羊水磷脂酰甘油和泡沫稳定指数等。几种胎儿肺成熟度检测方法的评价见表 15-3。

表 15-3 胎儿肺成熟度检测方法的评价

方法	判断值	优点	缺点
泡沫试验	阳性	准确、简便快速、假阳性少	灵敏度差，阳性率低、假阳性率高
叩击试验	阳性	操作简便、易行	阳性率最低、对肺未成熟的预测值最低
吸光度	≥0.075	简便	易受磷脂以外成分浊度的影响
FSI	≥0.47	降低泡沫试验的假阴性率	乙醇浓度和用量影响结果
L/S 比值	≥2.0	准确、假阳性极少、不受羊水量影响	需特殊设备、血液污染时可出现假阳性
PG	阳性	最为可靠的方法、不受血液污染的影响	需特殊的设备和条件，操作复杂、费时

【质量控制】

1.检查时机　羊水泡沫试验在妊娠晚期进行。

2.标本处理

（1）羊水采集后应立即进行检验，否则需 0～4℃冷藏保存，以免磷脂被羊水中的酶水解，造成假阴性。

（2）既可以用混匀的标本，也可离心后使用上清液，但不宜长时间离心，以免沉淀表面活性物质造成假阴性结果。

（3）试管要清洁干燥、规格一致。

3.检验条件　检测温度以 20～30℃为准，如温度过过高，泡沫消失快；反之，泡沫消失慢，均影响结果。

4.操作要求　羊水量和试剂用量、浓度要准确。为便于阳性观察，可设置阳性对照管。

【参考区间】阳性（稀释度为 1：1 和 1：2 的两管液面均出现泡沫环）。

第三节 羊水免疫学检验

一、甲胎蛋白

【检测原理】甲胎蛋白是胎儿的一种特异性球蛋白，具有产前诊断的临床意义，并作为一种肿瘤标志物用于监测原发性肝细胞癌和滋养细胞恶性肿瘤。目前，AFP 测定方法有火箭免疫电泳法、放射火箭免疫电泳法、放射免疫法及酶联免疫吸附法。

【参考区间】①妊娠 15 周：40mg/L。②妊娠 32 周以后：25Mg／L。

二、胆碱酯酶

【检测原理】羊水含有的胆碱酯酶（ChE），依其对乙酰胆碱亲和力的不同分为拟胆碱酯酶（PChE）和乙酰胆碱酯酶（AChE）。AChE 主要来自胎儿的嗜铬细胞、神经节细胞、中枢神经细胞及肌细胞，其含量反映了神经系统的成熟度。当胎儿神经末梢未成熟时，从胎儿脑脊液和血液渗出到羊水中的 ChE 较成熟时为多，故检测羊水 ChE 有助于开放性神经管缺陷的诊断。

ChE 测定采用丙酰硫代胆碱或乙酰胆碱作为底物，2-硝基苯甲酸为显色剂的速率法或终点法。AChE 测定采用聚丙烯酚胺凝胶电泳分析法。

【参考区间】AChE＜10.43U／L。

三、磷脂酰胆碱与靶磷脂

【检测原理】磷脂酰胆碱（lecithin，L）和鞘磷脂（sphingomyelin，S）是胎儿肺泡表面脂类物质的主要成分,磷脂酰胆碱是维持肺泡稳定性的重要物质，并可进入羊水内。因此常采用 L/S 比值来判断胎儿肺脏成熟度。L/S 测定常采用薄层层析色谱法（TLC）。

【参考区间】L/S 比值≥2.0。

四、肌酐

【检测原理】羊水肌酐来自胎儿的尿液，是胎儿的代谢产物之一。随着妊娠时间的增加，胎儿肾脏发育及其功能逐渐成熟，母体血液中的肌酐通过胎盘循环，经过胎儿肾脏排泄于羊水中。故从妊娠中期开始，羊水的肌酐浓度逐渐增高。

【参考区间】妊娠 37 周：＞176.8μmol/L。

五、睾酮

【检测原理】睾酮主要由睾丸、肾上腺和卵巢分泌，其主要功能是维持和促进第二性征发育。在妊娠 12～16 用时，男性胎儿羊水中的睾酮达 250μg/L，妊娠末期达 80μg/L。在妊娠期间女性胎儿羊水中睾酮水平大多维持不变，多为 26～34μg/L；在妊娠 12～18 周时，男性与女性胎儿羊水中睾酮有显著性差别，此时男性胎儿羊水中睾酮达最高水平。

【参考区间】①男性胎儿：（224±11）μg/L。②女性胎儿：（39±2）μg/L。

六、雌三醇

【检测原理】妊娠期羊水中雌三醇主要来自胎儿和胎盘，且随着妊娠进展，雌三醇水平逐渐增高，至妊娠 36 周后迅速增高。羊水中雌三醇水平与母体尿中雌三醇水平呈良好相关性，从更能准确地反映胎儿情况及胎盘功能状态，但由于羊水动态转换较快，激素的波动也较大，常影响诊断的准确性。

【参考区间】妊娠末期：0.8～1.2mg/L。

七、葡萄糖

【检测原理】羊水葡萄糖（AFG）主要来自母体，也可来自胎儿尿液。妊娠 23 周以前，AFG 随着妊娠时间增加而逐渐升高。至 24 周时 AFG 达高峰。妊娠 24 周以后，由于胎儿肾脏发育成热，肾小管对葡萄糖重吸收作用增强，胎儿尿液排出葡萄糖减少，以及胎盘通透性随着妊娠时间增加而降低，AFG 逐渐减少，至妊娠晚期，AFG 可降至 0.40mmol/L 以下。

【参考区间】<0.56mmol/L。

八、淀粉酶

【检测原理】羊水中的淀粉酶（AMY）来自胎儿的胰腺及唾液腺。自妊娠早期开始，AMY 逐渐升高，妊娠 37 周以后其活性增高加快，且与 L/S 比值相关。出于 AMY 不能通过胎盘，故羊水中 AMY 不受母体血清 AMY 水平的影响。因此，羊水中 AMY 水平可作为判断胎儿成熟度的指标，且较其他方法更可靠。

【参考区间】300U/L。

第四节 羊水显微镜检验

一、羊水脂肪细胞计数

【检测原理】羊水中的脂肪细胞是胎儿皮脂腺及汗腺脱落的细胞，羊水脂肪细胞计数是反映胎儿皮肤成熟程度的指标。随着妊娠进展，胎儿皮脂腺逐渐成熟，羊水中脂肪细胞也逐渐增多。将羊水涂片用硫酸尼罗蓝溶液染色后，显微镜下观察并计数 200～500 个细胞，计算脂肪细胞阳性率。

【参考区间】妊娠 34 周前羊水脂肪细胞≤1%，34～38 周为 1%～10%，38～40 周为 10%～15%，40 周以后大于 50%。

二、羊水快速贴壁细胞检验

【检测原理】正常羊水细胞需要经过 4～5 天才能贴壁生长。胎儿畸形，如神经管缺陷及脐疝时，羊水细胞仅需 20h 即可贴壁生长，此种细胞称为快速贴壁细胞（RAC），RAC 之所以能快速生长是由于神经管缺陷，暴露于羊水中的细胞为神经组织中的吞噬细胞，具有贴壁生长快、活细胞贴壁率高的特点。通过计算活细胞贴壁率，来判断有无畸形。

【参考区间】<4%。

第五节 羊水病源生物学检验

一、病毒

至今已知有 10 多种病毒或寄生虫能通过胎盘危害胎儿，并引起胎儿畸形、智力发育障碍、发育迟缓、早产或死胎。在引起胎儿畸形的病毒中，以巨细胞病毒和风疹病毒的危害最大。

（一）风疹病毒

检验风疹病毒的方法有病毒分离培养法、血凝抑制试验、风疹病毒特异性 IgM 测定、基因检测等；聚合酶链反应（PCR）的灵敏度高，特异性强，具有早期快速诊断的价值。

（二）巨细胞病毒

巨细胞病毒能通过胎盘屏障感染胎儿，在感染的潜伏期和活动期均可危及胎儿，故 WHO 已将其列为引起新生儿出生缺陷的主要病原体。其检测方法有细胞学方法、血清学方法、病毒分离法及 PCR 法。以 PCR 检查羊水巨细胞病毒，可在感染后 6h 做出诊断，因此，具有早期诊断价值。

二、弓形虫

检查弓形虫方法有组织学和血清学方法。组织学方法可直接寻找弓形虫的滋养体、包囊或卵囊等，但应与其他寄生虫、微生物相区别。血清学方法有 Sabin-Feldman 染色试验、补体结合试验、间接荧光抗体试验或间接血凝试验等。目前，PCR 技术检测弓形虫 DNA 已用于临床，该方法灵敏度高、特异性强、简便和快速等优点，可作为早期诊断弓形虫感染的方法。

第六节 羊水检验质量控制与临床应用

一、质量控制

由于羊水检验的内容较多，采用较理想的检测方法和处理标本的方法，对提高检验结果的准确性是十分重要的。①羊水 AFP 检测对诊断神经管缺陷阳件率可达 90％～100％。产前诊断时，检测母体血清 AFP 可作为常规筛检试验，但由于影响母体血清 AFP 的因素较多，因此，母体血清 AFP 检测连续2 次阳性时，再考虑是否进行羊水 AFP 检查。另外，如果检测 AFP 用于诊断神经管缺陷，最好再检测 1 项指标，如羊水胆碱酯酶等，以提高准确性。②羊水胆红素检测的标本，必须在标本采集后立即置入棕色瓶或以黑纸包裹的试管中，并避光保存，以防胆红素受紫外线照射而降解。③羊水泡沫试验应在采集标本后立即进行，否则，应将标本置于 4℃冷藏。操作时需用力振荡，因肺泡表面活性物越多，泡沫越多，其阳性程度也越高。

二、临床应用

虽然羊水检验是一种安全、可靠的诊断方法，但也有一定的危险性，因此，必须掌握其检验的适应证和禁忌证。

羊水检验的适应证有两类：①诊断性：遗传病、高危妊娠、Rh 同种免疫、评价胎儿成熟度、评估胎儿、羊膜腔造影术；②治疗性：羊水过多症、羊膜腔内注射治疗性流产。

禁忌证：妊娠小于 16 周或大于 42 周、先兆流产、稽留流产、宫内感染和盆腔感染者。

（一）产前诊断

产前诊断是指采用影像诊断学、细胞遗传学及分子生物学技术，观察胎儿外形轮廓，分析胎儿染色体核型、检测胎儿细胞的遗传基因等，产前诊断是优生学的重要组成部分，其目的是预防先天性异常或遗传性疾病胎儿的出生，以及降低遗传性疾病的发生率。产前诊断的指征见表 15-4。

表 15-4 产前诊断的指征

危险因素	指证
一般性危险因素	分娩时母亲年龄≥35 岁
	孕妇血清 AFP 浓度升高或降低
	血清 AFP、hCG、非结合型雌三醇异常
特殊的危险因素	曾生育过残疾或染色体异常的孩子
	既往死胎或新生儿死亡史
	母亲或父亲先天性残疾
	母亲或父亲的染色体有一种平衡移位现象
	有先天性遗传疾病家族史（囊性纤维化病、代谢性疾病等）
	母亲患有疾病（糖尿病、苯丙酮尿症）
	致胎儿畸形物接触史（放射线、抗惊厥药、锂、乙醇等）
	感染（巨细胞病毒、风疹病毒、弓形虫）
种族性危险因素	珠蛋白生成障碍性贫血（地中海人、亚洲人、南美人）
	镰状细胞性贫血（非洲黑人、阿拉伯人、印第安人、地中海人）
	Tay-Sachs 病（法籍加拿大人、犹太人）

（二）评估胎儿成熟度

胎儿成熟程度是决定高危妊娠选择合理的分娩时间和处理措施的重要依据。产前评估胎儿成熟程度的方法有超声诊断法、X 线检查法、羊水穿刺检查法等，其中以羊水检验最安全可靠。通过检查羊水中某些指标的变化，来判断胎儿的肺脏、肝脏、肾脏和皮肤的成熟程度，以观察胎儿的生存能力。在判断胎儿成熟度的指标中，肺成熟度最能反映胎儿出生后的生存能力，故常以肺成熟度来反映胎儿成熟度。

1.肺成熟度　新生儿呼吸窘迫综合征是新生儿死亡的主要原因之一。一般情况下，在妊娠35周时胎儿肺成熟，但某些产前因素可延缓或加速肺成熟过程。肺成熟的延缓与糖尿病、严重胎儿红细胞增多症或孕妇服用苯巴比妥有关；胎盘功能不全、羊水感染等引起的慢性胎儿窘迫可加速肺的成熟。

肺成熟度检测方法有羊水 L/S 比值、羊水泡沫试验，还有羊水吸光度测定、羊水微黏度测定、叩击试验及羊水 PG 测定等。

2.肾成熟度　常用的检测指标为羊水肌酐和 AFG 浓度。

3.肝成熟度　常用的指标为羊水胆红素浓度。

4.唾液腺成熟度　常用的指标为羊水淀粉酶浓度。

5.皮肤成熟度　常用的指标为羊水脂肪细胞计数。

（三）诊断 TORCH 感染

TORCH 是一组病原生物的英文名称缩写，即弓形虫（Toxoplasma gondii）、其他病原微生物（others）、风疹病毒（rubella virus）、巨细胞病毒（cytomegalovirus）、单纯疱疹病毒（herpes simplex virus）第一个英文字母的组合。这组病原生物常可通过胎盘传给胎儿，引起围产期感染，导致流产、死胎、早产、先天畸形和智力障碍等各种异常。因此，TORCH 感染的检验已成为许多地区孕期检验的常规顶门。通过 ELISA 法等检测羊水中弓形虫、风疹病毒、巨细胞病毒、单纯疱疹病毒的抗体，可以了解 TORCH 感染情况，对预防胎儿畸形、早产、胎儿发育迟缓等有积极意义。

但是，ELISA 方法有间接 ELISA 法和捕获 ELISA 法，间接 ELISA 法易受类风湿性因子、抗核抗体的干扰，产生假阳性和假阴性结果；捕获 ELISA 法使用纯化病毒抗原和特异性单克隆抗体检测血清中的 IgM，有效地提高了反应的特异性，可避免类风湿因子、抗核抗体的干扰，临床检测效果明显提高，是目的实验室诊断 TORCH 近期感染的常用方法。

第十六章 常用临床免疫学检测

第一节 体液免疫检测

一、免疫球蛋白 G 测定

免疫球蛋白 G（IgG）占总免疫球蛋白的 75%左右，广泛分布于组织液中，血管内、外间隙分布大致相当。IgG 是机体抗感染的重要物质之一，也是唯一能通过胎盘的免疫球蛋白。

（一）标本采集、处理及检验方法

采静脉血 2ml，自凝，用单向免疫扩散法、免疫比浊法检测。

（二）参考区间

参考区间：7.6～16.6g/L。

二、免疫球蛋白 A 测定

免疫球蛋白 A（IgA）主要分布在外分泌液如初乳、唾液、泪液、肠道分泌液和支气管液中，称分泌型 IgA（SIgA）。在血液中的血清型 IgA 含量较少。IgA 在局部抗感染防御中起重要作用。

（一）标本采集、处理及检验方法

采静脉血（自凝），乳汁、唾液、粪便等，用单向免疫扩散法、免疫比浊法检测。

（二）参考区间

血清 IgA 为：0.71～3.35g/L；SIgA：初乳平均为 5.06g/L，粪便平均为 1.31g/L，唾液平均为 0.314g/L。

三、免疫球蛋白 M 测定

免疫球蛋白 M（IgM）是在感染或免疫后最早产生的免疫球蛋白，也是成熟胎儿合成的第一类免疫球蛋白。在五类免疫球蛋白中 IgM 的分子量最大，结合补体的能力最强。IgM 主要分布在血管内。

（一）标本采集、处理及检检方法

采静脉血（自凝），用单向免疫扩散法、免疫比浊法检测。

（二）参考区间

参考区间：0.48～2.12g/L。

四、免疫球蛋白 D 测定

免疫球蛋白 D（IgD）在血清中含量极微，主要存在于 B 淋巴细胞表面作为抗原的受体。当抗原与 B 淋巴细胞表面 IgD 结合时，刺激 B 淋巴细胞增殖、分化，并分泌对抗原特异的其他类型的抗体。

（一）标本采集、处理及检验方法

采静脉血（自凝），用酶联免疫吸附试验（ELISA）检测。

（二）参考区间

参考区间：0.6～2.0mg/L。

五、免疫球蛋白 E 测定

免疫球蛋白 E（IgE）在血清和组织液中含量极微，其功能主要是与肥大细胞、嗜碱性粒细胞表面的特异受体结合，引起 I 型变态反应。另外，IgE 还与寄生虫感染和皮肤过敏有关。

（一）标本采集、处理及检验方法

采静脉血（自凝），用酶联免疫吸附试验（ELISA）检测。

（二）参考区间

参考区间 0.1～0.9mg/L。

六、血清 M 蛋白测定

M 蛋白也称单克隆免疫球蛋白，是单克隆性浆细胞或淋巴细胞异常增生，产生的大量分子结构完全相同的免疫球蛋白分子及其片段。

（一）标本采集、处理及检验方法

采静脉血（自凝），用蛋白电泳法、免疫电泳法、免疫比浊法检测。

（二）参考区间

正常人阴性。

七、总补体溶血活性测定

用特异抗体包被绵羊红细胞（SRBC），此致敏绵羊红细胞与待测血清混合时，通过使 C1 活化而激活补体经典途径使绵羊红细胞溶解。补体活性与溶血程度之间在一定范围内呈正相关。一般以 50％溶血（CH50）作为判别点。此试验主要反映补体（C1～C9）通过经典途径活化的活性程度。

（一）标本采集、处理及检验方法

采静脉血（自凝），用试管法、微量法检测。

（二）参考区间

参考区间：50～100U／ml。

第二节 细胞免疫检测

一、T细胞花结形成试验

T细胞表面有绵羊红细胞受体，当与绵羊红细胞按一定比例混匀，静置一段时间后，T细胞与绵羊红细胞结合成玫瑰花样的花结，也称E花结试验。此试验用于检测 T 细胞的数量。根据试验条件不同又分：①总 E 花结试验：T淋巴细胞和绵羊红细胞孵育时间长，其形成的 E 花结细胞数代表 T 淋巴细胞总数。②活性 E 花结试验：T 淋巴细胞和绵羊红细胞混合后立即检验。其形成的 E 花结细胞数代表有强免疫活性的 T 淋巴细胞数，更能反映人体 T 淋巴细胞免疫水平。

（一）标本采集、处理及检验方法

1.标本采集处理

肝素抗凝静脉血制备的单个核细胞悬液。

2.检验方法

取单个核细胞悬液按比例与绵羊红细胞混合，孵育一定时间后，涂片、染色，显微镜下计数花结形成细胞占淋巴细胞的比例。

（二）参考区间

T细胞花结试验为57.7%～71.1%；活性 E 花结试验为20.1%～27.1%。

二、T细胞转化试验

T细胞在体外培养时，可被促有丝分裂原（如植物血凝素、刀豆蛋白 A）或某些抗原激发，细胞代谢和形态发生一系列变化，主要表现为代谢活跃，细胞内蛋白质、DNA 和 RNA 增加，形态转化为淋巴母细胞。

（一）标本采集、处理及检验方法

1.标本采集处理

肝素抗凝静脉血制备的单个核细胞悬液。

2.检验方法

（1）形态计数法：计数淋巴细胞和转化的母细胞数，求出转化率。

（2）3H-TdR 掺入法：在培养液中加入 3H-TdR，培养结束时根据掺入细胞内的 3H-TdR 的量来推测细胞增殖程度。

（二）参考区间

1.形态计数法：转化率为 52.5%～67.7%。

2.3H-TdR 掺入法：刺激指数（SI）>2。

三、T 细胞分化抗原测定

T 细胞表面有其特定的抗原，统称为白细胞分化抗原（CD），可用相应单克隆抗体检测。目前常用方法是利用 CD^3、CD^4、CD^8 的单克隆抗体检测外周血单个核细胞。以 CD^{3+} 代表总 T 细胞，CD^{4+} 代表 T 辅助细胞，CD^{8+} 代表 T 抑制/杀伤细胞。

（一）标本采集、处理及检验方法

1.标本采集处理

肝素抗凝静脉血制备的单个核细胞悬液。

2.检验方法

间接免疫荧光法，免疫酶标法，流式细胞仪法。

（二）参考区间

1.间接免疫荧光法

CD^{3+} 阳性率为 51.3％～73.9％，CD^{4+} 阳性率为 33.3％～51.3％，CD^{8+} 阳

性率为 13.7%～25.5%，CD^{4+} / CD^{8+} 为 1.5～2.9。

2.流式细胞仪

CD^{3+} 阳性率为 61%～85%，CD^{4+} 阳性率为 28%～58%，CD^{8+} 阳性率为 19%～48%，CD^{4+} / CD^{8+} 为 0.9～2.0。

四、B 细胞表面免疫球蛋白测定

B 细胞表面有特异的膜表面免疫球蛋白（SmIg）。早期的前 B 细胞表达 SmIgM，成熟 B 细胞表面表达以 SmIgM、SmIgD 为主，也有少量 SmIgA、SmIgE、SmIgG。因此，可用抗不同类型免疫球蛋白的抗体检测有不同膜表面免疫球蛋白的 B 细胞。

（一）标本采集、处理及检验方法

1.标本采集处理

肝素抗凝静脉血制备的单个核细胞悬液。

2.检验方法

间接免疫荧光法，免疫酶标法，流式细胞仪法。

（二）参考区间

间接免疫荧光法；SmIg 阳性率为 16%～28%，SmIgM 阳性率为 7%～13%；SmIgG 阳性率为 4%～13%；SmIgA 阳性率为 1%～4%；SmIgD 阳性率为 5%～8%；SmIgE 阳性率为 1%～1.5%。

五、红细胞－抗体－补体花结形成试验

B 淋巴细胞表面除带有膜表面免疫球蛋白外，还有 Fc 受体、补体受体以及小鼠红细胞受体等。红细胞一抗体一补体花结形成试验包括 EA 花结、EAC 花结和鼠红细胞花结。鸡（羊）红细胞经特异的抗红细胞抗体致敏（EA）后，再与 B 细胞混合，此时 EA 的 Fc 段和 B 细胞表面的 Fc 受体结合形成 EA 花

结。EAC 花结是指在抗体致敏的红细胞中加人补体，再与 B 细胞表面的补体受体结合，则形成 EAC 花结。小鼠红细胞直接与 B 细胞表面相应受体结合形成鼠红细胞花结。

（一）标本采集、处理及检验方法

1.标本采集处理

肝素抗凝静脉血制备的单个核细胞悬液。

2.检验方法

直接镜检法。

（二）参考区间

EA 花结形成细胞为 8%～12%，小鼠红细胞花结形成细胞为 5.7%～11.3%。

六、B 细胞分化抗原测定

B 细胞表面的分化抗原主要有 CD19、CD20、CD22 等，其中从原始至成熟 B 细胞都存在 CD19，CD22 只在成熟 B 细胞表现。此试验可鉴别细胞类型和细胞的分化发育阶段。

（一）标本采集、处理及检验方法

1.标本采集处理

肝素抗凝静脉血制备的单个核细胞悬液。

2.检验方法

间接免疫荧光法，免疫酶标法，流式细胞仪法。

（二）参考区间

流式细胞仪法：CD19 为 8.37%～15.11%

七、自然杀伤细胞活性测定

自然杀伤细胞（NK）介导的天然免疫应答无抗原特异性，它不依赖抗体和补体即能直接杀伤肿瘤细胞，特别是造血系统肿瘤细胞和病毒感染的细胞。另外，NK 细胞还参与免疫调节、移植排斥反应和某些自身免疫性疾病的发生、发展。

（一）标本采集、处理及检验方法

1.标本采集处理

肝素抗凝静脉血制备的单个核细胞悬液。

2.检验方法

^{51}Cr 释放法、胞质乳酸脱氢酶释放法、流式细胞仪法

（二）参考区间

1.^{51}Cr 释放法：自然杀伤率为 47.6%～76.8%。

2.胞质乳酸脱氢酶释放法：细胞毒指数为 27.5%～52.5%。

3.流式细胞仪法：7.9%～19.7%。

第三节 病毒性肝炎血清标志物检测

一、甲型肝炎病毒抗原和 RNA 检测

甲型肝炎病毒（HAV）属小 RNA 病毒科嗜肝病毒属，核酸为单正股 RNA，外由衣壳包封。

（一）标本采集、处理及检验方法

采静脉血（自凝）或粪便。甲型肝炎病毒抗原检测用酶联免疫吸附试验，甲型肝炎病毒 RNA 检测用逆转录聚合酶接反应。

（二）参考区间

参考区间：阴性。

二、甲型肝炎病毒抗体检测

机体感染甲型肝炎病毒后，可产生 IgM、IgA、IgG 抗体。抗甲型肝炎病毒 IgM 是抗病毒衣壳蛋白抗体，在甲型肝炎患者出现症状时就可在血清中检出，感染发生之后 6 个月，IgM 抗体转阴。IgA 抗体是肠道黏膜分泌的局部抗体。IgG 抗体在甲型肝炎痊愈后可长期存在。

（一）标本采集、处理及检验方法

采静脉血（自凝）或粪便，用酶联免疫吸附试验检测。

（二）参考区间

抗甲型肝炎病毒 IgM、IgA 均为阴性，抗甲型肝炎病毒 IgG 阳性见于部分成年人。

三、乙型肝炎病毒表面抗原检测

乙型肝炎病毒表面抗原（HBsAg）是存在于小球形颗粒、大球形颗粒和 Dane 颗粒外层的糖蛋白，其基因位于双链 DNA 的 S 区。

（一）标本采集、处理及检验方法

采静脉血（自凝），用酶联免疫吸附试验、发光免疫技术检测。

（二）参考区间

参考区间：阴性。

四、乙型肝炎病毒表面抗体检测

乙型肝炎病毒表面抗体（抗-HBs）是患者对乙型肝炎病毒表面抗原所产生的一种抗体，对乙型肝炎病毒表面抗原有一定的中和作用。乙型肝炎病毒表面抗体一般在发病后 3～6 个月出现，可持续多年。

（一）标本采集、处理及检验方法

采静脉血（自凝），用酶联免疫吸附试验、发光免疫技术检测。

（二）参考区间

参考区间：阴性。

五、乙型肝炎病毒 e 抗原检测

乙型肝炎病毒 e 抗原（HBeAg）是乙型肝炎病毒核心颗粒中的一种可溶性蛋白质，由前 C 基因编码产生。乙型肝炎病毒 e 抗原的消长与病毒体及 DNA 多聚酶的消长基本一致。

（一）标本采集、处理及检验方法

采静脉血（自凝），用酶联免疫吸附试验、发光免疫技术检测。

（二）参考区间

参考区间：阴性。

六、乙型肝炎病毒 e 抗体检测

乙型肝炎病毒 e 抗体（抗-HBe）是经乙型肝炎病毒 e 抗原刺激机体产生的特异性抗体。

（一）标本采集、处理及检验方法

采静脉血（自凝），用酶联免疫吸附试验、发光免疫技术检测。

（二）参考区间

参考区间：阴性。

七、乙型肝炎病毒核心抗原检测

乙型肝炎病毒核心抗原（HBcAg）存在于 Dane 颗粒的核心部位，外表被乙型肝炎病毒表面抗原所覆盖。另外，乙型肝炎病毒核心抗原也可在感染的肝细胞表面表达，不易在血中检出。

（一）标本采集、处理及检验方法

采静脉血（自凝），用酶联免疫吸附试验、发光免疫技术检测。

（二）参考区间

参考区间：阴性。

八、乙型肝炎病毒核心抗体检测

乙型肝炎病毒核心抗体（抗-HBc）是乙型肝炎病毒核心抗原刺激机体产生的特异性抗体，可分为 IgM、IgG、IgA 三型。乙型肝炎病毒核心抗体 IgG 对机体无保护作用，其阳性可持续数十年甚至终身。

（一）标本采集、处理及检验方法

采静脉血（自凝），用酶联免疫吸附试验、发光免疫技术检测。

（二）参考区间

参考区间：阴性。

九、乙型肝炎病毒 DNA 检测

乙型肝炎病毒 DNA（HBV-DNA）为双股环状，是乙型肝炎病毒感染的直接证据。

（一）标本采集、处理及检验方法

采静脉血（自凝），用斑点免疫杂交法、聚合酶链反应检测

（二）参考区间

参考区间：阴性。

十、丙型肝炎病毒 RNA 检测

丙型肝炎病毒（HCV）是一种 RNA 病毒，其核酸为单正股 RNA，编码结构蛋白和核心蛋白。

（一）标本采集、处理及检验方法

采静脉血（自凝），用斑点免疫杂交法、逆转录聚合酶链反应检测。

（二）参考区间

参考区间：阴性。

十一、丙型肝炎病毒抗体 IgM 检测

丙型肝炎病毒抗体 IgM（抗 HCD IgM）通常于发病后 4 周可呈阳性，持续 1～4 周。此抗体为非保护性抗体。

（一）标本采集、处理及检验方法

采静脉血（自凝），用酶联免疫吸附试验检测。

（二）参考区间

参考区间；阴性。

十二、丙型肝炎病毒抗体 IgG 检测

（一）标本采集、处理及检验方法

采静脉血（自凝），用酶联免疫吸附试验检测。

（二）参考区间

参考区间：阴性。

十三、丁型肝炎病毒抗原检测

丁型肝炎病毒（HDV）是一种缺陷病毒，需伴随乙型肝炎病毒感染来完成它的自身复制和表达。丁型肝炎病毒外壳是乙型肝炎病毒表面抗原，核心含丁型肝炎病毒抗原（HDV-Ag）和丁型肝炎病毒 RNA 基因组。丁型肝炎病毒抗原主要存在于受感染者的肝细胞核和胞质内，在丁型肝炎病毒血症时，血清中也可查到丁型肝炎病毒抗原。

（一）标本采集、处理及检验方法

采静脉血（自凝）或肝活检组织，用间接免疫荧光法、酶联免疫吸附试验检测。

（二）参考区间

参考区间；阴性。

十四、丁型肝炎病毒抗体检测

丁型肝炎病毒抗原可刺激机体免疫系统产生抗丁型肝炎病毒的 IgM 和 IgG 抗体。这些抗体没有保护作用。

（一）标本采集、处理及检验方法

采静脉血（自凝），用间接免疫荧光法、酶联免疫吸附试验检测。

（二）参考区间

参考区间：阴性。

十五、丁型肝炎病毒 RNA 检测

（一）标本采集、处理及检验方法

采静脉血（自凝），用逆转录聚合酶链反应检测。

（二）参考区间

参考区间：阴性。

十六、戊型肝炎病毒标志物检测

戊型肝炎病毒（HEV）为 RNA 病毒，经肠道传染引起戊型肝炎。感染后机体可产生特异 IgM、IgA；IgG 型抗体，它们为保护性抗体。

（一）标本采集、处理及检验方法

采静脉血（自凝），用酶联免疫吸附试验检测。

（二）参考区间

参考区间：阴性。

十七、庚型肝炎病毒标志物检测

（一）标本采集、处理及检验方法

采静脉血（自凝），用酶联免疫吸附试验检测。

（二）参考区间

参考区间：阴性。

第四节 感染免疫检测

一、血清抗链球菌溶血素"O"测定

溶血素"O"是 A 群溶血性链球菌产生的毒素，能溶解红细胞、杀伤白细胞，对血小板、巨噬细胞、神经细胞等也有毒性作用。溶血素"O"可使机体产生相应的抗体，称抗链球菌溶血素"O"（anti-streptolysin，抗"O"或 ASO）。A 群链球菌感染后 2～3 周至病愈后数月到 1 年内可检出抗"O"。

（一）标本采集、处理及检验方法

采静脉血（自凝），用胶乳凝集法、免疫比浊法检测。

（二）参考区间

胶乳凝集法为阴性，免疫比浊法＜200U/L。

二、伤寒和副伤寒沙门菌免疫测定

伤寒沙门菌感染后，该菌菌体 O 抗原和鞭毛 H 抗原刺激机体产生相应的抗体。副伤寒沙门菌均有各自的菌体抗原和鞭毛抗原，在人体内也可产生各自相应的抗体。通过检测体内抗体滴度来判断是否感染伤寒和副伤寒沙门菌。伤寒沙门菌在机体内繁殖、破裂，患者血和尿中可出现可溶性伤寒沙门菌抗原，也可检测此抗原来诊断伤寒沙门菌的感染。

（一）标本采集、处理及检验方法

1.标本采集处理
采静脉血（自凝）。

2.检验方法

（1）检测抗体：①肥达反应：用已知伤寒杆菌 O 抗原和 H 抗原以及甲、乙、丙三型副伤寒杆菌 H 抗原的诊断菌液与受检血清作试管凝集试验，测定受检血清有无相应抗体及其效价。②酶联免疫吸附试验：检测伤寒和副伤寒沙门菌的 IgM 抗体。

（2）检测可溶性抗原：胶乳凝集法。

（二）参考区间

1.肥达反应：伤寒 H<1：160，O<1：80，副伤寒甲、乙、丙<1：80。
2.酶联免疫吸附试验测 IgM 抗体：阴性。
3.胶乳凝集法测抗原：阴性。

三、流行性脑脊髓膜炎免疫测定

流行性脑脊髓膜炎由脑膜炎奈瑟菌感染所致。发病过程中，由于菌体自溶或裂解，释放大量多糖抗原入血、脑脊液及尿中。人感染后可产生 IgG、IgM、IgA 等抗体。通过检测相应抗体或抗原以诊断此病。

（一）标本采集、处理及检验方法

1.标本采集处理
采静脉血（自凝）。
2.检验方法
（1）抗体检测：酶联免疫吸附试验。
（2）抗原检测：酶联免疫吸附试验、对流免疫电泳法。

（二）参考区间

抗体及抗原检测均阴性。

四、布氏杆菌病凝集试验

布氏杆菌病是人畜共患病，由布氏杆菌属细菌感染引起。发病 1～7 天后，血清中出现 IgM 型凝集索抗体。通过检测此抗体的滴度，用于布氏杆菌病的诊断。

（一）标本采集、处理及检验方法

采静脉血（自凝），用试管凝集试验、间接血凝法检测。

（二）参考区间

间接血凝法为阴性或滴度＜1：25。1：25～1：50 为可疑阳性，1：100 为弱阳性，1：200～1：400 为阳性，≥1：800 为强阳性。

五、结核分枝杆菌抗体和 DNA 测定

结核分枝杆菌感染人体后，机体产生特异性抗体。结核分枝杆菌的 DNA 也可经聚合酶链反应（PCR）检测。

（一）标本采集、处理及检验方法

1.标本采集处理

检测抗体采静脉血（自凝），检测 DNA 可采集痰、支气管灌洗液、尿、胸腹水或脑脊液等。

2.检验方法

检测抗体用胶体金免疫法或酶联免疫吸附试验，检测 DNA 用聚合酶链反应。

（二）参考区间

抗体及 DNA 检测均为阴性。

六、幽门螺杆菌抗体测定

机体感染幽门螺杆菌后可产生相应的特异性抗体，检测此抗体可判断有无幽门螺杆菌感染。

（一）标本采集、处理及检验方法

采静脉血（自凝），用酶联免疫吸附试验、金标免疫斑点法检测。

（二）参考区间

参考区间：阴性。

七、汉坦病毒抗体 IgM 测定

汉坦病毒是肾综合征出血热的病原体。患者感染此病毒后，最早出现的是特异性抗汉坦病毒 IgM 抗体，感染 4～5 天后即可在血清中检出，7～10 天达高峰。

（一）标本采集、处理及检验方法

采静脉血（自凝），用酶联免疫吸附试验检测。

（二）参考区间

参考区间：阴性。

八、流行性乙型脑炎病毒抗体 IgM 测定

流行性乙型脑炎病毒是流行性乙型脑炎的病原体。机体感染此病毒后早期可产生特异性 IgM 抗体。通常在发病后 4～8 天可查到此抗体，感染 2 周后 IgM 抗体达高峰。

（一）标本采集、处理及检验方法

采静脉血（自凝），用酶联免疫吸附试验检测。

（二）参考区间

参考区间：阴性。

九、人巨细胞病毒抗体及 DNA 测定

人巨细胞病毒（HCMV）是疱疹病毒的一种，核酸为双链线形 DNA，此病毒对宿主和感染的细胞有特异性，即只感染人，且仅在成人纤维细胞增殖，可引起细胞肿胀、核变大、形成巨大细胞，因此称巨细胞病毒。人体受巨细胞病毒感染后，可产生特异性 IgM 和 IgG 抗体，且其 DNA 可用聚合酶链反应检测。因此检测特异性抗体和 DNA 有助于巨细胞病毒感染的诊断。

（一）标本采集、处理及检验方法

1.标本采集处理
抗体检测采静脉血（自凝），DNA 检测采用唾液、尿、生殖道分泌物等。
2.检验方法
（1）抗体检测：酶联免疫吸附试验、间接免疫荧光法
（2）DNA 检测：DNA 探针杂交法、聚合酶链反应。

（二）参考区间

参考区间均为阴性。

第五节 肿瘤标志物检测

肿瘤标志物（tumor marker）是指在肿瘤发生和增殖过程中，由肿瘤细胞合成、释放或是宿主对肿瘤细胞反应而产生的一类物质，存在于细胞、组织或体液中。肿瘤标志物可分为肿瘤胚胎性抗原、糖类、酶类、激素类、其他蛋白类和基因类标志物 6 类。

一、甲胎蛋白测定

甲种胎儿球蛋白（AFP，甲胎蛋白）是胎儿肝脏及卵黄囊合成的一种糖蛋白，是胎儿血液中的一种正常组分。出生后甲胎蛋白合成很快受到抑制，健康成人血液中的含量极微。当肝细胞或生殖腺胚胎组织发生恶性病变时，原来丧失合成甲胎蛋白的细胞重新合成该蛋白，以致血中甲胎蛋白明显升高。

（一）标本采集、处理及检验方法

采静脉血（自凝），用酶联免疫吸附试验、化学发光免疫测定。

（二）参考区间

参考区间＜20μg/L。

二、癌胚抗原测定

癌胚抗原（CEA）是一种多糖蛋白复合物，由胎儿胃肠道上皮组织、胰和肝的细胞所合成，妊娠前六个月内癌胚抗原含量增高，出生后含量极低。在某些恶性肿瘤患者，癌胚抗原含量升高。因此，测定癌胚抗原含量对肿瘤的诊断、预后、复发判断有重要意义。

（一）标本采集、处理及检验方法

采静脉血（自凝），用酶联免疫吸附试验、化学发光免疫测定。

（二）参考区间

参考区间<15μg/L。

三、组织多肽抗原测定

组织多肽抗原（TPA）是存在于胎盘、大部分肿瘤细胞膜和细胞质中的一种多肽。正常细胞和恶性细胞都可分泌组织多肽抗原，其升高与肿瘤发生的部位和组织类型无相关性。因此通常用于已确诊病人的病情追踪。

（一）标本采集、处理及检验方法

采静脉血（自凝），用酶联免疫吸附试验、化学发光免疫测定。

（二）参考区间

参考区间<130U/L。

四、糖类抗原 l5-3 测定

糖类抗原 15-3（cancer antigen，CAl5-3）是一种乳腺相关抗原，属糖蛋白，但不具有严格的特异性。

（一）标本采集、处理及检验方法

（二）参考区间

参考区间<25U/ml

五、糖类抗原 125 测定

糖类抗原 125（cancer antigen，CAl25）是一种糖蛋白性肿瘤相关抗原，存在于卵巢肿瘤上皮细胞内，是上皮性卵巢癌和子宫内膜癌的标志物。

（一）标本采集、处理及检验方法

采集静脉血（自凝），用酶联免疫吸附试验、化学发光免疫测定。

（二）参考区间

男性及 50 岁以上女性＜25U/ml，20～40 岁女性＜40U/ml。

六、糖类抗原 242 测定

糖类抗原 242 属糖蛋白，是胰腺癌和结肠癌的标志物。

（一）标本采集、处理及检验方法

采集静脉血（自凝），用酶联免疫吸附试验、化学发光免疫测定。

（二）参考区间

参考区间＜20U/ml。

七、糖类抗原-50 测定

糖类抗原-50（cancer antigen-50，CA-50）是一种普遍存在的肿瘤糖类相关抗原，而不是特指某个器官的肿瘤标志物，它存在于细胞膜内，可在多种不同组织的上皮类恶性肿瘤的体液及组织中分离出来。

（一）标本采集、处理及检验方法

采集静脉血（自凝），用酶联免疫吸附试验、化学发光免疫测定。

（二）参考区间

参考区间≤20U/ml。

八、糖类抗原 72-4 测定

糖类抗原 72-4（cancer antigen-50，CA72-4）是一种肿瘤相关糖蛋白，它是胃肠道和卵巢癌的肿瘤标志物。

（一）标本采集、处理及检验方法

采集静脉血（自凝），用酶联免疫吸附试验、化学发光免疫测定。

（二）参考区间

参考区间<6.7μg/L。

九、糖链抗原 l9-9 测定

糖链抗原 19-9（CA19-9）是胰腺癌和其他消化道肿瘤的标志物。胚胎期分布于胎儿的胰腺、肝胆和肠等组织；在成人的胰、胆等部位也有少量存在。糖链抗原 19-9 具有寡糖链和血型前体 lewis a 抗原的共同结构，所以 lewis a 血型阳性者，糖链抗原 19-9 也可呈阳性。

（一）标本采集、处理及检验方法

采集静脉血（自凝），用酶联免疫吸附试验、化学发光免疫测定。

（二）参考区间

参考区间为 26～37U/ml。

十、前列腺特异性抗原测定

前列腺特异性抗原（PSA）是一种由前列腺上皮细胞分泌的蛋白酶，正常人血清前列腺特异性抗原含量极微。在前列腺癌时，正常脉管结构遭到破坏，导致前列腺特异性抗原含量升高。

（一）标本采集、处理及检验方法

采集静脉血（自凝），用酶联免疫吸附试验、化学发光免疫测定。

（二）参考区间

参考区间：≤4.0μg/L。

第六节 自身免疫检测

一、抗核抗体测定

抗核抗体（ANA）泛指抗各种细胞核成分的自身抗体，包括抗核蛋白抗体、抗脱氧核糖核酸抗体、抗可提取性核抗原抗体。抗核抗体的性质主要为 IgG，也有 IgM、IgA。这种抗体无器官和种属的特异性，可与不同来源的细胞核起反应。抗核抗体主要存在于血清中，也可存在于滑膜液、胸水和尿液中。

（一）标本采集、处理及检验方法

采集静脉血（自凝），用间接免疫荧光法检验，根据细胞核着染荧光的图像可分为均质型、边缘型、颗粒型和核仁型。

（二）参考区间

阴性，当血清滴度＞1：40 时为阳性。

二、抗脱氧核糖核酸抗体测定

抗脱氧核糖核酸抗体（anti-DNA antibody，抗-DNA）分为抗双链 DNA 抗体、抗单链 DNA 抗体和抗 z-DNA 抗体。抗双链 DNA 抗体的靶抗原是细胞核中 DNA 的双螺旋结构，有重要的临床意义。

（一）标本采集、处理及检验方法

采集静脉血（自凝），用间接免疫荧光法，免疫酶标法检测。

（二）参考区间

参考区间：阴性。

三、可提取性核抗原多肽抗体谱测定

可提取性核抗原（ENA）是一混合物，指各种组织细胞核和胞质内可溶于生理盐水的成分，由多种相对分子量不同的多肽构成，包括 Sm、核糖体、Scl-70、Jo-1、SS-a、SS-B 和 RNP 等。自身免疫性疾病时，可产生抗可提取性核抗原的抗体。

（一）标本采集、处理及检验方法

采集静脉血（自凝），用免疫印迹试验检测。

（二）参考区间

参考区间：阴性。

四、抗线粒体抗体测定

抗线粒体抗体（AMA）的抗原为肝细胞质中线粒体内膜脂蛋白，无器官和种属特异性，主要为 IgG。

（一）标本采集、处理及检验方法

采集静脉血（自凝），用间接免疫荧光法检验。

（二）参考区间

参考区间：阴性。

五、抗甲状腺球蛋白抗体测定

甲状腺球蛋白（TG）是由甲状腺滤泡上皮细胞合成的一种糖蛋白，抗甲状腺球蛋白抗体（抗 TG）主要是 IgG，可以介导抗体依赖细胞介导的细胞毒，引起慢性淋巴细胞性甲状腺炎。

（一）标本采集、处理及检验方法

采集静脉血（自凝），用酶联免疫吸附试验检测。

（二）参考区间

参考区间阴性。

六、抗甲状腺微粒体抗体测定

甲状腺微粒体为甲状腺滤泡上皮细胞脑质内光面内质网的碎片，其中的脂蛋白为甲状腺微粒体抗原，有器官特异性，无种属特异性。

（一）标本采集、处理及检验方法

采集静脉血（自凝），用酶联免疫吸附试验检测。

（二）参考区间

参考区间：阴性。

七、抗乙酰胆碱受体抗体测定

抗乙酰胆碱受体（AchR）抗体可结合到横纹肌细胞的乙酰胆碱受体上，引起运动中终板的破坏，使神经—肌肉间的信号传导发生障碍，导致骨骼肌运动无力。

（一）标本采集、处理及检验方法

采集静脉血（自凝），用酶联免疫吸附试验检测。

（二）参考区间

参考区间：阴性。

八、抗平滑肌抗体测定

抗平滑肌抗体（ASMA）是一种主要存在于狼疮性肝炎患者血清中的一种自身抗体。

（一）标本采集、处理及检验方法

采集静脉血（自凝），用间接免疫荧光法检测。

（二）参考区间

参考区间：阴性，当滴度＞1：10 时为阳性。

九、类风湿因子测定

类风湿因子（RF）是抗变性 IgG 的自身抗体，主要为 IgM 型，也可见 IgG、IgA、IgD 和 IgE 型。主要存在于类风湿性关节炎患者的血液和关节液中。

（一）标本采集、处理及检验方法

采集静脉血（自凝），用免疫比浊法、酶联免疫吸附试验检测。

（二）参考区间

参考区间：阴性或＜20U/ml

第七节 其他免疫检测

一、本一周蛋白测定

本一周蛋白（BJP）是免疫球蛋白的轻链，能自由通过肾小球滤过膜，当浓度增高超过肾小管的吸收能力时，可从尿中排出。尿本一周蛋白的存在一般见于淋巴-浆细胞系统的恶性肿瘤。

（一）标本采集、处理及检验方法

（1）标本采集处理：取晨尿。
（2）检验方法：加热凝固法、免疫电泳法。

（二）参考区间

参考区间：阴性。

二、循环免疫复合物测定

体内游离的抗原和相应的抗体形成抗原-抗体复合物，称免疫复合物（IC）。免疫复合物按分子量的大小及存在部位不同可分为三种；①分子量小的复合物（<19S）存在于血循环中，称循环免疫复合物。②分子量中等的复合物（19S）沉淀于组织中，如肾小球基底膜、关节滑膜等，③分子量大的复合物（>19S）被单核-巨噬细胞清除。通常检测的免疫复合物为循环免疫复合物。

（一）标本采集、处理及检验方法

1.标本采集处理
采集静脉血（自凝）。

2.检验方法

聚乙二醇沉淀法、补体法检测。

（二）参考区间

参考区间：阴性。

三、冷球蛋白测定

冷球蛋白是指温度低于 30℃时自发形成沉淀，加温后又可溶解的免疫球蛋白。冷球蛋白血症多继发于感染、自身免疫病和某些免疫增殖病。

（一）标本采集、处理及检验方法

采集静脉血（自凝）；用沉淀法检测。

（二）参考区间

参考区间：阴性。

四、C-反应蛋白测定

C-反应蛋白（CRP）是可以结合肺炎链球菌细胞壁 C-多糖的蛋白质，由肝脏合成，系急性时相反应蛋白。C-反应蛋白可结合细菌、真菌、原虫、卵磷脂、核酸，结合后的复合物可激活补体，还有促进吞噬和免疫调节作用，广泛存在于血液和其他体液中。

（一）标本采集、处理及检验方法

采集静脉血（自凝），用免疫浊度法、酶免疫吸附试验检测。

（二）参考区间

参考区间＜80mg/L。

第八节 浆膜腔积液检查

一、漏出液与渗出液

（一）漏出液

漏出液是通过毛细血管滤出，并在组织间隙或浆膜腔内积聚的非炎症性组织液，多为双侧性。常见的原因和机制有：①毛细血管流体静压增高：见于静脉回流受阻、充血性心力衰竭和晚期肝硬化等，曲于毛细血管有效滤过压增高，使过多的液体滤出。②血浆胶体渗透压减低：主要见于血浆清蛋白浓度明显减低的各种疾病，如营养不良、肾病综合征、严重贫血等。③淋巴回流受阻：见于丝虫病、肿瘤压迫等所致的淋巴回流障碍，使含有蛋白质的淋巴液在组织间隙积聚或形成浆腹腔积液，且多为乳糜性的。④钠水潴留：钠水潴留可使细胞外液增多，导致浆腹腔积液形成。常见于充血性心力衰竭、肝硬化和肾病综合征等。

（二）渗出液

渗出液多为炎性积液，多为单侧性，产生的机制是由于微生物的毒素、缺氧以及炎性介质等作用，使血管内皮细胞损伤、血管道透性增高，以致液体、血液内大分子物质和细胞从血管内渗出至血管外、组织间隙及浆膜腔所形成的积液。渗出液常见的原因多为细菌感染所致，也可见于肿瘤、外伤。以及血液、胆汁、胰液和胃液等刺激的非感染性原因，如结核性、细菌性感染，淋巴瘤、间皮瘤、肺梗死、类风湿病、SLE 等。

浆膜腔积液检验的目的在于鉴别积液的性质和寻找引起积液的致病因素。但临床上有些浆膜腔积液既有渗出液的特点，又有漏出液的性质，这与漏出液继发感染或积液浓缩有关。因此，欲明确浆膜腔积液的性质，一定要结合临床其他检查结果进行综合分析，才能准确判断。

二、一般性状检查

（一）量

正常胸腔、腹腔和心包腔内均有少量的液体，但在病理情况下，液体增多，其增多的程度与病变部位和病情严重程度有关。

（二）颜色

一般漏出液颜色呈淡黄色，渗出液较深。红色多为血性，可能为结核菌感染、肿瘤出血性疾病、内脏损伤及穿刺损伤所致；淡黄色脓样多系化脓性感染；由于大量细胞和细菌存在所致乳白色如胸导管淋巴管阻塞所致称真性乳糜液；当积液中含大量脂肪变性细胞时也呈乳糜样，叫假性乳糜液。绿色可能系铜绿假单胞菌感染所致。

（三）通明度

漏出液为清晰透明液体。渗出液常因含大量细胞、细菌而呈现不同程度混浊。乳糜液因含大量脂肪也呈混浊外观。

（四）凝块

漏出液一般不凝固。渗出液可因有纤维蛋白原等凝血因子以及细菌、组织裂解产物、往往自行凝固或有凝块出现，如含有纤维蛋白溶解酶可将已形成的纤维蛋白溶解，反而可能看不见凝固或凝块。

（五）比重

漏出液的比重一般低于 1.015，而渗出液一般高于 1.018。

三、白细胞计数及分类

（一）正常参考值

漏出液：$0.2 \times 10^9/L$；渗出液$>0.3 \times 10^9/L$。分类计数：不同性质疾病引起不同类细胞增多。

四、黏蛋白试验

正常参考值：阴性。

五、蛋白定量

正常参考值：漏出液$<30g/L$；渗出液$>30g/L$。

六、肿瘤标志物

（一）癌胚抗原（CEA）

当积液中 CEA$>20\mu g/L$，积液 CEA/血清 CEA 比值>1 时，应高度怀疑为癌性积液。

（二）甲胎蛋白（AFP）

腹水中 AFP 检测结果与血清 AFP 呈正相关。检测腹水中 AFP$>25\mu g/L$时对诊断原发性肝癌引起的腹水有一定的价值。

（三）CA_{125}

腹水中 CA_{125} 升高常作为卵巢癌转移的指标。

七、寄生虫检查

可将乳糜样浆膜腔积液离心沉淀后检查有无微丝蚴。阿米巴病的积液中可以找到阿米巴滋养体。

八、细胞学检查

细胞学检查怀疑恶性肿瘤时可用细胞破片离心沉淀仪收集积液中细胞，作巴氏或 H-E 染色，如见有多量形态不规则，细胞脑体大小不等，核偏大并可见核仁及胞质着色较深的细胞应高度重视认真鉴别。必要时用多克隆或单克隆抗体作免疫组织化学检查。